U0232769

不孕不育诊断与治疗丛书·第一辑

BUYUN BUYU ZHENDUAN YU ZHILIAO CONGSHU·DIYIJI

名誉主编◎刘以训　丛书主编◎熊承良

*F*UZHU SHENGZHI JISHU ZAI BUYUN BUYU ZHONG DE YINGYONG

辅助生殖技术
在不孕不育中的应用

主编◎张　玲　丁晓芳

长江出版传媒　湖北科学技术出版社

图书在版编目（CIP）数据

辅助生殖技术在不孕不育中的应用 / 张玲，丁晓芳
主编. —武汉：湖北科学技术出版社，2021.6
　（不孕不育诊断与治疗丛书 / 熊承良主编. 第一辑）
　ISBN 978-7-5706-1238-3

　Ⅰ.①辅… Ⅱ.①张… ②丁… Ⅲ.①试管婴儿—技术
②不孕症—诊疗 Ⅳ.①R321-33 ②R711.6

　中国版本图书馆 CIP 数据核字（2021）第 026648 号

策　　　划：冯友仁
责任编辑：徐　丹　李　青　程玉珊　　　　　　　　　封面设计：胡　博

出版发行：湖北科学技术出版社　　　　　　　　　　电话：027－87679454
地　　址：武汉市雄楚大街 268 号　　　　　　　　　邮编：430070
　　　　　（湖北出版文化城 B 座 13—14 层）
网　　址：http：//www.hbstp.com.cn

印　　刷：湖北恒泰印务有限公司　　　　　　　　　邮编：430223

787×1092　　　　　　1/16　　　　　6 插页　　　　　13.25 印张　　　　291 千字
2021 年 6 月第 1 版　　　　　　　　　　　　　　　2021 年 6 月第 1 次印刷
　　　　　　　　　　　　　　　　　　　　　　　　　定价：88.00 元

《辅助生殖技术在不孕不育中的应用》

编 委 会

主 编 张 玲 丁晓芳

副主编 李 晶 金海霞 韩 伟 任新玲

编 委（按姓氏拼音排序）

胡 廉 李 敏 刘卫卫 牛文彬

石森林 吴 黎 张 婧 朱丽霞

编 者（按姓氏拼音排序）

丁晓芳 （华中科技大学同济医学院附属协和医院）

郭 娜 （华中科技大学同济医学院附属同济医院）

韩 伟 （重庆市妇幼保健院生殖与遗传研究所）

胡 廉 （华中科技大学同济医学院生殖健康研究所）

黄 博 （华中科技大学同济医学院附属同济医院）

金海霞 （郑州大学第一附属医院）

李佳壂 （南京医科大学生殖医学国家重点实验室）

李 晶 （南京医科大学生殖医学国家重点实验室）

李璐璐 （华中科技大学同济医学院附属协和医院）

李 敏 （北京大学第三医院）

刘卫卫 （重庆市妇幼保健院生殖与遗传研究所）

刘雯雯 （南京医科大学生殖医学国家重点实验室）

牛文彬 （郑州大学第一附属医院）

任新玲 （华中科技大学同济医学院附属同济医院）

石森林 （郑州大学第一附属医院）

舒德峰 （华中科技大学同济医学院附属协和医院）

谈慧平 （华中科技大学同济医学院附属同济医院）

吴 黎 （华中科技大学同济医学院附属同济医院）

张 婧 （南京医科大学生殖医学国家重点实验室）

张 玲 （华中科技大学同济医学院生殖健康研究所）

朱丽霞 （华中科技大学同济医学院附属同济医院）

秘 书 胡 廉

序　言

古人云:"不孝有三,无后为大。"随着现代社会工作、生活节奏的日趋加快,加上环境污染问题严重,人类生殖能力受到不同程度的影响,不孕不育患病率呈上升态势。不孕不育问题关系到社会稳定、家庭和睦。很多的家庭为了能够生育,到处求医,研究和解决不孕不育问题迫在眉睫。

现代医学不断发展,不孕不育研究和诊疗技术也随之发展,如不孕不育免疫机制研究、男性不育机制研究、女性不孕机制研究、不孕不育心理问题研究、环境因素与不孕不育、中医对不孕不育的研究,以及微创技术、辅助生殖技术等新技术在不孕不育方面的研究都取得了长足的进步。但是不孕不育的机制究竟如何,诊断和治疗技术如何发展,孕育受阻,如何科学诊治,事关重大,尚需进一步探究。随着二孩生育政策的放开,希望生育二孩的家庭日趋增加,但是不孕不育成为障碍,尤其是大龄生育者更为焦虑。目前的图书市场上,以"不孕不育"为主题的专业著作数量不多,品质也良莠不齐,因此,组织不孕不育权威专家编写一套实用的不孕不育诊断和治疗技术相关的图书,为专业医生提供理论支持和技术上的参考,很有必要,具有极高的社会价值和现实意义。

"不孕不育诊断与治疗丛书"由华中科技大学同济医学院生殖医学中心专科医院院长、国家生育调节药物临床试验机构主任、中华医学会计划生育学会第八届主任委员、中国医师协会生殖医学专委会副主任委员熊承良教授牵头组织,由长期工作在不孕不育专业科研和临床一线的专家共同撰写。本丛书分别从不孕不育的免疫理论、环境因素、心理问题、男性不育、女性不孕、微创技术、辅助生殖、中医药、中西医结合及典型医案等方面,详细全方位解读不孕不育的有关问题。这些都是不孕不育基础理论和临床工作者必须面对和需要解决的问题,相信本丛书的出版,必将推动我国不孕不育的科学研究和临床生殖医学的发展,为优生优育做出贡献。

有鉴于此,我乐意将本丛书推荐给广大读者,是为序。

中国科学院院士　刘以训

2020 年 10 月

前　言

由于生活方式改变和环境污染等影响,我国不孕不育发病率呈持续上升趋势,不孕不育发病率占育龄人群的 10%～12%。在世界范围内,不孕不育患病率也显著升高,已成为全球共同关注的医学和社会问题。在不孕不育的治疗中,辅助生殖技术是最重要的一种方法。通过辅助生殖技术,全球已出生的婴儿总数超过 800 万人,千万个家庭得以享受天伦之乐。

人类辅助生殖技术是指运用医学技术和方法对卵子、精子、胚胎进行人工操作,以达到受孕目的的技术,分为人工授精和体外受精-胚胎移植技术及其各种衍生技术。自从 1978 年 7 月 25 日世界第一例试管婴儿路易丝·布朗诞生以来,辅助生殖技术已发展了 40 余年。从针对输卵管梗阻的体外受精-胚胎移植,到针对男性少、弱、畸精子症的卵胞浆内单精子注射技术,再到在胚胎移植前对胚胎进行遗传学诊断筛选,这些技术革新使试管婴儿技术所适用的不孕不育人群越来越广,成功率也大大提高。中国大陆首例试管婴儿是 1988 年 3 月在北京大学第三医院诞生的,辅助生殖技术也已开展 30 余年。尽管我国的辅助生殖技术起步相对较晚,但发展很快,在临床妊娠率和活产率及新技术的推广应用方面已走在世界前列。

辅助生殖技术包括临床和实验室技术两个部分,实验室主要负责精卵的获取和体外受精及胚胎培养等工作。本书主要针对辅助生殖实验室的各项技术,组织了活跃在临床和科研一线的胚胎学家,就辅助生殖技术实验室的建设及辅助生殖各项技术在不孕不育中的应用及最新进展进行了编写。内容包括辅助生殖实验室建设、体外受精-胚胎移植技术、单精子胞浆内注射技术、植入前遗传学筛查及诊断技术及辅助生殖衍生技术。编写者广泛查阅了国内外相关文献,同时结合临床实际操作,使读者既能了解到辅助生殖技术的科学发展前沿,又能清晰理解实践操作过程,具有临床指导价值。因此,本书是辅助生殖技术实验室方面的高级参考书,读者不仅包括医学院校的本科生和研究生,也包括临床辅助生殖工作者和研究人员。

编写本书的专家学者均来自各大生殖中心,日常医疗教学和科研工作非常繁忙,但他们仍不辞辛劳,为本书的顺利完稿做出了巨大的贡献。值得一提的是,2020 年初突如其来的一场疫情打乱了本书的出版节奏,但编辑老师及排版老师们的努力让它终于得以顺利面世。在此,对为本书的编写和出版付出辛勤汗水的专家老师及其他关心和帮助本书出版的所有人们致以衷心的感谢!

限于编者的知识水平和认识程度,加上辅助生殖技术的快速进步,书中难免出现不尽人意之处,恳请广大读者宽容指正,不胜感激!

编者
2021 年 1 月

目 录

第一章　辅助生殖实验室的建设 ……………………………………………………… 1

第一节　人工授精实验室的建设与要求 ……………………………………… 1

第二节　体外受精-胚胎移植技术实验室的建设与要求 …………………… 2

第三节　辅助生殖实验室的质量控制 ………………………………………… 8

第四节　辅助生殖实验室人员的结构与职责 ……………………………… 14

第二章　人工授精技术 ………………………………………………………………… 18

第一节　人工授精发展史 …………………………………………………… 18

第二节　人工授精技术概述 ………………………………………………… 19

第三节　夫精人工授精在不孕不育中的应用 ……………………………… 20

第四节　供精人工授精在不孕不育中的应用 ……………………………… 30

第三章　体外受精-胚胎移植技术 …………………………………………………… 36

第一节　体外受精-胚胎移植技术的发展史 ………………………………… 36

第二节　精液处理 …………………………………………………………… 37

第三节　卵冠丘复合物的回收与处理 ……………………………………… 40

第四节　体外受精 …………………………………………………………… 42

第五节　胚胎质量的评估 …………………………………………………… 43

第六节　囊胚培养 …………………………………………………………… 50

第七节　常用培养液介绍 …………………………………………………… 53

第四章　卵胞质内单精子显微注射技术 …………………………………………… 59

第一节　卵胞质内单精子显微注射技术的发展史 ………………………… 59

第二节　卵胞质内单精子显微注射的精液处理 …………………………… 61

第三节　卵胞质内单精子显微注射 ………………………………………… 63

第四节　ICSI 受精不良及对策 ……………………………………………… 67

第五节　显微操作系统介绍 ………………………………………………… 69

第五章　胚胎植入前遗传学诊断和筛查 …………………………………………… 72

第一节　胚胎植入前遗传学诊断和筛查发展史 …………………………… 72

第二节　活检 ………………………………………………………………… 75

第三节　活检物 DNA 扩增方法 …………………………………………… 82

第四节　遗传学诊断技术 ……………………………………………… 87

第五节　常见的需要遗传检测的遗传疾病 ………………………… 92

第六节　遗传学诊断技术的安全性 ………………………………… 100

第七节　无创性植入前筛查的发展 ………………………………… 104

第六章　冷冻复苏技术 ……………………………………………… 108

第一节　冷冻复苏技术概述 ………………………………………… 108

第二节　精子冷冻 …………………………………………………… 113

第三节　附睾精子和睾丸精子冷冻 ………………………………… 115

第四节　微量精子冷冻 ……………………………………………… 117

第五节　卵子冷冻复苏技术 ………………………………………… 119

第六节　卵裂期胚胎冷冻复苏技术 ………………………………… 123

第七节　囊胚冷冻复苏技术 ………………………………………… 128

第八节　睾丸及附睾组织冷冻保存与复苏 ………………………… 131

第九节　卵巢组织的冷冻复苏技术 ………………………………… 134

第七章　辅助孵化技术 ……………………………………………… 141

第一节　概述 ………………………………………………………… 141

第二节　辅助孵化技术 ……………………………………………… 145

第八章　卵母细胞体外成熟技术 …………………………………… 151

第一节　卵母细胞体外成熟简介 …………………………………… 151

第二节　卵母细胞的成熟及调控 …………………………………… 155

第三节　未成熟卵母细胞体外培养系统的发展 …………………… 162

第四节　卵母细胞体外成熟的临床应用 …………………………… 170

第五节　卵母细胞体外成熟技术的发展前景 ……………………… 175

第九章　辅助生殖新技术概述和未来发展 ………………………… 179

第一节　干细胞在辅助生殖领域的研究现状与应用前景 ………… 179

第二节　原始卵泡体外激活技术在辅助生殖领域的研究现状与应用 … 186

第三节　生物工程与新型材料在辅助生殖技术中的应用 ………… 190

缩略词 ………………………………………………………………… 197

彩色插图 ……………………………………………………………… 203

第一章 辅助生殖实验室的建设

第一节 人工授精实验室的建设与要求

人工授精实验室是开展人工授精技术必要的配置单元,实验室负责优化处理精子,以及精液冷冻/供精人工授精的管理等。《人类辅助生殖技术与人类精子库相关技术规范、基本标准和伦理原则》对人工授精实验室的面积、仪器等做出了明确规定,包括候诊室、诊查室、B超室、人工授精实验室、授精室和其他辅助区域,总使用面积不得少于 100 m²,其中人工授精实验室不少于 20 m²,授精室的专用面积不少于 15 m²;同时开展人工授精和体外受精与胚胎移植的机构,候诊室、诊查室和 B 超室可不必单设,但人工授精室和人工授精实验室必须专用;另外,技术服务机构须具备妇科内分泌测定、影像学检查、遗传学检查等相关检查条件。

人工授精实验室建立时建议最好建立层流系统。取精室及人工授精室与精液处理室邻近(图 1-1),以便精液的传递,精液处理室装饰避免使用强挥发性装饰材料,避免有害气体释放,必要物品使用实验室专用产品,如桌、椅等。取精室应为独立的单元,处于相对安静的环境,面积 10 m² 左右为宜,内设洗手池。

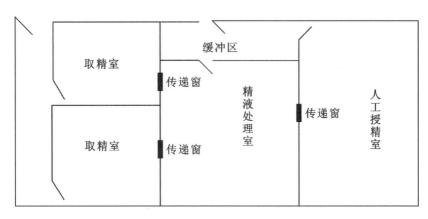

图 1-1 取精室与人工授精室邻近精液处理室

人工授精室仪器设备配置主要涉及精液处理、冷冻,以及精液复苏和实施人工授精所需的仪器设备。主要设备包括:①妇检床 2 张以上。②B超仪 1 台(配置阴道探头)。③生物显微镜 1 台。④离心机 1 台。⑤百级超净工作台 1 台。⑥CO_2培养箱 1 台。⑦液氮罐 2 个以上。⑧冰箱 1 台。⑨精液分析设备。⑩水浴箱 1 台。⑪与精液接触的器皿等须使用无毒的一次性耗材。

为给实验室提供更好的条件,必须定期检查所使用的仪器设备。保持必备仪器的良好运行和更新。显微镜建议购买相差显微镜,相差显微镜能够改变直射光或衍射光的相位,并且利用光的衍射和干涉现象,把相差变成振幅差(明暗差),同时吸收部分直射光线,以增大其明暗的反差。一般超净工作台台面不能维持适宜的温度,建议购买一块恒温热板置于超净工作台内,可以维持培养基及离体精液的温度,减少温度波动对精子带来的额外应激(图 1-2)。离心机选择时,要考虑到合适的转子,配有适合常用离心管的适配器。

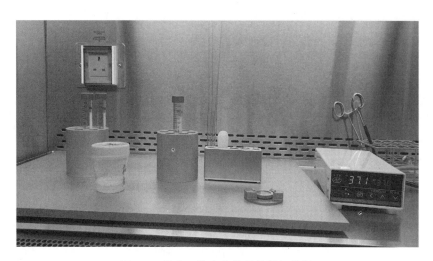

图 1-2　超净工作台内使用的恒温热板

人工授精实验室负责人组织编写实用操作技术手册,建立质量控制方法,及时总结数据、监督精液处理操作过程中遵循的技术规范。操作手册应明确所有操作程序和技术规范,如明示岗位职责,明确定义技术流程中涉及的限值和质量标准,明确仪器设备使用方法和维护程序,建立有效且可执行的质量管理体系。所有程序必须定期内部审查,依据本实验室的数据和经验,负责人与技术操作者定期对手册进行更新和修正。

技术人员需要具备按 WHO 精液分析标准程序处理精液的培训经历和实践操作技能,除了具备精液的优化处理和精液的冷冻及复苏操作技能外,还需要熟悉男科学、生殖生物学等相关理论知识,掌握正确的质量控制方法,熟悉仪器的正常运行及简单故障的排除。

第二节　体外受精-胚胎移植技术实验室的建设与要求

体外受精-胚胎移植技术(in vitro fertilization-embryo transfer,IVF-ET)是人类辅助生殖技术(assisted reproductive technology,ART)治疗的一个重要组成部分。对于 IVF-ET 实验室的建设与要求,卫生部(现卫生健康委员会,下同)颁发的《人类辅助生殖技术规范》(卫科教发〔2003〕176 号)规定了实验室建设的最低标准。IVF-ET 实验室主要是为配子/胚胎的体外操作和发育提供一个相对理想的环境,最大限度地维持配子/胚胎自身固有的发育潜能。因此,IVF-ET 实验室的建设与要求有别于分子生物、细胞遗传等实验室,它不仅在实验室环境上,如空气质量和温湿度方面有控制要求,在选址、布局、装饰及在实验室人员和仪器设备配置等方面也有相应的要求。

一、IVF-ET 实验室选址与面积

IVF-ET 实验室选址上首先考虑周围环境产生的噪声、放射性物质、高温、人流量、挥发性有机物(volatile organic compounds,VOCs)等可能产生的影响。选址应尽量避免毗邻可能产生大量 VOCs 的单元科室,如手术室、病理科、放射科、传染科、检验科、洗涤室、消毒室等。若 IVF-ET 实验室临近这些科室,会增加 IVF-ET 实验室空气净化的难度;远离产生大量污染的工厂或大型工地附近,避免建立在餐厅、加油站及繁忙的交通要道处,大量的人流及机动车辆会带来严重的空气污染。

随着人们对健康的追求及环保意识的提高,环境对生殖健康的影响正被重视。目前尚无具有良好设计的实验去研究空气质量是如何影响植入前胚胎的发育的,但有文献对鼠胚的研究发现,包括氯化物、苯系物等化合物等达到一定剂量时,均可导致胚胎的发育停滞。理论上,植入前胚胎体外更容易受到伤害,尤其是在 IVF-ET 过程中,配子/胚胎失去输卵管/子宫环境的保护,胚胎完全靠自身固有的能力去抗御外界的应激,当外界刺激超出胚胎自身的平衡能力就会影响胚胎的正常发育。有回顾性的研究显示,IVF-ET 中心周围有施工建筑物,空气中细小颗粒物(尘埃)的增加与 IVF-ET 妊娠率的降低有关,也有文献报道 NO_2 浓度的增加与活产率的降低有关。因此,实验室的位置选择要充分考虑所处环境对 IVF-ET 治疗周期的影响。

生殖中心主要由不孕症门诊、促排卵监测室、男科实验室、IVF-ET 实验室等部门组成。由于各部门相互间工作交叉较多,不利于保护患者隐私,且治疗中增加患者紧张、焦虑情绪,不利于治疗结局。因此,选址应考虑取卵、胚胎移植术后患者分流的便利性,如邻近电梯,IVF-ET 实验室通常设置在相对独立、较高的楼层。

目前对 IVF-ET 实验室的建立基本参考卫生部《人类辅助生殖技术规范》(卫科教发〔2003〕176 号)中的规定,即胚胎培养室面积不小于 30 m²,取卵室面积不小于 25 m²,胚胎移植室面积不小于 15 m²,精液处理室面积不小于 10 m²,总的实验室专用面积不得小于 260 m²。依此要求建立的实验室,可能只适用于年周期数不足 500 的中心。另一个需要考虑的因素就是实验室的未来发展,如预计 5 年内周期数会达到多少,当周期数超过最初实验室建立时估计的数目时,实验室是否有改建或是扩展的空间。周期数的估计可考虑生殖中心所在地的人口、育龄人口数及不孕症门诊量,有 2%~8% 的不孕症患者需要辅助生殖助孕。

二、IVF-ET 实验室各功能室的设置与布局

IVF-ET 实验室主要包括取卵室、胚胎移植室、精液处理室、胚胎培养室、胚胎冷冻室等,其他辅助功能实验室包括取精室、准备室、风淋室、资料室、储备室、气瓶室等,如条件允许应专门设置地面、墙面避震的显微操作室。

墙面及地面宜应用医疗级别的、易清洁消毒的材料。相应的储物柜可采用不锈钢制品,工作台应采用医疗或实验室专用台面。胚胎冷冻及液氮储存室地面应采用特殊材质,如金

属防滑地板,避免液氮溅落损坏地面,另外应有良好的通风应急装置,防止大量液氮泄漏造成室内氧气浓度下降,有必要加装氧气监测报警探头。为避免储存气体的钢瓶搬入实验室带来的污染,建议建立专用的气瓶室,气体经管道引入培养室内,接口设置在培养箱放置较集中的位置。实验室内所有电路应是嵌于墙体内的,电路的布置要方便检查和维修。设有足够的电源插口,大型仪器需考虑供电负荷。重要的仪器设备配置 UPS 电源可防止意外断电造成损失。

IVF-ET 实验室的布局主要根据各功能室之间的毗邻、方便操作者之间的交流和行走路线最短的原则来分布,为避免碰撞,应设定行走的固定路线。以胚胎培养室为中心,其他功能室毗邻胚胎培养室分布。目前常被采用的是取卵室、胚胎移植室和胚胎培养室三者构成"T"字形为基础构型,其他各功能室分布靠近培养室。另外,应考虑胚胎培养室对新增仪器所摆放的位置,以及所在位置的电路、网络配置等的布局。

取精室要紧邻精液处理室,方便精液的接收和传递,为保护患者隐私,应注意隔音处理;精液处理室和胚胎冷冻室要紧靠胚胎培养室;取卵室、胚胎移植室与胚胎培养室设置直接通道,可便于配子/胚胎的转移及医生与技术人员的交流。

超净工作台通常与胚胎移植室和取卵手术室的传递窗口邻近。实验室若配有去除 VOCs 的空气过滤器,过滤器的出风口应毗邻超净工作台的进风处,使配子/胚胎操作区域的 VOCs 含量尽可能地降低。

三、实验室装饰

建筑所使用的材料可能引起实验室永久性的空气质量问题。许多材料会释放大量的 VOCs,尤其是室内装修常用的油漆、黏合剂、密封剂等材料。IVF-ET 实验室避免使用高释放量的装饰材料,以减少化学气体的释放。较高浓度的化合物,尤其是对胚胎有毒性的挥发性有机物,可造成胚胎的发育滞后或形态学异常,受精率和种植率降低甚至失败。实验室内不建议使用任何油漆,不管哪种漆料,都会释放大量 VOCs,显著降低空气质量。必要的漆料建筑材料应该在使用前加以处理,并放置足够长的时间,以尽可能地释放 VOCs。使用漆料建筑材料后,应使用大功率工业电扇来进行辅助的通风,并有通往外部的排气管道。黏合剂、密封剂的材料也存在和油漆一样的问题,在内部使用的黏合剂、密封剂等材料不可含有甲醛、苯甲醛、苯酚等,必要时,建议使用硅质材料,尤其在密封时使用。

尽管我们使用的建筑材料经过了严格的筛选,新的实验室完成装修后仍会产生大量的 VOCs。通过预烧的方式可促进残留在装修材料中的有害物质释放,一个常用的方法就是提高实验室内的温度和通风率,以加快挥发性有机物的释放和移除。这就要求在建筑完成时,整个控温送风系统应该是可以良好运转的,将温度控制在 30～35℃、相对湿度小于 40% 的条件下预烧 2～4 周,其间保持实验室关闭。如果温度不能达到,可以使用辅助的电加热来达到温度,同时保持良好的通风。预烧结束后,要对实验室的通风量进行测量,如各功能室间的压力、送风口风速,同时检测室内 VOCs 和微粒的水平。虽然目前没有明确规定运行新实验室空气质量指标,但尽可能地降低 VOCs 和微粒的含量,将会有利于 IVF-ET 治疗结局的改善。经过较长时间热处理,且反复通风、开启层流间房门,HEPA 滤膜效率可能受到影响,如果检测到风速压力降低,热处理结束后可更换中效滤膜及 HEPA 滤膜。自行更换中效滤膜前应对新的中效滤膜进行充分的热处理,降低或去除中效滤膜中残留的 VOCs。

四、仪器设备配置

IVF-ET 实验室的建立,必要仪器设备主要包括体视显微镜、倒置显微镜、培养箱、超净工作台、显微操作仪、冷冻仪、液氮罐、冰箱、热板、CO_2 浓度测定仪等。在选购仪器时,不仅要依据工作量而定,还要考虑重要仪器可能出现故障及其所产生的影响。仪器品牌及种类的选择,应尽量购买 IVF-ET 专用产品。《人类辅助生殖技术规范》(卫科教发〔2003〕176 号)对 IVF-ET 实验室仪器设备配置要求如下。①超净工作台:3 台。②体视显微镜。③生物显微镜。④倒置显微镜(含恒温平台)。⑤精液分析设备。⑥CO_2 培养箱(至少 3 台)。⑦CO_2 浓度测定仪。⑧恒温平台和恒温试管架。⑨冰箱。⑩离心机。⑪实验室常规仪器包括 pH 值计、渗透压计、天平、电热干燥箱等。⑫配子和胚胎冷冻设备包括冷冻仪、液氮储存罐和液氮运输罐等。⑬申报开展卵胞质内单精子显微注射技术的机构,必须具备显微操作仪 1 台。

(一)超净工作台

配子/胚胎体外发育几乎都在培养箱内完成,但每天还是会有短暂的时间被移出培养箱以完成体外的观察和操作,如包括授精在内的形态学观察、更换培养基及胚胎移植等,体外操作需要在百级超净工作台内进行。超净工作台主要通过风机将空气吸入预过滤器,经静压箱进入高效过滤器过滤,将过滤后的空气以垂直或水平的状态送出,使操作区域达到百级洁净度。实验室避免使用自建的洁净的工作台,应购买 IVF-ET 专用的超净工作台。目前使用较多的是开放式的 IVF-ET 工作站,开放式的工作站可以根据需求在其内放置倒置镜、体式镜、桌面培养箱。很多工作站台面可以控制恒温,同时可以引入气体,加以配合玻璃罩或桌面培养箱使用,以减少培养基 pH 值的波动,方便操作,容易清洁。另一种就是密闭式工作站,一般内置体式镜或是倒置镜,工作区域与室内环境隔绝,形成一个密闭独立的操作空间,可以控制温度、湿度及气体浓度。它可以在进行体外操作时提供一个类似培养箱的环境,维持稳定的温度、湿度和 pH 值。不足之处是,密闭的空间内气流的方向是混乱的,似乎不利于无菌环境的维持,同时密闭的空间清洁消毒也不方便。如果工作站内拟放置显微操作系统,一定要考虑安装显微操作系统的防震装置。

(二)显微镜

配子/胚胎的体外操作必须在显微镜下才得以完成,显微镜是胚胎实验室必备的仪器之一。在胚胎体外操作过程中,不同的操作会对显微镜有不同的要求,如常用的体视显微镜,这类显微镜工作距离大、聚焦深度大,因此可方便捡卵、授精、胚胎移植等操作。但这类显微镜放大倍数小,因此,在实施授精观察、胚胎评估时就需要放大倍数较大的倒置显微镜。购买显微镜时,要按用途选择合适的显微镜。

显微镜由光学部分和机械部分两大部分组成,其中光学部分包括目镜、物镜、聚光器、反光镜、照明系统等。机械部分包括镜座、镜柱、镜筒、物镜转换器、载物台、调节轮。常用的显微镜种类及主要用途如下。

（1）相差显微镜：常规精液分析和精液体外处理，观察精子。

（2）体视显微镜：用于捡卵、授精、胚胎移植。

（3）倒置显微镜：用于显微操作及更仔细观察精子、卵子、受精卵和胚胎。

（4）荧光显微镜：用于胚胎种植前遗传学诊断或筛查。

（三）CO_2 培养箱

用于配子/胚胎的体外培养。离体后配子的体外发育几乎全在培养箱内完成。选购 CO_2 培养箱最重要的是培养箱控制气体浓度（CO_2、O_2）、温度、相对湿度三个参数的稳定性和精确性。

常见的 CO_2 培养箱按其加热结构可分为水套式加热培养箱和气套式培养箱。与水套式相比，气套式具有加热快、温度恢复迅速的特点，有利于短期培养及需要箱门频繁开关的培养。而水套式培养箱的优点是当遇到意外断电的时候，水套式系统能更久地维持箱体内较小的温度波动。普通 CO_2 培养箱还具备外门及辅助加热系统，这个系统能加热内门，能够更好地维持箱体内温湿度的稳定，同时防止内门上出现水凝现象。另外，用于 IVF-ET 胚胎培养的桌面培养箱，它可以直接对培养皿底部加热，因其较小的容积，其温度及气体浓度可以迅速地得以恢复，与传统培养箱相比，桌面培养气体的消耗也较少，但桌面培养箱的稳定性可能更容易受到不稳定室温的影响，如果室温波动较大，可能会影响桌面培养箱温度的稳定性。

CO_2 培养箱对气体浓度的控制，是通过 O_2 和 CO_2 气体探头控制的，气体探头分红外线和热传导传感器探头。热传导控制系统的一个缺点就是箱内相对湿度的改变会影响传感器的精确度。红外系统不会因相对湿度的改变而受到影响，所以它比热传导系统更精确，但红外系统比热传导系统昂贵。

培养箱内相对湿度的控制分为被动加湿和主动加湿。被动加湿是在培养箱底部放置水盘，通过水蒸发维持饱和湿度；主动加湿是当湿度降低时靠蒸汽发生器或喷雾器来控制相对湿度水平。通过水盘维持饱和湿度的培养箱可能因温度、水盘影响湿度，喷雾式加湿更精确、恢复更迅速。若是开放式培养体系，培养箱的相对湿度对维持培养基的渗透压至关重要，同时，对于气体探头是热传导传感器的培养箱，湿度会影响气体浓度的精确性。目前采用干燥环境培养的培养箱，利用矿物油覆盖的微滴培养体系也可以获得较好的培养结果。但也有报道干燥式培养不利于胚胎的体外发育，尤其是采用单一培养基且不换液的囊胚培养模式。

培养箱因控制 O_2 浓度的不同分为高氧培养箱和低氧培养箱，也就是两气培养箱和三气培养箱。两气培养箱通过控制空气和 CO_2 进出来调节 CO_2 浓度；而三气培养箱增加了控制 O_2 浓度的氧气探头，通过控制空气、CO_2 和 N_2 调节 CO_2 和 O_2 的浓度。也有一些培养箱，使用预混气，即按对气体的浓度要求预先混合的气体。如使用预混气，对气体浓度的测定是十分必要的，以明确预混气的浓度是否符合使用标准。

时差成像（time-lapse imaging，TLI）系统作为一种新的胚胎培养和选择体系，近年来备受青睐。TLI 主要有两种设计，一种是将光学系统放入任意传统培养箱，另一种是光学系统与培养箱一体式设计。TLI 可以连续观察胚胎动态发育过程，与传统培养体系比较，不需要反复开启培养箱移出胚胎来观察其发育情况,从而可以维持相对稳定的培养环境,同时可以提供有助于胚胎选择的动力学参数。也有研究认为,不参照动力学参数选择胚胎,仅从胚胎培养结果与传统培养箱相比,闭合式 TLI 对胚胎质量和临床结局并无显著的改善,两者受精率、胚胎质量、囊胚形成率、妊娠率和基因表达的差异性均无统计学意义。TLI 更重要的应用是提供胚胎发育的动力学参数用于胚胎选择。

(四)其他仪器

(1)电子天平:准确称取所需的各种试剂。

(2)渗透压测量仪:测量所配制的培养基的渗透压。

(3)超纯水仪:制备 IVF-ET 实验所需的超纯水。用于提供管道冲洗、部分试剂的配制及 CO_2 培养箱用水。

(4)移液器:转移试剂入培养皿、试管或配制培养基。

(5)显微操作系统:用于单精子卵细胞质显微注射、辅助孵化、卵裂球活检等显微操作。

(6)CO_2 浓度测试仪:测量培养箱内 CO_2 的浓度。

(7)标准温度测试仪。

(8)Markler chamber 精子计数器。

(9)冰箱:存放需冷冻、冷藏的各种试剂。

(10)室内空气净化设备:对实验室内局部的空气进行净化和处理。

(11)液氮罐:配子/胚胎的冷冻保存和液氮的运输及储存。

五、人员配备

一个新实验室的建立至少应有 3 位实验室技术人员。引进人员的具体数量应根据中心的规模决定,实验室人员除具备相关的理论基础知识外,实际动手能力及个人素养对开展实验室工作非常重要。每个人员在特定时间段应有明确的岗位责任,对新人员要有严格的培训计划,培训合格后方可进行操作。这样才能保证整个实验室操作的高标准和准确度。2003 年卫生部颁发的《人类辅助生殖技术规范》对辅助生殖实验室技术人员有如下要求。

(1)胚胎培养实验室技术人员必须具备医学或生物学专业学士以上学位或大专毕业并具备中级技术职称。

(2)实验室负责人须由医学或生物学专业高级技术职称人员担任,具备细胞生物学、胚胎学、遗传学等相关学科的理论及细胞培养技能,掌握人类辅助生殖技术的实验室技能,具有实验室管理能力。

(3)至少有 1 人具有按世界卫生组织精液分析标准程序处理精液的技能。

(4)至少有 1 人在卫生部指定的机构接受过精子、胚胎冷冻及复苏技术培训,并系统掌握精子、胚胎冷冻及复苏技能。

(5)开展卵胞质内单精子显微注射技术的机构,至少有 1 人在卫生部指定机构受过本技术的培训,并具备熟练的显微操作及体外受精与胚胎移植实验室技能。

(6)开展植入前胚胎遗传学诊断的机构,必须有专门人员受过极体或胚胎卵裂球活检技术培训,熟练掌握该项技术的操作技能,掌握医学遗传学理论知识和单细胞遗传学诊断技术,所在机构必须具备遗传咨询和产前诊断技术条件。

第三节　辅助生殖实验室的质量控制

IVF-ET 实验室质量控制的目的是为了维持 IVF-ET 过程的稳定性,保障技术人员,以及使用的仪器、设备、培养基、耗材的稳定性而制定的一系列措施,是质量保障的基础。质量控制应贯穿于 IVF-ET 实验室的全过程。主要包括实验室仪器设备的质量控制、实验室环境的质量控制、实验室人员的质量控制、配子/胚胎的试剂耗材质控。

一、IVF-ET 实验室主要仪器设备

对 IVF-ET 实验室所用仪器设备进行有效的质控,能够确保仪器设备的功能正常,并满足有关标准和技术规范的要求。IVF-ET 实验室需在仪器设备清单中明确仪器校准计划,对仪器设备进行日常点检、月度和季度维护保养,并做相应记录。仪器设备发生故障时,应立即通知设备维修供方进行故障处理,并记录处理结果。对所有的仪器设备制作简易的操作流程和使用注意事项,并对使用人员进行培训,使用人员熟练掌握仪器设备的性能和操作程序后,方可操作。

(一)培养箱

培养箱为胚胎的体外发育提供了相对稳定的环境,是 IVF-ET 实验室尤其重要的设备,实验室应该有专人负责管理培养箱的使用。首先,保证培养箱水平放置,避免安装在与实验室层流进风口垂直的位置,以减少每次开启培养箱门时箱体内温度、湿度、气体浓度的流失,同时降低对长期处于冷热交替风口处的培养箱稳定性的影响。几乎所有的培养箱都配有 4个小脚架,在安装时一定要安装上脚架,这些脚架使培养箱底部与桌面保持一段空间,有些培养箱在底部设有通风栅,有利于培养箱的通风。培养箱摆放的高度要适中,适合实验室内所有工作人员操作。

培养箱都有一个显示界面,也是操作界面,该界面一方面显示箱体内的实时温度、湿度(部分培养箱没有)和气体浓度,同时方便工作人员对培养箱进行温度和气体浓度的设定和校准操作。不要自行更改培养箱设置,如确定出了问题,应联系工程师及时解决。不同类型的培养箱,均有进气压力要求,要按照说明书,将气瓶压力调至阈值,或在培养箱进气口处接压力调节表。进气压力过大时,会损伤 CO_2 传感器,长期错误操作会导致 CO_2 传感器气压调节失灵,减少使用寿命。定期测量每台培养箱的 CO_2 值并及时记录,若测量值与设置值相差 0.5% 以上,需检查气管连接及气体压力是否正常,待培养箱恢复稳定后,再次测量,如再次测量值仍存在 0.5% 以上的偏差,需加以校正。此外,培养箱一般都带有自身报警系统,一旦培养箱发生故障或是在设定的时间内不能及时恢复,就会报警。也有部分培养箱设有远程报警接口,接入远程报警输出设备,如电话或是短信报警,可以让实验室技术人员不在工作范围内也能够了解培养箱的运行情况。每月对培养箱清洁一次,每 10～14 d 换超纯水一次。不使用酒精或是含有挥发性较强的清洁消毒剂擦拭培养箱,建议使用 IVF-ET 专用的

培养箱清洁剂。部分培养箱带有自动消毒功能,但对于正在运行的实验室一般不建议使用自动消毒功能,尤其是紫外消毒。

(二)显微镜

IVF-ET 实验室中常用的显微镜包括生物学显微镜、体视显微镜和倒置显微镜。显微镜光学部件的清洁与维护对于高质量的成像非常重要。显微镜上或显微镜内的尘埃、指印、油渍等会降低像差及分辨率。实验室人员每日对显微镜表面进行清洁,除此之外,要定期联系工程师对显微镜进行调试和内部清洁。日常的显微镜清洁要十分小心,不使用时将其盖着,并塞紧镜头转换器上所有空洞部位,避免接触腐蚀性液体。在清洗镜头时,不要用含硅化填充物的面巾纸擦拭镜头,因为它可能会损坏镜头,可用无油的专用毛刷去灰尘或是低速洁净的空气吹掉灰尘。如有油渍,可以用高质量擦镜纸平行方向从镜头表面拉过;对于顽固污渍的去除,可用含有少量去污剂的蒸馏水去除水溶性污染物,再用脂溶性试剂轻轻擦拭,如乙醚。操作使用时,物镜应由低倍镜转向高倍镜,不能直接用手拨物镜,换不同倍数的镜头可通过旋转物镜转换器来完成;物镜聚焦调节时缓慢调节,不可幅度过大;用完后关闭电源时,应先将亮度控制按钮调至最暗,然后关闭电源;显微操作仪属精密仪器,对其操作应动作轻柔,轻轻旋转,使用完毕及时关闭电动操纵杆电源;每年由相关单位对显微镜进行检定,并出具检定合格证书,由厂家工程师不定期进行维护保养,并出具维护保养记录。

(三)热板/热台

热板/热台通过温度感应器和微处理芯片控制电加热丝来控制温度。使用年限过久可能存在温度感应器灵敏度降低或电加热丝加热效率降低,进而影响热板加热的精确性。如果热板表面出现裂痕,会导致热板加热异常,不同位点的表面温度差异增大,应停止使用。每月或每季度对热板的真实温度进行检测,检测时以到达培养皿内液滴的温度(37±0.1)℃去设置或是更改热板/热台控制单元的温度。如倒置显微镜热板检测时,培养皿需放置在热板中间位置,并开启显微镜光源,因为工作状态时显微镜的光源是开启的,而显微镜光源可能影响到所测液体的温度;要明确测量使用的温度计是准确的,温度计自身也有误差范围,为避免温度计的不精确,可同时使用两个已知校准的温度计同时检测。

(四)工作站

工作站台面较容易污染,每天工作结束要清洁台面,建议使用 IVF-ET 专用的台面清洁剂。如果不慎有液体溢出或洒在台面,应立即进行清洁处理。定期更换初效过滤器(或清洁),若长期不换,积尘将影响进风量不足而降低洁净效果,如更换或清洗初效滤器仍不能达到理想的截面风速时,可选择强风速档,以获得理想风速,如仍不能达到理想风速,说明高效滤器已失效,滤膜孔已被堵塞,则要更换高效滤器。高效滤器都有一定的使用时限,其实际使用寿命与室内空气的质量有关。更换高效空气过滤器时,应选择指定规格或原厂家配置。安装时按箭头风向装置,保证过滤器的周边密封,并填写维护记录。每日对工作站的工作状态进行点检记录,如有异常,立即上报实验室负责人并联系相关人员进行维修。

(五)其他仪器设备

1. 冰箱

用于胚胎培养的试剂都保存在冰箱内,因此冰箱温度的准确非常重要。IVF-ET 实验室尽量选用医用低温冰箱。严格按照冰箱使用说明和注意事项使用冰箱。短期存放培养试剂的冰箱温度可设置在 (5 ± 3) ℃。冰箱内禁止存放与本实验室无关的物品。冰箱应放置于水平地面并留有一定的散热空间;外接电源电压必须匹配,并要求有良好的接地线。对冰箱消毒、清洁及除霜时,应断开电源,将冰箱内容物清空,待冰箱内的冰自然融化后用抹布将水擦净,再用干净抹布擦拭冰箱的内腔和外壳。将冰箱接通电源,观察其是否正常工作,检测温度正常后,将物品放回冰箱。

2. CO_2 测试仪

使用 CO_2 测试仪时需注意轻拿轻放,避免剧烈震动和碰撞,每日清洁测试仪表面污渍并检查测试管路是否通畅。如 CO_2 测试仪的抽气管接有滤膜,要注意冷凝水可能使滤膜阻塞,进而影响测试仪的抽气,导致测量不准确。为了测量的精确性,必须对 CO_2 测试仪定期校准。

3. 电子天平

电子天平属精密仪器,使用前应按规定通电预热,称重时不得超过称重范围。称重易挥发和具有腐蚀性的物品时,要放入密闭的容器中。不使用时需要关闭收藏,置于干燥通风处以防潮湿。定期进行清洗,使用中性清洗剂浸湿毛巾擦洗。注意不要让液体渗入内部,擦完后,用干燥的软毛巾擦干。如有粉末等,必须用刷子小心去除。

4. 离心机

离心机应置于水平位置,与外接电源电压匹配,有良好的接地线。开机前应检查机腔有无异物。样品应预先平衡,使用离心机微量离心时,离心套管与样品应同时平衡。离心过程中若发现异常现象,应立即关闭电源,报请有关技术人员检修。如果离心时发现离心管破裂,必须立即对离心机腔体进行消毒清洁。离心机转头应定期消毒和清洗,清洁消毒时,首先切断电源,取出套管用消毒液处理,后用蒸馏水冲洗数次,尤其是孔内,放在吸水纸上晾干。先用消毒液擦拭离心机腔和外壳,然后用清水擦拭 2～3 遍。每年对离心机进行一次例行检修保养。

二、IVF-ET 实验室环境的质量控制

(一)IVF-ET 实验室空气质量

国际标准化组织规定,粒子直径小于 $75~\mu m$ 的固体悬浮物定义为粉尘,直径小于 $10~\mu m$ 的浮游微粒定义为飘尘。飘尘含量是评价大气污染对人体健康影响的重要指标。用于空气洁净度分级的空气中悬浮粒子为直径范围在 $0.1～5~\mu m$ 的固体和液体粒子。空气中颗粒物质的增加可能会影响胚胎的种植,如实验室附近有正在施工的建筑可明显降低妊娠率,也有研究表明空气中细微颗粒增加与妊娠率降低和早期流产有相关性,越来越多的文献显示,改善室内的空气质量,可以改善 IVF-ET 治疗结局。IVF-ET 实验室各功能室洁净度主要依赖于层流建设,如取精室、更衣室、气瓶室等区域为 10 万级层流,而精液处理室、取卵室、移植室、冷冻实验室为万级层流,胚胎培养室要求千级层流,不同等级洁净区间保持一个正压,且压差应不小于 5Pa。此外,室内使用空气净化器,也可以局部改善室内空气质量。洁净度的

保持更重要的是靠日常工作中的维护。有研究对室内尘埃进行测定，发现其中90％的成分是人体皮肤脱落的细胞。美国航空航天局曾检测，即使一个静止的人，每分钟可以释放10万颗直径不小于$0.3\,\mu m$的粒子，一个以$1.6\,m/s$正常走路的人每分钟可以释放高达750万颗直径不小于$0.3\,\mu m$的粒子，所以，在保证安全开展工作的前提下，应严格控制进入培养室人员的数量。进入培养室的人员必须严格遵守培养室规章制度，禁止染发或浓妆艳抹。进入之前需要更换衣物及鞋子，佩戴手术帽和口罩，反复清洗肘部以下区域，经风淋室风淋后方可进入培养室；仪器设备、耗材试剂进入培养室前要充分地清洁，无关的物品禁止带入；建立气瓶室，避免气瓶进入培养室带入尘埃；定期更换层流及空气净化器的滤膜。

除了颗粒物质，空气中的化学污染和VOCs可能影响胚胎的体外发育和IVF-ET治疗结果。IVF-ET实验室的装饰、技术人员本身、仪器设备、一次性耗材和胚胎培养所用的压缩气体等都是VOCs的来源。实验室使用高效过滤系统并不能有效地阻止气态的有机和无机物分子。VOCs对体外胚胎的影响机制不是十分明确，但有关降低VOCs含量可以改善胚胎的着床结局的研究报道越来越多。20世纪90年代，人们开始关注IVF-ET实验室的空气质量，1993年Boone和其同事最先报道了VOCs对鼠胚的不利影响，1997年Cohen详细报道了VOCs的增加可降低IVF-ET治疗周期的妊娠率，其后很多研究报道了IVF-ET实验室VOCs的来源及如何降低VOCs，研究使用空气净化设备，尤其是带有活性炭和高锰酸钾的滤膜的净化器，可以改善室内空气质量，进而提高IVF-ET治疗结局。目前仍然缺乏IVF-ET实验室中理想的VOCs最低限定值，但在已知高浓度VOCs可影响胚胎发育的情况下，我们尽可能地降低空气中VOCs的含量应该是正确的。有资料建议IVF-ET实验室空气污染物浓度须控制在$0.5\times10^{-6}\,mg/m^3$以下，理想的状态是控制在$0.2\times10^{-6}\,mg/m^3$以下。

（二）IVF-ET实验室温度、湿度控制

配子/胚胎体外培养和操作时理想的温度是37℃，然而在实际操作过程中很难保持37℃的操作环境，因为当胚胎从培养箱移到操作台的这一短暂过程中，低于37℃室温会导致培养皿的温度下降。IVF-ET实验室温度一般维持在25℃左右，理论上室内温度越高（但低于37℃），对卵子的影响就越小。然而在高于25℃以上的环境下，实验室技术人员会觉得不太舒服，而且仪器的使用一般都要求在室温下运行，较高的室温会导致仪器不能精确运行。Butler等研究发现，当室温从20℃升高至26℃，会导致热板/热台及培养箱的温度发生显著变化，因此维持一个恒定的室温是十分重要的。体外操作时，培养基温度的维持主要靠配置在显微镜上的热板，但在设置热板的温度值时要考虑温度的丢失，设置值和达到培养皿内液滴的实际温度是存在差异的，设置值的确定应以培养皿内液体或液滴的温度为主要参考。测试热板温度时一定要保证在正常工作条件下进行测试，如是否打开工作站风机、室内温度是否异常、是否打开显微镜光源等，定期校正温度计也是非常必要的。有关培养箱温度的设置，有研究发现，培养箱温度设置在低于37℃（36.7℃）时可以获得较好的临床结局，但也有文献认为，在没有良好设计的研究得出确凿的证据之前，还是建议培养箱的温度设置在37℃。

湿度对体外胚胎的影响主要是通过影响培养液内成分的浓度和培养液的渗透压进而影响胚胎发育潜能。在室内湿度较低或是开放式培养的体系中，因培养基的挥发而改变培养

基的渗透压的现象是常见的,研究显示,若微滴大小采取 10 μl,在 37℃ 条件下开启风机,采取标准方式制备微滴,会导致渗透压升高,接近 40 mOsm/kg,显著地影响鼠胚的发育。目前,普通培养箱都是要求加湿的,有 IVF-ET 专用培养箱采取的油覆盖、干燥培养模式,也可以获得较好的结果,但也有报道显示,单一培养基不换液的情况下,干燥培养至第 5 天,培养基的渗透压会发生改变,并影响胚胎的发育潜能。对有湿度要求的培养箱,要定期及时补充水,尤其是对没有水位限值报警配置的培养箱,一定要对培养箱定期加水,形成规章制度。

(三)IVF-ET 实验室人员的质量控制

IVF-ET 实验室技术人员管理是实验室管理的核心所在,因为不管是实验室各项技术的操作还是各种质控的实施,都是技术人员在操作,故技术人员对规章制度的执行力度,决定了实验室管理的效果。每名技术人员都要参与质控,同时也是被质控的对象,IVF-ET 实验室技术人员操作的对象是人类胚胎,与其他专业技术相比,更需要技术人员具备良好的专业素养和道德素质。实验室技术人员要做到令行禁止,严格遵守规章制度、严格按照标准化操作手册执行操作。

对新进人员要有详细的培训计划,培训内容包括基本理论,如细胞功能及细胞培养技术、医学术语、毒理学、基本统计方法及相关的法律和伦理知识;专业知识,如内分泌学、生殖生物学、男科学、低温生物学、生殖遗传学;操作管理技能培训,如 IVF-ET 每项基本技术操作方法、实验室安全规程、实验室基本质控和管理方法等。培训的时间与方式应根据具体的培训内容而做选择,如基本理论和专业知识,可以让其自行学习,按计划学习并做详细的学习记录,在学习完成后必须对其考核并达到要求;操作技能要从易到难学习,由高资质技术人员带教,也可以先从动物配子/胚胎着手练习,每项技术培训要有记录,技能达上岗标准后方可独立完成操作;上岗标准的制定不能仅以独立完成的数量来考核,更重要的是操作的结果要符合实验室设置的整体指标。这样才能保证整个实验室操作的高标准和一致性。对每个实验室人员制订切实可行的方案来衡量其工作表现和技术能力,并记录在册,定期对不同人员之间做比较分析,如 ICSI 受精率、解冻胚胎复苏率等,如果其中一人表现低于要求,应及时分析找出原因并给予指导纠正,这样才能促进整体技术水平的提高,达到操作水平的统一。每位实验室人员要遵守日常行为管理,如严格执行无菌技术操作,进入实验室必须按规定更换专用室内鞋、手术衣裤、帽子,并穿戴整齐,口罩应遮住口鼻;胚胎培养室工作人员进行操作时,拿配子和胚胎的人员优先行走,邻近的其他人员应让行,培养室内不允许倒退行走,避免相互碰撞,不可随意跑动或嬉闹,不可高声喧哗谈笑;凡涉及配子/胚胎的操作,执行双人核对制度;发现患者身份可疑,或标本混乱,必须立即停止操作并上报,不得擅自处理、迟报或隐瞒不报。

(四)IVF-ET 实验室试剂耗材的质量控制

培养基可分为单一培养基和序贯培养基,不管哪一种培养基,使用时都应按要求设置培养箱的 CO_2 浓度。对于某些地区,还要考虑海拔的高度去设置培养箱 CO_2 浓度。人类细胞内 pH 值波动是非常小的,研究显示,人类 GV 期卵母细胞的 pH 值是 6.68 ± 0.02,2～8 细胞期胚胎 pH 值是 7.12 ± 0.01。CO_2 主要是维持培养基 pH 值,一般认为细胞外 pH 值应略高于细胞内 pH 值,但高出多少最为理想,仍不清楚。不同品牌的商品化培养基的 pH 值存在差异,即使同一品牌培养基不同批次间也存在差异,一般差异范围在 0.1~0.2。如果使用培养箱 CO_2 浓度不准确,就会加大这个差异,进而可能超出细胞自身的调节能力,影响胚胎的发育潜能。平时进行胚胎体外操作时,应尽量缩短箱外操作时间,以减少培养基 pH 值波动可能带来的影响,即使具有缓冲能力的 HEPES/MOPS 培养基,也不建议操作时间过长,卵子长时间在含 HEPES/MOPS 培养基中会导致退化、受精率和囊胚形成率降低。培养基的另一重要指标是渗透压,人类输卵管液的渗透压约为 290 mOsm/kg,人胚胎培养基常用的渗透压在 280~300 mOsm/kg,培养基的准备过程中会因液体蒸发而影响渗透压,因此准备培养基的过程不能在加热的热板进行,准备培养基时室温过高、湿度过低也会影响培养基渗透压,尤其是制备较小的微滴。对制备的液滴迅速覆盖油液,可以减少渗透压的改变。培养基运输过程保持冷链运输也十分重要,有研究对 14 批次试剂共 212 个周期分析显示,接收试剂时试剂温度在 2~8℃之外,其临床妊娠率显著降低。

IVF-ET 实验室常用的耗材是 VOCs 的来源之一,对耗材的使用不建议一次搬进较多的耗材堆放在实验室。耗材在进入实验室之前,要在洁净的空间拆包装放一段时间,如隔夜后再拿进够当天使用的耗材。

培养基、培养皿及其他耗材的到货、检测及使用要有及时详细的记录。到货后立即检查包装是否完整,培养基的冷藏条件是否合格,是否在有效期内。大批量的耗材应该放在专门的库房,并对库房控制良好的通风和适宜的温度。每一批号的培养基、培养皿及其他与配子/胚胎直接接触的耗材使用前都须做质量控制检测,合格后方可使用。培养基耗材的质控试验有很多种,如培养基可做 pH 值、渗透压、内毒素检测。对培养基和耗材都适用的质控试验有人类精子存活试验、小鼠胚胎生物检测、人类异常受精卵或是废弃胚胎继续培养试验。尽管商品化试剂都有鼠胚检测报告,但我们无法保证试剂从生产商到实验室期间的运输过程不损害试剂的培养效果。目前各个实验室最常用的仍是人类精子存活试验,虽然这些试验的敏感性不高,但它还是可以检测对胚胎有害的毒性环境。人类精子存活实验由于材料易得、操作简便等优点,常用于检测培养基及配子/胚胎接触性耗材。结果判定就是观察规定时间内活动/活的精子数量是否能达到预设的标准,此项实验的缺点就是敏感性低。目前还没有精子存活试验的统一标准,如暴露时间和环境、是否对培养基盖油、是否置于 37℃培养箱等。

IVF-ET 实验室内使用胚胎发育警戒检测是必要的,应被视为质量控制体系的一部分。利用胚胎发育警戒检测,需要依据经验建立各项指标的正常值,如根据前一年的总结确定 IVF-ET/ICSI 受精率、卵裂率、可移植胚胎率、优质胚胎率、临床妊娠率、种植率等。如果上述指标下降超出可控范围,需要临床和实验室共同分析总结找出原因。

目前没有哪一种商品化培养基的成分是完全公开的,对培养基的研究和培养基可能带来的风险仍需要去关注。在众多的商品化培养基中,仍没有足够的数据证明某一种培养基更适合人类胚胎的体外发育。IVF-ET 成功率不断得到提高,但这并不意味着现有的培养体系趋于完善,而是人类胚胎自身有一定的适应外界环境的能力,同时得益于临床促排卵方案及 IVF-ET 实验室技术的共同改进。有效的质量控制方案需要始终把检测值控制在可控范围内。通过执行有组织的、复杂的质量控制体系,才有可能保证高质量的工作,保证工作的持续改进,并最终为患者提供高标准的服务。

第四节 辅助生殖实验室人员的结构与职责

一、人员梯队建设及培训

实验室主要技术人员的选择、培训与梯队建设直接影响着生殖中心实验室质量。人员的梯队建设包括实验室负责人的选择、团队人员的构成,以及团队人员数量的确定和招聘。一个 IVF-ET 实验室团队通常由管理人员、主要技术人员和辅助技术人员三部分人员构成。管理人员即实验室负责人,主要技术人员是团队的主干部分,辅助技术人员在 IVF-ET 实验室从事配合或资料录入与整理等工作。辅助人员大多是新进人员、文秘、高校毕业的实习生或专门招聘的护士。

在组建团队时,应认真考虑主要技术人员和辅助技术人员在团队中的比例搭配及专业搭配。专业搭配以尽可能做到多种学科兼顾,团队中不同专业学科背景的技术人员,如胚胎学、细胞生物学、分子生物学、临床医学、检验医学和遗传学等,可以发挥各学科之长,取长补短,开阔团队视野。IVF-ET 实验室技术人员的培训和继续教育是团队进步的基础。合理的安排内部学习及培训或是送到管理和技术先进的实验室进修学习是非常有必要的。

二、人员的职责分工

(一)实验室负责人职责

实验室负责人需要技术精湛,同时具有科学的管理能力、敏锐的观察能力及了解国内外最新发展动态的能力,能够组建一支优秀团队,制定一套具体的工作程序和标准流程,监控操作符合规范,调动和激励工作人员的积极性主动性,实现 IVF-ET 实验室团队的价值和目标。

实验室负责人要完成详细的员工训练计划、人员行为管理规范、严格的临床/实验室操作规范及操作手册。熟悉每一名技术人员的特点与专长,合理安排技术人员的岗位,建立奖惩制度。对每一名技术人员建立完善的技术档案,记录工作量、发表文章、进修培训开会记录、授课带教记录、差错记录及当事人情况说明记录、奖惩记录。对每位技术人员进行质控,监督技术人员对规章制度的执行力度。

定期组织质量控制总结与讨论。对每一件仪器或技术程序的技术标准和该仪器或技术程序的质量控制数据进行定期分析比较,并采取必要的修正改进措施。

(二)主要技术人员工作职责

作为技术的主要实施者,首先要求熟练掌握实验室各项操作技术,并达到操作结果稳定,同时掌握实验室日常质控方法,要有良好沟通能力,善于发现问题和解决问题。

(1)每日工作前半小时开启超净工作台、热台、热板、空气净化设备,并测试所有培养箱的 CO_2 浓度、温度,操作台面和热板的温度。培养箱的 CO_2 浓度或温度波动超过 0.5% 要及时校正。

(2)记录实验室内外出现的异常情况,包括异常味道、装修、大范围消毒、毒气泄漏事件等。

(3)每天上下班时检查层流、仪器设备运行及培养箱气体供应情况。

(4)定时清理试剂和耗材,及时通知采购,合理安排使用,避免浪费。

(5)实验室质量控制发现异常结果,立即上报实验室负责人,并立即对试剂耗材、培养基质控、培养环境、操作流程等进行自查和总结。

(6)熟悉实验室各种仪器设备的性能、特点和使用方法。

(7)负责实验室各种仪器设备的日常维护和管理工作,记录各种仪器设备工作状况,定期通知维修单位检测、保养和校正实验室仪器设备。

(8)协助实验室负责人制定和修改实验室各项规章制度和技术操作流程,制订实验室发展计划。

(9)负责督促和修改辅助技术人员完成的实验室记录。

(10)培训和指导辅助技术人员、研究生及进修生。

(11)负责实验室质控的具体实施,每月定期向实验室负责人总结和汇报上月实施的 ART 实验室数据资料并分析。

(三)辅助技术人员职责

协助主要技术人员开展各项实验室操作,认真记录各项质控结果,完成实验室各项记录,包括实验室内外温湿度、培养箱 CO_2 浓度和温度检测、精子、卵子、胚胎体外培养、冷冻解冻、质控、耗材和试剂采购与使用、仪器设备维修保养和液氮使用记录等。

(四)实验室人员工作模式

开展周期较少的生殖中心,常见的工作模式是 1～2 位核心人员掌握全部的技术,并完成主要的技术操作,如拆卵、常规授精、ICSI、胚胎移植、冷冻解冻等,其他人员作为助手以协助核心人员完成日常工作,这种模式的优点是操作结果稳定、有利于质量控制,缺点是不利工作的安排和调整及团队的整体发展。实验室最为常见的一种工作模式是大部分人掌握全部实验室技术,并在一定的时间段内在关键岗位轮转,其余人员作为助手协助完成日常工作。也有实验室采用长期定岗的模式,即一个技术员固定一个岗位并长期不变,这样的好处是各个操作环节技术稳定,技术员的操作技术精湛,但不利于人员综合水平的提高和发展,人的积极主动性会降低,长期固定操作会使人意识上产生疲劳,警惕性放松。部分实验室采取一名或几名技术人员负责一名或几名患者的所有技术操作,从取卵、精液的处理到移植及冷冻整个周期的操作由固定人员完成,这样有利于增强技术人员的责任感和提高他们的积极性,但不利于实验室的整体管理及资源的利用,因为目前胚胎移植常见的是取卵后的第 3 天或是第 5 天,这就意味着各自管理的患者的胚胎会在实验室培养、操作 3 d 或 5 d,这样不管是仪器设备的利用还是各自工作的时间安排,都可能存在冲突,实验室的整体工作效率会降低。

　　不管哪种工作模式,不同技术人员的考核评价指标应是一致的。对于同一个实验室,不同技术人员对同一技术规范的实施应该是一致的,都应该遵守实验室标准化操作手册和管理制度。

(刘卫卫　韩伟)

【参考文献】

[1] Cohen J,Gilligan A,Esposito W,et al. Ambient air and its potential effects on conception in vitro[J]. Hum Reprod,1997,12(8):1742-1749.

[2] Hall J,Gilligan A,Schimmel T,et al. The origin,effects and control of air pollution in laboratories used for human embryo culture[J]. Hum Reprod,1998,13(4):146-155.

[3] Legro RS,Sauer MV,Mottla GL,et al. Effect of air quality on assisted human reproduction[J]. Hum Reprod,2010,25(5):1317-1324.

[4] Perin PM,Maluf M,Czeresnia CE,et al. Effects of exposure to high levels of particulate air pollution during the follicular phase of the conception cycle on pregnancy outcome in couples undergoing in vitro fertilization and embryo transfer[J]. Fertil Steril,2009,93(1):301-303.

[5] Swain JE. Is there an optimal pH for culture media used in clinical IVF-ET[J]. Hum Reprod Update,2012,18(3):333-339.

[6] Wong C,Chen AA,Behr B,et al. Time-lapse microscopy and image analysis in basic and clinical embryo development research[J]. Reprod Biomed Online,2013,26(2),120-129.

[7] Lemmen JG,Agerholm I,Ziebe S. Kinetic markers of human embryo quality using time-lapse recordings of IVF-ET/ICSI-fertilized oocytes[J]. Reprod Biomed Online,2008,17(3):385-391.

[8] Cruz M,Gadea B,Garrido N,et al. Embryo quality,blastocyst and ongoing pregnancy rates in oocyte donation patients whose embryos were monitored by time-lapse imaging[J]. J Assist Reprod Genet,2011,28(7):569-573.

[9] Meseguer M,Rubio I,Cruz M,et al. Embryo incubation and selection in a time-lapse monitoring system improves pregnancy outcome compared with a standard incubator:a retrospective cohort study[J]. Fertil Steril,2012,98(6):1481-1489.

[10] Park H,Bergh C,Selleskog U,et al. No benefit of culturing embryos in a closed system compared with a conventional incubator in terms of number of good quality embryos:results from an RCT[J]. Hum Reprod,2015,30(2):268-275.

[11] Brison DR,Roberts SA,Kimber SJ. How should we assess the safety of IVF-ET technologies[J]. Reprod Biomed Online,2013,27:710-721.

[12] Higdon HL,Blackhurst DW,Boone WR,et al. Incubator management in an assisted reproductive technology laboratory[J]. Fertil Steril,2008,89(3):703-710.

[13] Khoudja RY,Xu Y,Li T,et al. Better IVF-ET outcomes following improvements in laboratory air quality[J]. J Assist Reprod Genet,2013,30(1):69-76.

[14] Ramstorp M,Gustavsson M, Gudmundsson A. Particles generated from humans-A method for experimental studies in cleanroom technology[J]. J Indoor Air,2005,15(11):1572-1576.

[15] Butler J M,Johnson J E,Boone W R. The heat is on:room temperature affects laboratory equipment

an observational study[J]. J Assist Reprod Genet,2013,30(10):1389-1393.

[16] Cooke S,Tyler J P,Driscoll G. Objective Assessments of Temperature Maintenance Using In Vitro Culture Techniques[J]. J Assist Reprod Genet,2002,19(8):368-375.

[17] Munch EM,Sparks AE,Duran HE,et al. Lack of carbon air filtration impacts early embryo development[J]. J Assist Reprod Genet,2015,32(7):1009-1017.

[18] Wolff HS,Fredrickson JR,Walker DL,et al. Advances in quality control:mouse embryo morphokinetics are sensitive markers of in vitro stress[J]. Hum Reprod,2013,28(7):1776-1782.

[19] Esteves SC,Bento FC. Air quality control in the ART laboratory is a major determinant of IVF-ET success[J]. Asian J Androl,2016,18(4):596-599.

[20] Heitmann RJ,Hill MJ,James AN,et al. Live births achieved via IVF-ET are increased by improvements in air quality and laboratory environment[J]. Reprod Biomed Online,2015,31(3):364-371.

[21] Park H,Bergh C,Selleskog U,et al. No benefit of culturing embryos in a closed system compared with a conventional incubator in terms of number of good quality embryos:results from an RCT[J]. Hum Reprod,2015,30(2):268-275.

[22] Leonard PH,Charlesworth MC,Benson L,et al. Variability in protein quality used for embryo culture:embryotoxicity of the stabilizer octanoic acid[J]. Fertil Steril,2013,100(2):544-549.

[23] Morbeck DE,Krisher RL,Herrick JR,et al. Composition of commercial media used for human embryo culture[J]. Fertil Steril,2014,102(3):759-766.

[24] Morbeck DE. Air quality in the assisted reproduction laboratory:a mini-review[J]. J Assist Reprod Genet,2015,32(7):1019-1024.

[25] Boore WR,Johnson JE,Locke AJ,et al. Control of air quality in an assisted reproductive technology laboratory[J]. Fertil Steril,1999,71(1):150-154.

[26] Karagouga G,Fredrickson JR,Walker DL,et al. Interaction of air quality and culture environment: Role of protein concentration and oil quality on effects of volatile organic carbons(VOCs)on embryo development[J]. Fertil Steril,2014,102(3):212-215.

第二章　人工授精技术

有性生殖需要雌、雄配子的结合。当受精卵形成时，就意味着新生命的开始。但是由于种种原因，有时雌、雄配子无法相遇、结合，因此繁殖下一代也就无从谈起。人工授精技术的出现，为这一困境找到了新的出路。人工授精技术就是将男性精液经过体外优化后，以非性交的人工方式注入女性生殖道，使精子和卵子自然结合，达到妊娠目的。

第一节　人工授精发展史

1678 年，Antoni van Leeuwenhoek 和他的助手第一次描述了显微镜下人类精子的形态。100 多年后，意大利生理学家 Lazzaro Spallanzani 将公犬的精液注入母犬的子宫，62 d 后母犬产下 3 只幼犬，获得了哺乳动物人工授精的成功。Lazzaro Spallanzani 也是第一个尝试冷冻人类精子的人，他将人类精液埋在冰雪中，适当复温后，观察到某些精子依然存活。19 世纪，欧洲的科学家还进行了马和牛的人工授精实验。到 20 世纪，人工授精技术逐渐发展成一种改良家畜品种的有效手段。时至今日，人工授精技术亦成为保护濒危物种、提高其繁殖率、增加圈养动物遗传多样性的方法之一。

现代人工授精技术用于治疗不孕不育患者的初衷源于畜牧业中奶牛的人工授精——用具有优质遗传性状公牛的精子为奶牛授精以提高牛奶产量。该技术的人体实践应用始于 18 世纪末，英国伦敦外科医生 John Hunter 收集了一位严重尿道下裂患者的精液，注入其妻子阴道内并获得妊娠，完成了首例人工授精的创举。19 世纪下半叶，英国的 J Marion Sims 用性生活后从阴道取得的精液为 6 例性交后试验阴性的妇女实施了人工授精并获得 1 例妊娠。1884 年，美国费城的 William Pancoast 报道了首例供精人工授精。1953 年，Bunge 和 Sherman 报道了首例使用干冰（−78℃）冷冻精液人工授精获得妊娠。此后，冷冻技术和冷冻方法不断优化，人类精子冷冻技术获得长足进展。然而，随之而来的人工授精在伦理和法律方面所引发的争论使得该技术的使用一直被搁浅。直至 20 世纪 70 年代，冷冻精液人工授精才得到广泛应用。

我国人工授精技术治疗不孕症起始于 20 世纪 80 年代。1983 年，湖南医学院用冷冻精液人工授精成功，诞生了我国首例冻精人工授精婴儿。随后，人工授精技术在国内各地相继开展，技术也日益成熟。为了规范人类辅助生殖技术的应用和管理，卫生部于 2001 年和 2003 年相继颁布了《人类辅助生殖技术管理办法》和《人类辅助生殖技术规范》，保证我国辅助生殖技术安全、有效和健康的发展。

人工授精技术已经为许多不孕不育夫妇带来了希望，与此同时，也引发了一系列社会、法律、伦理问题。精子库的设立、实施人工授精技术的申请条件等都需要法律明确规范,并严格按照法律规定执行。人工授精不同于自然生殖方式,它对婚姻关系、家庭秩序、亲子关系等也造成了一定影响。尤其是供精人工授精,它虽然为不孕不育夫妇解决了生育难题,但却是对传统亲子关系及婚姻家庭观的一种挑战,并且急需完善相关法律解决供精人工授精子女地位、单身妇女可否接受供精人工授精等问题。人工授精技术的发展和应用,离不开相关法律的及时完善与监管。

第二节　人工授精技术概述

一、定义

临床上使用的人工授精(artificial insemination,AI)技术是指将丈夫或供精者的精液通过非性交方法注入女性生殖道内,使精子和卵子自然结合而达到妊娠目的的一种辅助生殖技术。

二、分类

1. 根据精液来源分类

1)夫精人工授精(artificial insemination with husband semen,AIH):使用丈夫的精子进行人工授精。

2)供精人工授精(artificial insemination with donor semen,AID):使用自愿捐献精液者的精子进行人工授精。

2. 根据精液贮存时间分类

1)鲜精人工授精(artificial insemination with fresh semen):精液离体后立即进行处理并行人工授精,主要用于夫精人工授精。

2)冻精人工授精(artificial insemination with frozen semen):精液离体后超低温冷冻贮存,当需要时将冷冻精液复苏后进行人工授精,主要用于供精人工授精,而且冷冻精液可以减少 AIDS 等性传播疾病传染给受者的风险。

3. 根据人工授精部位分类

1)阴道内人工授精(intravaginal insemination,IVI):直接将精液注入女性阴道后穹隆处和宫颈外口。此法适用于女方无生育障碍,男方精液正常但性交困难者。

2)宫颈内人工授精(intracervical insemination,ICI):直接将液化后的精液或处理过的精子悬液注入宫颈管内、宫颈周围及阴道后穹隆处。ICI 主要适用于精液不液化患者、性交困难或性交不射精而手淫或按摩器能排精者。

3)宫腔内人工授精(intrauterine insemination,IUI):是目前临床上应用最广泛的人工授精技术。将洗涤处理过的精子悬液通过导管直接注入宫腔内,注入量约为 0.5 ml。IUI 减少了妨碍精子前进的因素,避免了女性生殖道的环境对精子产生的干扰,提高了精子的受孕能力。此法适用于男性不育(如少、弱、畸精子症)、女性宫颈因素不孕、免疫因素不孕、不明原因不孕等。

4)直接腹腔内人工授精(direct intraperitoneal insemination,DIPI):将洗涤处理过的精子悬液调节到一定浓度,经阴道后穹隆直接注入腹腔,精子和卵子由输卵管伞端拾捡至输卵管内受精。DIPI 主要用于不明原因不孕、男性因素不孕及宫颈因素不孕者。此法治疗前应做不孕检测,且经腹腔镜证实盆腔器官及输卵管无异常。

5)直接卵泡内人工授精(direct intrafollicle insemination,DIFI):促排卵后,当卵泡直径≥18 mm 时,将洗涤处理过的精子悬液在阴道超声引导下,经阴道后穹隆直接穿刺注入卵泡内。DIFI 适用于男性因素不孕、宫颈因素不孕、排卵障碍性不孕尤其是卵泡不破裂者。

6)经阴道输卵管内人工授精(transvaginal intratubal insemination,TITI):经阴道插管通过宫腔至输卵管,将精子直接注射到输卵管壶腹部-峡部交界处。包括:①阴道超声引导下输卵管插管。②腹腔镜监测下输卵管插管。③徒手输卵管插管。④输卵管精液灌注,即利用宫腔压力使输卵管内口张开,将精液注入输卵管中。TITI 主要适用于输卵管一侧正常而对侧有解剖或功能改变、卵巢对刺激反应低下、宫颈因素不孕、轻至中度子宫内膜异位症导致的不孕、男性因素不孕、不明原因不孕等。

第三节 夫精人工授精在不孕不育中的应用

夫精人工授精(AIH)指将丈夫的精液通过非性交的方式注入女性生殖道内,使其受孕。目前 AIH 的主要方式为宫腔内人工授精(IUI)。AIH-IUI 的临床妊娠率约为 10%。虽然这一技术的妊娠率低于体外受精-胚胎移植的妊娠率,但在治疗女性宫颈因素、不明原因及男性少弱精子症、男性精液正常但因生殖器畸形、性功能障碍等引起不孕症方面,AIH 费用低、创伤小,精卵结合的过程更接近自然状态,不孕不育的夫妇更易接受。

一、适应证

(1)男方精液正常,但因性功能障碍、生殖器畸形或心理因素等导致性交困难或精液不能射入阴道,如男方尿道上裂、尿道下裂、严重早泄、阳痿、逆行射精或不射精等。

(2)男方精液轻度异常,如精子数量减少($5×10^6/ml<$精子浓度$<15×10^6/ml$)、精液量减少(总量$<1 ml$)、精子活动力减弱(前向运动精子$<32\%$)、精液不液化或液化不全等。

(3)女方因宫颈黏液异常、生殖道畸形或心理因素导致性交困难,排卵障碍,或精子在女性生殖道中运行障碍,如子宫颈管狭窄、粘连、宫颈黏液与精子不相容、宫颈黏液黏稠、阴道炎、阴道畸形、阴道口狭窄或痉挛、子宫颈肌瘤、子宫位置异常等。其中,妊娠率最高的为性交障碍(20.9%)不孕的患者,此类患者因精子、卵子及子宫内膜等受孕条件好,因此可获得满意的妊娠率。排卵障碍的患者应用促排卵药后,妊娠率也达到 16.9%,提示排卵障碍患者也是 AIH-IUI 很好的适应证。妊娠率相对较低的为宫颈因素(8.3%)及不明原因(4.7%)导致的不孕。因各家报道的妊娠率都有不同,以上数据仍有争议性。

(4)免疫因素导致的不孕,如夫妇一方或双方抗精子抗体阳性,精子不能穿透宫颈黏液进入子宫腔,性交试验阴性。

(5)不明原因的不孕症。

二、禁忌证

(1)女方因输卵管因素造成精子和卵子结合障碍,如双侧输卵管阻塞或切除等。

(2)女方生殖器严重发育不全或畸形,如子宫发育不全、严重的子宫畸形或子宫畸形曾导致反复流产者,应先行子宫矫形手术后方可试行人工授精。

(3)女方和(或)男方患有严重的遗传、躯体疾病或精神、心理疾患等不宜妊娠者。

(4)女方和(或)男方患有急性泌尿、生殖道感染或性传播疾病,如急性盆腔炎、重度宫颈炎或各种阴道炎症、艾滋病、梅毒等。

(5)夫妇双方任何一方接触致畸量的射线、毒物、药品并处于作用期。

(6)夫妇双方对人工授精有顾虑者。

三、AIH 流程

(一)夫妇双方知情同意

接受人工授精的夫妇术前须出示夫妇双方结婚证、身份证或护照及准生证。医生必须对夫妇进行认真详细的谈话,介绍人工授精的操作流程、成功率、治疗费用、可能的并发症、术后妊娠包括孕期和新生儿随访、治疗过程和病历资料保密性等问题,使夫妇充分知情,并同意签署相关知情同意书后,方可给予助孕。

(二)术前准备

实施 AIH 前必须详细询问夫妇双方病史,并进行体格检查,保证双方身体健康,排除 AIH 禁忌证。

1. 男方准备

1)精液常规分析:能在体外收集到精液,并有精子。一次射精量不少于 0.5 ml,精子浓度 $>5×10^6$/ml,活动率 $>30\%$。

2)排除生殖道感染和免疫因素导致的不育。

3)辅助检查,如 HIV、HCV、RPR/TPPA、乙肝五项、血型等。

4)术前 5~7 d 排精 1 次。

2. 女方准备

1)子宫输卵管造影(hystero-salpingography,HSG)或 B 超监视下子宫输卵管通液:了解输卵管功能及通畅情况,排除生殖道畸形。

2)不孕症常规检查:如生殖道感染(包括宫颈防癌检查)、免疫性不孕因素等。还可进行性激素六项或优生检查如染色体核型分析、TORCH 感染等,如发现可能影响妊娠的不利因素,应及时治疗。

3)妇科 B 超检查:了解子宫及附件有无发育异常,是否有占位性病变。

4）排卵检测：自然周期或促排卵药物治疗后 B 超监测有直径＞18 mm 的卵泡，子宫内膜厚度不小于 0.8 cm。

5）辅助检查：如 HIV、HCV、RPR/TPPA、乙肝五项、血常规、血型、凝血功能、肝肾功能等。

（三）促排卵周期的选择

IUI 根据是否使用促排卵药物分为自然周期和促排卵周期。医师可依照患者自身情况选择不同的周期实施 IUI。

1. 自然周期

自然周期适用于月经规律、排卵正常且性交后试验阳性的患者。从月经周期第 8 天开始适时 B 超监测卵泡的生长及子宫内膜的同步增长情况。当主导卵泡直径达 16～20 mm、血 E_2 水平达到 270～300 pg/ml、宫颈外口呈现瞳孔样改变、宫颈黏液（＋＋＋～＋＋＋＋）及典型羊齿状结晶出现、血或尿 LH 水平开始上升大于基础值 2 倍以上时，考虑确定 12～36 h后行 IUI。

2. 药物促排卵周期

如果患者存在多囊卵巢综合征（polycystic ovarian syndrome，PCOS）、卵巢功能紊乱、内分泌失调等病理性因素导致排卵障碍，可采用药物促进卵泡发育，诱发排卵。常用的促排卵药物有以下几种。

1）氯米芬：氯米芬（clomiphene citrate，CC）是类似于己烯雌酚的非甾体激素，通过与下丘脑、垂体的雌激素受体结合，干扰雌激素的反馈调节，促使促性腺激素释放激素及促性腺激素分泌增加，促进优势卵泡的生长发育，是首选的促排卵药物。当患者确定为 WHO Ⅱ 类无排卵，但内分泌各项检查基本属正常范围或经调整后，考虑使用 CC 诱导排卵。CC 主要适用于有排卵障碍的患者，如对于多囊卵巢的患者，当过高的 LH 水平和 T 水平被纠正后，可用 CC 诱导排卵。

（1）用药方案：由月经第 3 天或第 5 天或黄体酮撤退阴道出血后第 3～5 天给予氯米芬 50～100 mg/d，每天 1 次，连续 5～7 d。原则上从小剂量开始，最大剂量为 200 mg/d，可根据患者体重、既往促排卵史确定。用药后 4～5 d 阴道 B 超监测卵泡生长和发育、子宫内膜同步增长情况，当主导卵泡直径达 16～20 mm、血 E_2 水平≥300 pg/ml、宫颈黏液（＋＋＋～＋＋＋＋）及典型羊齿状结晶出现、血或尿 LH 水平开始上升大于基础值 2 倍以上时，考虑确定 12～36 d 后行 IUI。IUI 后的第一天，B 超检查排卵情况，若仍未排卵可以考虑第 2 次 IUI。停药后 20 d 未排卵者为该周期 CC 治疗失败，可增加 CC 剂量，如有排卵而未孕者可继续使用，但连续使用以不超过 3 个月为宜。

（2）关于人绒毛膜促性腺激素（human chorionic gonadotropin，hCG）的使用：由于在氯米芬诱发排卵时，其抗雌激素作用使垂体和下丘脑相关 E_2 受体长时间受抑制，使卵泡生长产生的高 E_2 水平对垂体的正反馈作用削弱，可以使内源性的 LH 峰形成不够高尖，或因多个卵泡发育而使 LH 峰提前出现但峰值低，而造成排卵不能发生及排卵前颗粒细胞的黄素化，因此多考虑使用 hCG 诱发排卵。hCG 注射时间选择在卵泡直径为 20 mm 左右时。因为排卵常发生在注射 hCG 后的 34～36 h，所以 IUI 时间常选在注射 hCG 后的 36 h。

（3）促排卵周期中氯米芬对子宫内膜的处理：在使用氯米芬促排卵中，因为存在抗雌激素作用，使子宫黏液分泌减少，黏稠度增加，不利于精子穿透宫颈黏液栓；同时由于氯米芬的抗雌激素作用对子宫内膜的影响，子宫内膜变薄。可在卵泡发育中、后期加用 E_2，促使子宫内膜增厚，有利于胚胎着床，防止流产。加用 E_2 1～4 mg/d，其剂量由内膜厚度及血 E_2 水平决定。

2）来曲唑：来曲唑（letrozole，LE）是芳香化酶抑制剂，它可以阻碍雌激素底物转化为雌激素，使体内雌激素降低，阻断其对下丘脑和垂体的负反馈作用，使垂体促性腺激素分泌增加，从而促进卵泡发育。来曲唑是目前最常用的芳香化酶抑制剂，其半衰期短，不占据雌激素受体，多诱导单个卵泡发育，可以防止多胎妊娠的发生，且没有外周抗雌激素作用。对于那些有氯米芬抵抗的无排卵妇女，可以考虑使用来曲唑促排卵。但临床应用来曲唑的经验并不多，有文献推荐于月经周期第 3～7 天，每日口服来曲唑 2.5～5.0 mg，于月经周期第 8 天开始，每天 B 超监测卵泡发育，当最大卵泡直径≥20 mm 时应用 hCG 诱发排卵。对于有排卵的不孕症妇女，来曲唑促妊娠率并没有优于氯米芬，来曲唑能否作为一线的促排卵药物仍有待更多的研究证实。

3）促性腺激素：外源性促性腺激素用于临床已有 40 多年的历史，主要用于缺乏促性腺激素或其他促排卵治疗方法失败的患者，具有极好的治疗效果，但会有多胎妊娠和卵巢过度刺激综合征的风险。促性腺激素有人绝经后促性腺激素（human menopausal gonadotropin，hMG）、尿促卵泡激素（follicle stimulation hormone，FSH）、促黄体素（luteinizing hormone，LH）和人绒毛膜促性腺激素（hCG）。其中以尿源的人绝经后促性腺激素在我国应用最为广泛。hMG 可单独应用或与 CC 或 LE 联合应用。

（1）hMG 单独应用：可于月经周期第 3～5 天开始，每日肌注 hMG 75 IU，根据卵泡发育情况调整用量。

（2）与 CC 联合应用：在月经周期第 3～7 天，每日给予 CC 50～100 mg，月经周期第 7 天及第 9 天给予 hMG 1～2 支或从月经周期第 3 天开始，每天给予 1～2 支 hMG。

（3）与 LE 联合应用：于月经周期第 3 天起，每天口服 LE 25 mg，共 5 d，然后每天肌注 hMG 75 IU。

以上 3 种用药方式均可在月经周期第 8 天开始 B 超监测卵泡和子宫内膜发育情况。当主导卵泡直径≥18 mm 及子宫内膜厚度达到≥0.8 cm 时，肌注 hCG 5 000～10 000 IU，36～38 h 可进行 IUI。

（四）精液处理

若采取 AIH-IUI，精液需要在 IUI 前 2 h 采集，之后进行优化处理。精液优化处理可以得到符合要求的精子浓度或精子悬液体积，减少或去除精浆中的前列腺素、免疫细胞、抗精子抗体、致病菌等，防止精液中的前列腺素进入宫腔后引起子宫痉挛性收缩，产生剧烈腹痛、恶心甚至低血压等反应，还可以降低精液黏稠度，促进精子获能，改善精子的受精能力。有研究显示，进行 IUI 时，精液处理后活动精子总数（processed total motile sperm count，PTMS）最少为 3×10^6，当 PTMS 超过 20×10^6 时，妊娠率可有明显提高。但目前通常将

PTMS保持在≥$10×10^6$,妊娠率并无明显改变。有文献报道,当PTMS≤$10×10^6$时,妊娠率有显著下降,提示PTMS不宜小于$10×10^6$。但也有人认为,PTMS>$5×10^6$即可选择IUI治疗并获得较为理想的IUI成功率。

1. 精液的采集

男方排除生殖道感染,于禁欲5~7 d后到医院采集精液。采集精液应清洁双手和外生殖器,通过手淫或借助电动按摩器采集精液,置于无菌容器内。采集时应防止丢掉头段精液。手淫或按摩器取精如不成功,亦可通过性交将精液收集于对精子无损伤作用的特制避孕套内,立即送实验室处理。对于逆行射精者,为避免酸性尿液破坏精子的活动能力,须服用碳酸氢钠碱化尿液。采集精液前晚及当天早晨各口服碳酸氢钠片3 g。采精前1 h排空膀胱,手淫取精。取精后立即排尿,收集尿液300 g,离心10 min,弃上清后用培养液重悬沉淀,与精液标本一起送实验室检查和处理。

2. 精液处理方法

实验室所用的精液处理方法对IUI的成功有重要影响。目前常用的处理方法为上游法和密度梯度离心法。研究显示,对于男方精液参数正常的不孕女性,密度梯度离心法较上游法能获得更高的妊娠率;但对于精液浓度略低于正常值的,两种处理方法最后获得的妊娠率无明显差异。

1)上游法:本方法主要是利用活动精子的主动泳动能力,游过液体界面进入不同的培养液,从而与死精子、活动力差的精子、凝集精子、畸形精子、红细胞、白细胞及其他有害成分和杂质自行分离,达到优化回收高活力精子的目的。目前临床上多采用直接上游法,具体操作程序如下。

(1)制备含10% HSA的培养液(如BWW、Earle's、Ham's-F10或者HTF液)。

(2)将液化后的精液吹打混匀。

(3)取1 ml精液置于15 ml离心管中,沿管壁缓慢加入1.2 ml培养液,也可将精液小心置于培养液下方,注意保持两层液体的分界面。

(4)将试管倾斜45°,以增加精液-培养液接触面,置于37℃培养箱孵育1 h。

(5)轻轻将试管恢复直立,吸取最上层云雾状液体约1 ml转移至另一支试管,加1.5~2 ml培养液稀释。

(6)300 g离心5 min,弃上清。

(7)用0.5 ml培养液重悬沉淀。计数精子浓度、活力后置于培养箱内备用。

上游法操作简单,成本低,对精子无毒副作用。但经上游法处理后的精子活力增加不明显,且精子还需克服重力影响,所以回收的精子浓度偏低,不适用于精液严重异常,特别是少、弱精子症患者。因此目前主张对于精液质量参数趋于正常者可采用直接上游法,而少、弱精及畸形精子症则建议使用密度梯度离心法。

2)密度梯度离心法:正常精子与畸形精子、死精子及精液中其他细胞成分在运动能力、运动轨迹和比重浮力等方面存在不同,在密度梯度溶液中的运行能力也有差异。在离心力作用下,精液中的不同成分在密度梯度液中停留在各自的等浮力密度点上,达到沉降平衡,从而使正常精子从精液中分离出来。最早用于分离精子的密度梯度介质 Percoll 是用聚乙烯吡咯烷酮包被的胶体硅颗粒。有报道其处理后的精子行 IUI 的周期临床妊娠率高达 16％～18％。后来发现 Percoll 颗粒会增加精液黏稠度,残留在精液中的 Percoll 颗粒可能嵌入精子膜中,对精子活力及受精能力造成影响,且 Percoll 存在内毒素污染的风险,因此 1996 年以后辅助生殖领域停止了 Percoll 的使用,转而使用 Percoll 代用品。目前,商品化的密度梯度液有 Isolate、PureSperm 和 SpermGrad 等,它们都是用硅烷取代聚乙烯吡咯烷酮包被的新的硅胶颗粒,目前在临床上已经得到广泛使用。以 PureSperm 为例的密度梯度离心法操作程序如下。

(1)离心管底部加入 80％PureSperm 液 1.5 ml,在其上层加入等量的 40％PureSperm 液,注意保持两层液体分界面。

(2)在两层梯度液上沿管壁小心加入 1.5 ml 充分液化的精液,注意保持精液与 40％ PureSperm 液的分界面(图 2-1)。

(3)500 g 离心 15 min,弃上清。

(4)用 2 ml 含 10％ HSA 的 Earle's 培养液重悬沉淀,充分混匀后 300 g 离心 5 min,弃上清。

(5)用 0.5 ml 含 10％ HSA 的 Earle's 培养液重悬沉淀。计数精子浓度、活力后置于培养箱内备用。

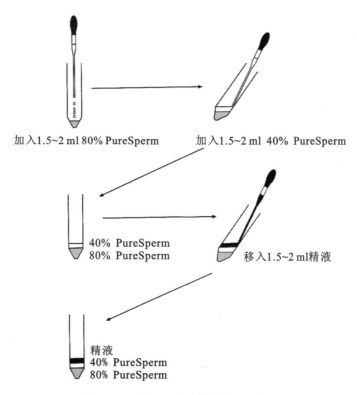

加入1.5~2 ml 80% PureSperm　　　加入1.5~2 ml 40% PureSperm

40% PureSperm
80% PureSperm

移入1.5~2 ml精液

精液
40% PureSperm
80% PureSperm

图 2-1　PureSperm 密度梯度离心示意图

密度梯度离心法能去除精液中的碎片、白细胞、非精子细胞和退化的生精细胞,减少畸形精子比例。现已证实，与上游法比较，密度梯度离心法能回收更多的正常形态精子，并明显增加精子的活力和体外生存能力。对于少、弱、畸形精子症等严重精液异常患者，密度梯度离心法能够明显提高精子回收率。

(五)人工授精时机选择

人工授精时机的选择是 AIH-IUI 成功的关键因素。通常认为，精子可以在女性生殖道内存活 48～72 h，而卵子的存活时间为 24 h，在 24 h 内尤其是 12 h 内受精能力较强。因此，选择人工授精的时机对于提高人工授精的周期妊娠率非常重要，需要准确地预测排卵时间。

1. 排卵监测

判断排卵时间的方法有多种，包括月经周期、基础体温监测、宫颈黏液评分，血或尿激素测定及阴道 B 超监测卵泡发育等。前三种方法简便易行，但容易受女性情绪、外界环境、促排卵用药等因素干扰，检测结果不稳定，准确性低，因而目前临床上主要是采用 B 超监测结合尿 LH 水平测定来监测排卵。

1)激素测定：排卵前 LH 出现一分泌高峰，同时 E_2 分泌也达到高峰，通过监测 LH 或 E_2 峰即可预测排卵时间。

(1)LH 测定：排卵前血 LH 峰持续约 24 h。循环中的 LH 主要经肾脏排出，一般血 LH 峰后 8～20 h 出现尿 LH 峰，其浓度＞40 U/L。排卵通常发生在血 LH 峰起点后 34～35 h 或尿 LH 峰值后 12～24 h。由于尿 LH 峰测定方法简单、价廉，且目前市场上有很多排卵预测试剂盒、试剂条，因此患者可以在家自行监测。通常认为注射 hCG 控制排卵的最佳时间在内源性 LH 峰后 8～20 h，行人工授精最佳时间在注射 hCG 后 48 h 内。

(2)E_2 测定：在女性正常月经周期中，E_2 值呈周期性变化，于排卵前达到高峰。但 E_2 峰不易捕捉，须反复抽血多次测量，而且检测成本较高。因此，目前临床上常用简便无创的方法间接了解 E_2 值，如宫颈黏液评分，再结合尿 LH 值的连续监测并配合 B 超及 BBT 等综合分析来确定有无排卵及排卵时间。

(3)孕激素(P)测定：女性正常卵泡期血中 P 值＜3.2 nmol/L，晚卵泡期如果 P 值升高，则表示即将排卵。若 P 值＞9.6 nmol/L，则可诊断已排卵。

2)B 超监测：B 超是最准确直观的监测卵泡发育及有无排卵的方法，也是辅助生殖临床常规采用的方法。

一般从月经来潮第 7～8 天或超促排卵治疗 5 d 后开始 B 超监测，多采用阴道探头。卵泡直径＜10 mm 时，可以 3 d 监测 1 次；卵泡直径达 10～15 mm 时，隔天监测 1 次；卵泡直径＞16 mm 时，每天监测 1 次，直到排卵。每次 B 超监测时间尽可能一致，最好在注射促性腺激素之前。为了减少 B 超监测次数，又不遗漏成熟卵泡的观察，可于宫颈评分＞8 分，即宫颈黏液多、稀薄、拉丝度达阴道全长及宫口开张时开始 B 超观察。

已排卵的 B 超征象：①成熟卵泡骤然消失，成熟卵泡直径可达 20 mm 左右，突向卵巢表面，卵泡内可见卵丘光点。②成熟卵泡明显缩小且卵泡内透声减弱，排卵后卵泡直径缩小应超过 5 mm，排卵后卵泡内由于血液的积聚，卵泡内光点较多，形成早期黄体的表现。③子宫直肠陷窝出现液体积聚。

不排卵征象：①B 超监测卵泡直径＞14 mm，却不见增长，或达到 15～17 mm 后不但不再增长反而渐渐缩小、自行消退,为不成熟卵泡黄素化。②卵泡直径达 18 mm 不破裂,而且继续增大,BBT、血黄体酮值等却呈排卵样改变,为黄素化未破裂卵泡综合征(LUFS)。

2. 授精时间的选择

临床上可根据月经周期、基础体温、宫颈黏液评分、激素测定、超声排卵监测来预测排卵时间。hCG 可以促使卵子最后的成熟及触发排卵,有助于选择合适的人工授精时机,提高人工授精的成功率,因此,注射 hCG 时间的选择是 IUI 成功的重要环节。临床上通常结合 B 超监测和尿 LH 峰值来判断 hCG 的注射时间。当优势卵泡直径达 18~20 mm 或长、宽、厚三径线中有两个径线均>20 mm 时,尿 LH 峰阳性,则立即注射 hCG 10 000 U,可在当天下午行 IUI;若有时卵泡最大直径为 18 mm,长、宽、厚三径线中只有两个径线达 18 mm,尿 LH 峰阴性,可在当天晚 10 时注射 hCG 10 000 U,于第 2 天上午行 IUI,若尿 LH 峰阳性,则当日上午注射 hCG,下午即行 IUI。临床中应具体情况具体对待。

子宫内膜同步化发育即子宫内膜容受性是孕卵着床的必备条件,注射 hCG 日子宫内膜的厚度及回声类型直接影响 IUI 结果。根据 Gonen 和 Casper 的判断标准,将子宫内膜 B 超声像学特征分为 3 类(图 2-2):A 型为环状内膜,又称咖啡豆或三线征或中线及外在强回声与其间低回声或暗区组成的 3 层内膜结构。B 型为中央孤立回声,子宫内膜与肌层回声相近,为边界模糊的中部低回声带,宫腔中线欠清晰。C 型内膜中线消失,边界清晰,显示均一致密的较强内膜回声。有报道显示,子宫内膜厚度在 8~12 mm,且内膜回声呈明显的"三线征"时,IUI 成功率明显高于内膜<8 mm 和>12 mm 时。

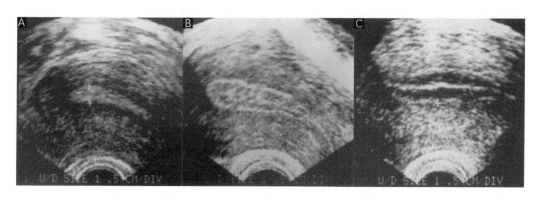

图 2-2　根据 Gonen 和 Casper 判断标准的 3 类子宫内膜超声图

IUI 的次数因监测排卵的方法不同而有所不同。原则上经 B 超监测能准确判断排卵时机者于排卵日进行 1 次 IUI 即可,其妊娠率与 2 次 IUI 相似。以宫颈黏液评分法确定 IUI 时机者多主张做 2 次 IUI,即当宫颈评分≥8 分时行第 1 次 IUI,第 2 天或隔日再行 1 次 IUI。以尿 LH 值测定确定时机者亦主张行 2 次 IUI。有人认为,累计 3 个周期的 IUI 治疗对于<35 岁的不孕女性是最佳的。连续 3 个 IUI 周期失败者,建议进一步检查不孕原因或进行其他辅助生殖技术治疗。

(六)宫腔内人工授精的操作

IUI 操作并不复杂,在术前必须排除生殖道感染,查清子宫位置,了解宫颈管的通畅情况,必要时于 IUI 前一周期行宫颈扩张治疗,以利于宫腔内插管。

1. IUI 临床操作

患者排空膀胱后取截石位,生理盐水清洗外阴和阴道,常规铺巾,窥阴器充分暴露宫颈,消毒干棉球擦拭干净阴道、宫颈。仔细核对患者所用精子悬液后用 1 ml 注射器连接导管,小心抽吸经体外优化处理后的精子悬液,一般不应超过 0.8 ml,将导管轻缓插入宫腔,进入宫颈内口 1~2 cm,不接触宫底,缓慢注入优化的精子悬液。注射过程一般无阻力、无外溢,如有阻力和明显外溢,提示导管顶端可能尚未进入宫腔,重新调整导管方向后再次尝试,切忌强行粗暴插入。授精完毕,患者适当抬高臀部,平卧 15~30 min,注意观察有无出血或下腹疼痛,无特殊不适可自行离开。

目前 IUI 使用的导管有美国的 Tomcat 导管、英国的 Wallance 导管等。导管必须能顺利通过宫颈管进入宫腔,并尽量避免擦伤黏膜造成出血。如果遇到宫颈狭窄、严重子宫前倾前屈或后倾后屈的患者,导管进入困难,可预先 B 超测量宫颈管、宫腔长度及宫腔方向,必要时提前行宫腔镜检查,排除并纠正引起插管困难的病理原因。IUI 后应记录导管插入深度、角度和使用的导管类型,以及插入是否顺利、有无出血和精子悬液外溢等。

2. IUI 术后并发症及预防

1)出血:一般操作轻柔时并无明显出血,但仍有少量患者出血,系操作前子宫位置不清、插管方向不正确、动作粗暴、导管粗糙损伤子宫内膜或反复插管损伤宫颈管内膜所致。宫腔出血会影响精子获能,使精子凝集,影响精子活力,从而降低 IUI 成功率。因此,IUI 宜选用柔软适度的导管,插管时动作轻柔,忌粗暴,尽量不使用宫颈钳,以防止出血和刺激子宫。

2)腹痛:少数患者会出现术后下腹胀痛,通常与注入宫腔内的精子悬液过多或推注速度过快导致子宫收缩有关,一般不需处理。术中控制精子悬液宫腔内注射的量和速度可预防腹痛。

3)感染:IUI 术后偶有急性盆腔炎发生。感染多由术中操作不慎或生殖道本身存在急性炎症引起。因此,IUI 时应严格掌握手术适应证,排除禁忌证,术中严格无菌操作。术前用生理盐水局部冲洗,术后 3 d 用抗生素可预防感染。

4)休克:极少发生,通常是因患者过度紧张、恐惧或腹痛剧烈所诱发。因此,IUI 前应对患者进行心理疏导并使其充分知情同意。

5)多胎妊娠:多胎妊娠与促排卵治疗是相伴随的。由于促排卵药物的使用增加,人工授精的多胎妊娠发生率日渐增多。IUI 患者发生多胎妊娠的高危因素:患者年龄<30 岁;>6 个卵泡;hCG 注射日血 E_2>1 000 pg/ml。多胎妊娠易并发流产、羊水过多、胎儿畸形、胎盘早剥;此外,还可导致产时或产后出血、胎儿宫内发育迟缓、早产、死胎、死产等。

6)卵巢过度刺激综合征(ovarian hyperstimulation syndrome,OHSS):是促排卵药物使用于 IUI 后发生的严重的并发症,发生率约为 23%。与患者对促排卵药的敏感性、药物种类及剂量有关。药物中 hMG 最易导致 OHSS,氯米芬的危险性最小。近些年来,随着超促排卵药物使用的增加,OHSS 的发生率有增加的趋势,其发病机制尚不完全明确,临床上也缺乏有效的防治措施。因此在使用促排卵药时应注意结合患者情况,灵活选择促排卵方案,注意药物的剂量调整。

(七)黄体支持

一般认为,药物促排卵周期的 IUI 后有必要进行黄体支持治疗。这是由于在促排卵周期中,卵巢受促性腺激素的刺激会形成多个黄体,在黄体早期,雌激素和孕激素的分泌都是超生理剂量的;其次,促排卵周期通常较自然周期短,由于缺乏黄体早期的变化致月经提早来潮;而且,进入黄体期后,雌激素和孕激素浓度下降比自然周期快。由于短黄体期影响胚胎着床及体内孕激素水平的降低,因而有必要给予黄体支持治疗。

此外,自然周期 IUI 后是否需要黄体支持治疗目前尚存在争议。有学者认为,除非患者存在黄体功能不全,否则自然周期无须黄体支持治疗;也有人认为,对于长期不孕的患者,有可能因精神因素影响卵巢性激素分泌,而影响受精卵着床或黄体酮分泌,主张给予黄体支持治疗。

传统的黄体支持疗法多采用黄体酮或 hCG 注射。IUI 当日起,每天肌肉注射黄体酮 40 mg,共 10～14 d;或 3 d 肌注 hCG 1 次,每次 2 000 U,共 3～4 次,以支持黄体发育。由于黄体酮为油性制剂,注射部位吸收缓慢,长期注射容易造成局部硬结,甚至无菌性脓肿,目前,市场上也有多种非注射类黄体酮药物,如黄体酮缓释凝胶、微粒化黄体酮胶囊、地屈黄体酮等用于阴道或口服给药,起到黄体支持的作用。

理论上,hCG 用于黄体支持可以刺激黄体持续分泌黄体酮,并刺激黄体分泌雌激素,延长黄体寿命,改善超促排卵引起的黄体功能不足,其作用机制更符合生理特征,且不需每日注射。但 meta 分析显示,在 ART 黄体支持中,hCG 在临床妊娠率、继续妊娠率、出生率和流产率上与黄体酮无差异,没有优越性,反而明显增加 OHSS 的发生,而且会干扰妊娠试验结果,须至少停药 5～7 d 后进行妊娠试验。因此,hCG 不再推荐作为 ART 促排卵周期中黄体支持的常规用药。

四、影响 AIH-IUI 成功率的因素

优化后的精子质量、IUI 时机的选择及子宫内膜容受性等直接影响着 IUI 结局,从而影响 AIH-IUI 的成功率。另外,以下许多因素也能影响 AIH-IUI 成功率。

(1)年龄:女性的生殖能力随年龄的增长而逐渐下降,尤其 35 岁以后,内分泌功能有所下降,卵巢储备开始减退,卵子的质量和子宫内膜容受性均下降,卵子染色体异常率增加,从而降低 IUI 成功率。对 1 646 对接受 AIH-IUI 夫妇的研究结果显示,36～45 岁组女性临床妊娠率显著低于 20～25 岁组和 26～30 岁组,说明高龄女性,尤其是超过 35 岁的患者 IUI 成功妊娠概率降低。男性精液质量虽与年龄增长无明显负相关,但随着男性年龄的增长,精子染色体异常的发生率也有上升趋势,因而男性年龄增长对 IUI 亦显示出不利的影响。

(2)卵巢功能:卵巢是产生卵子的器官。卵巢功能减退或卵巢早衰必然会影响卵泡的生长发育及卵子的成熟,导致 IUI 成功率下降。

(3)输卵管条件:IUI 的前提条件即输卵管通畅且有良好的拾卵功能。研究表明,输卵管通畅,壶腹部直径为 2～3 mm,且输卵管伞端距子宫角水平距离<2 cm,IUI 成功率明显增高;而当输卵管壶腹部直径>6 mm,伞端距子宫角水平距离>6 cm 时,IUI 成功率明显下降。

(4)不孕年限:有学者提出,不孕年限超过10年的不孕患者不再适合人工授精治疗,因此对于年轻的不孕患者应建议积极治疗,年龄及不孕年限可作为评估患者的一个重要指标。随着不孕年限的延长,患者年龄随之增大,患者长时间处于精神高度紧张、心理压力大的情况下,IUI成功率势必受到影响。有报道显示,治疗前抑郁程度高、人际关系障碍及强迫症状明显的患者,AIH-IUI妊娠率低。

(5)子宫内膜异位症:轻、中度子宫内膜异位症患者,腹腔镜术后可选择期待治疗半年,如仍未受孕,则优先选择促排卵周期的人工授精。也有研究显示,对于排卵正常的轻度子宫内膜异位症患者,自然周期与促排周期人工授精后的周期妊娠率无明显统计学差异,因此有人认为对于这类患者,可优先选用自然周期人工授精。子宫内膜异位症患者接受AIH-IUI治疗,妊娠率约为16.3%,低于不明原因不孕患者AIH-IUI治疗后的妊娠率。

(6)排卵障碍:IUI治疗时,促排卵周期较自然周期能获得更满意的临床妊娠率,这种优势在排卵障碍患者中表现尤为突出。对此类患者应用促排卵方案时,应选用安全有效、多胎妊娠发生率较低的方案。来曲唑、来曲唑+尿促性素方案能获得较好的临床妊娠率且不增加多胎妊娠和OHSS风险,值得推广。

(7)授精次数:临床常规是排卵前后各行一次IUI。理论上,2次IUI应该比1次IUI获得的妊娠率高,2次IUI可以保证女性排卵期宫腔内有一定数量的活动精子,提高卵子受精机会。有文献报道,2次IUI较1次IUI可显著提高IUI周期妊娠率。但也有文献报道,2次IUI和1次IUI妊娠结果无明显差异。有学者认为2次IUI可显著提高男性因素不孕周期妊娠率,但对于排卵障碍、卵巢功能低下的不孕患者,增加IUI次数并不能显著提高其妊娠率。此外,IUI妊娠率还受精子数目、活力及授精时机等因素的影响。2次IUI增加了患者的经济负担和精神压力,这种方法是否值得推广应用,不仅要对症治疗,还需要更多的研究来支持。

(8)男性因素:男性精子活动率>30%、活动精子总数>5×10^6是进行IUI的基本条件。精液质量越趋正常,IUI成功率越高。

(9)不明原因的不孕症:不明原因的不孕症可能受多方面因素的影响,发生机制复杂。在临床中可根据患者不同的病因来选择合适的助孕方式。

(10)人工授精操作:若操作时动作粗暴,损伤子宫内膜导致出血,可使IUI成功率下降。

(11)染色体核型:有文献报道,不孕不育患者染色体臂间倒位和多态性并不是生育的绝对禁忌证,即使是染色体臂间倒位和多态性核型携带者,其AIH后成功妊娠并生育出表型正常活产儿的可能性并不低于核型正常者。但AIH人群均为不孕症群体,其染色体异常及多态率高于一般人群,仍有将异常染色体和基因传给后代的可能性,因此对拟行AIH的夫妇行细胞遗传学检查非常重要。

第四节　供精人工授精在不孕不育中的应用

供精人工授精(AID)是用自愿捐精者的精液进行人工授精。AID与AIH在技术层面是相同的,二者最大的不同是 AID 使用的是丈夫以外第三人的精液,这种生殖方式直接改变了传统的家庭观念和父子亲缘关系。随着精子冷冻技术的进步及精子库的成立,AID 已成为可被广泛接受和成功的辅助生殖技术,为男性严重少精、弱精、无精或有遗传疾病而无法生育后代的夫妇解决生育难题。但 AID 也引发了一系列道德难题,存在诸多伦理争议,在西方国家,AID 还遭到天主教的反对。AID 的实施必须受到法律的限制与相关部门的监管,医生应严格掌握适应证、禁忌证、并发症,对接受治疗的夫妇的后代随访,预防可能的近亲结婚等。在我国,AID 是必须获国家卫生健康委员会批准才允许开展的技术,而相关的《人类辅助生殖技术管理办法》和《人类辅助生殖技术规范》的出台距今已逾十几年,其中有些条例已不适应当前情况。AID 的开展离不开与技术和时代相匹配的法律法规、道德规范的引导,它的健康发展将为更多无法治疗的男性不育症夫妇带来福音。

一、适应证

根据《人类辅助生殖技术规范》,AID 的适应证如下。

(1)不可逆的无精子症、严重的少精症、弱精症和畸精症。

(2)输精管复通失败。

(3)射精障碍。

(4)适应证(1)、(2)、(3)中,除不可逆的无精子症外,其他需行供精人工授精技术的患者,医务人员必须向其交代清楚:通过卵胞质内单精子显微注射技术也可能使其有自己血亲关系的后代,如果患者本人仍坚持放弃通过卵胞质内单精子显微注射技术助孕,则必须与其签署知情同意书后,方可采用供精人工授精技术助孕。

(5)男方和/或家族有不宜生育的严重遗传性疾病。

(6)母婴血型不合,不能得到存活新生儿。

在部分西方国家,女同性恋者和单身女性也可接受 AID 治疗。但对于这类群体是否可以接受 AID 治疗,世界各国的法律规定不尽相同,大部分国家法律持反对态度。我国吉林省于 2002 年正式实施的《吉林省人口与计划生育条例》是国内第一部允许单身妇女通过辅助生殖技术孕育子女的地方法规,该法规在国内学术界争论尤为激烈。

二、禁忌证

《人类辅助生殖技术规范》规定 AID 的禁忌证如下。

(1)女方患有生殖泌尿系统急性感染或性传播疾病。

(2)女方患有严重的遗传、躯体疾病或精神疾患。

(3)女方接触致畸量的射线、毒物、药品并处于作用期。

(4)女方有吸毒等不良嗜好。

三、术前准备

医生在使用 AID 时必须十分慎重,事先必须与接受 AID 治疗的夫妇进行严肃认真的谈话,把 AID 的方法向他们明确阐述,告知夫妇这是用他人精子进行的非性交方式授精受孕,后代在遗传学上跟父亲没有关系。要确定夫妇双方是否真正要求采取 AID 技术治疗,特别是丈夫在行为和精神情绪上是否对接受 AID 治疗形成了稳定的看法,对夫妇任何一方都不能劝诱勉强,在夫妻双方欣然同意并签署知情同意书的情况下,才能进行 AID 治疗,同时医生必须为他们绝对保密。

AID 与 AIH 的女方术前检查相同,对男方主要要求至少两次以上近期精液常规报告,无精子症的患者应有附睾、睾丸穿刺报告或睾丸活检报告,以明确是否已经失去生殖能力。对患有不宜生育疾病,如遗传性疾病的患者,应获取符合要求的遗传学疾病诊断证明。特别是患有严重精神病寻求治疗的,必须在患者未发病期间,经精神科医生证明其具有自主决断能力的时候签署知情同意书,才能接受 AID 治疗。

四、排卵周期的选择

AID 治疗可根据女性月经周期与排卵情况选择自然周期或促排卵周期。由于 AID 夫妇多为男方因素导致不孕,大多数女方正常,因而选择自然周期的患者较 AIH 多。如同时伴有女方排卵障碍等,可采用促排卵周期,促排卵药物的选择与 AIH 类似。

五、授精方式选择

根据女性患者不孕原因、宫颈评分等情况决定采用 IUI 或 ICI。ICI 更接近自然生育过程,适用于宫颈条件好且排卵正常的患者。因宫颈因素不孕或反复 ICI 不成功的患者,可将冷冻精液优化处理后尝试 IUI。

六、AID 治疗的副作用

AID 除了可能带来与 AIH 相似的手术相关或排卵相关的副作用外,还可造成其他一些副作用。

(1)不留意的血缘结婚:发生率和供精者产生的小孩人数及该地区有可能结婚的人数有关。估计人工授精率为 1/20 000 的地区,每个供精者限制出生 10 个孩子时,不留意的血亲结婚率为 0.000 04%。因此美国生育协会限制供精者出生人工授精小孩为 10 人,我国《人类辅助生殖技术规范》中规定,每位供精者的冷冻精液最多只能使 5 名妇女受孕。曾有新闻报道,美国一名医生未经患者许可,用自己的精子为几十名妇女进行人工授精,从而出生了 75 名自己的孩子,被法院判处 256 年监禁。医务人员私自用自己的精子为患者人工授精也是违法行为。严格限制供精者精液使用次数从而避免后代近亲结婚是十分必要的。

(2)对家庭关系的有害影响:不孕症对于大多数夫妇来说,是一种心理创伤,接受不孕症治疗也是一种心理刺激。AID 夫妇与 AIH 夫妇相比,存在较多的抑郁和焦虑情绪,尤其是夫妇中的男方更多处于抑郁状态。AID 夫妇和 AIH 夫妇在婚姻质量上无差别,但与正常夫妇相比,存在一定程度婚姻质量下降。医生可对接受 AID 的夫妇进行心理疏导,并使他们对 AID 充分知情同意,必要时建议他们接受专业心理咨询。夫妇之间也应增加沟通交流,互相理解、支持。这不仅可以保持良好的夫妻关系,也可以提高患者配合治疗的依从性,确保术后随访的进行。

(3)性传播疾病:通过仔细筛选供精者,精液冷冻保存 6 个月再次检验合格后使用,受精过程严格无菌操作,基本可以避免性疾病传播。

(4)遗传性疾病的传播:同样,减少该类疾病的传播也应对供精者进行详细询问遗传病史和遗传病家族史,排除不合格者。研究显示,冷冻精液供精人工授精子代发生出生缺陷的发生率低于同期一般人群出生缺陷发生率,这是因为精子库对供精者进行了严格筛查,并对 AID 治疗的夫妇常规进行优生咨询,减少了男方对胎儿出生缺陷的不利因素。目前认为,冷冻精液进行供精人工授精是安全的。

七、影响 AID 成功的因素

(1)供精者精液质量:有学者认为,冷冻前精液中精子前向运动活力是唯一可明显影响妊娠率的因素,而优化后的前向精子数目并不会对妊娠率造成显著影响。但也有人认为,所用精液冷冻前活动率>70%,复苏后前向运动精子总数>30×10^6,妊娠概率将增大。

(2)授精次数:与 AIH-IUI 的相关研究类似,AID-IUI 的 1 次授精妊娠率与 2 次授精妊娠率是否有差异尚有争论。有文献报道,同一周期,2 次 IUI 的妊娠率(13.7%)比 1 次 IUI 妊娠率(10.7%)高,第 1 天行 1 次 ICI,第 2 天追加 1 次 IUI 的妊娠率最高(15.3%),但三者的妊娠率无统计学差异。也有文献报道,AID-IUI 时,无论注入的精子中前向运动精子<10×10^6还是≥10×10^6,2 次 IUI 的妊娠率均高于 1 次,推荐每周期精确估计排卵时间,行 2 次 IUI 为最佳。IUI 的次数应该综合患者身体及心理状况后做决定。

(3)授精方法:根据女性宫颈黏液评分进行 IUI 或 ICI,IUI 和 ICI 的妊娠率无明显差异。临床上可对因男方因素不孕的女性行 ICI,如果女性也有宫颈发育异常、宫颈黏液黏稠、宫颈息肉、抗精子抗体阳性等不孕因素的,可行 IUI。

(4)女性因素:同 AIH 一样,女性患者的年龄、不孕年限、排卵功能、输卵管功能、宫颈因素等都能影响 AID 结局。

(5)促排卵治疗方案:对于条件较好、排卵功能正常的女方,即使不用促排卵药物治疗也能获得较高的妊娠率。因此使用促排卵药物要根据患者具体情况决定用药方案,采取个体化原则。

(6)累计治疗周期:对于没有盆腔、输卵管等病变的妇女至少应接受 3 个周期的 AID 治疗,对于 3 个周期仍未怀孕者,建议患者接受进一步检查,排除其他影响妊娠的因素,提高成功率。

八、AID 的管理要点

(1)安全的精液来源:由于新鲜精液进行人工授精的不安全性,现已禁止用新鲜精液进行 AID,冷冻精液应有安全可靠的来源。在我国,冷冻精液由卫生部批准的人类精子库提供。我国规定供精者年龄在 22~45 周岁,而美国生殖医学协会认为 40 岁以上的男性排出非整倍体精子的发生率提高,不适宜作为供者,目前供精志愿者主要为在校大学生。我国精子库现在还面临招募志愿者相对困难、精液参数改变、入库标准急需调整、一名捐精者在多处精子库捐精等问题。

（2）建立严格的精液使用与追访制度：根据《人类辅助生殖技术规范》的要求，开展 AID 技术项目的医疗机构，应建立合理、有效的措施以保证每一位供精者的冷冻精液最多只使 5 名妇女受孕，保证对每一位受者都进行随访，以避免今后出生的儿女近亲结婚的可能。

（3）禁止以多胎为目的的药物诱导排卵。

（4）加强伦理监督，严格掌握适应证，严格执行知情同意。

（5）关注 AID 子代心理、社会适应能力及法律地位。对捐精者匿名、AID 子代知情权及法律地位的处理，全球亦未达成共识。反对匿名者认为，匿名一方面剥夺孩子对自己真实出生情况认知的权利，另一方面会增加后代近亲结婚的概率，但这种情况只有在 AID 怀孕数量和每个供者后代数量达到一个显著多的水平下才可能发生。坚持匿名制度可使孩子的知情权受到损失，但有研究表明这种损失是极其微小的。我国有调查显示，90.6% AID 受者家庭表示不会或绝不会主动告诉孩子真实情况，他们希望隐藏这个事实，让自己的家庭看上去与正常家庭一样。此外，在婚姻关系存续期间，经夫妻双方的一致同意进行 AID 所生的子女，虽然其生母之夫与其不具有血缘关系，但与其生母之夫具有合法的父子关系。在夫妻离婚或丈夫去世后出生的 AID 子女，如何确定其亲子关系，我国的家庭亲属法中目前没有关于此的相关立法。总之，AID 子女应与正常出生的孩子一样，享受家庭的关爱与正当法律权利。

（胡廉）

【参考文献】

［1］ 乔杰.生殖工程学［M］.北京：人民卫生出版社，2007.

［2］ 李力，乔杰.实用生殖医学［M］.北京：人民卫生出版社，2012.

［3］ 庄广伦.现代辅助生育技术［M］.北京：人民卫生出版社，2005.

［4］ 中华人民共和国卫生部.人类辅助生殖技术规范［J］.中国生育健康杂志，2004，15（1）：1-9.

［5］ 李红真，乔杰，王丽娜，等.来曲唑用于有排卵不孕症妇女的促排卵效果观察：与氯米芬的对照研究［J］.中国实用妇科与产科杂志，2006，22（12）：906-908.

［6］ Dong F，Sun Yp，Su Yc，et al. Relationship between processed total motile sperm count of husband or donor semen and pregnancy outcome following intrauterine insemination［J］. Syst Biol Reprod Med，2011，57（5）：251-255.

［7］ 刘作强，吴日然，程立子，等.3178 周期宫腔内夫精人工授精临床结局及其影响因素分析［J］.生殖与避孕，2013，33（2）：133-136.

［8］ 孙源，李冰，冯建怀，等.精液处理后活动精子总数对宫腔内人工授精妊娠率的影响［J］.生殖与避孕，2011，（31）4：246-249.

［9］ Karamahmutoglu H，Erdem A，Erdem M，et al. The gradient technique improves success rates in intrauterine insemination cycles of unexplained subfertile couples when compared to swim up technique：a prospective randomized study［J］. J Assist Reprod Genet，2014，31（9）：1139-1145.

［10］ Gonen Y，Casper RF. Prediction of implantation by the sonographic appearance of the endometrium during controlled ovarian stimulation for in vitro fertilization （IVF-ET）［J］. J In Vitro Fert Embryo Transf，1990，7（3）：146-152.

［11］ 孙赟，刘平，叶红，等.黄体支持与孕激素补充共识［J］.生殖与避孕，2015，35（1）：1-8.

［12］　徐仰英,王海洋,乔杰,等.影响宫腔内人工授精妊娠率的临床因素分析［J］.北京大学学报(医学版),
　　　　2013,6(45):887-891.

［13］　刘宇,付艳霞,陈瑞玲,等.轻度子宫内膜异位症患者供精人工授精治疗方案的比较［J］.实用妇产科
　　　　杂志,2014,30(1):29-32.

［14］　Omland A K,Tanbo T,Dale P O,et al. Artificial insemination by husband in unexplained infertility
　　　　compared with infertility associated with peritoneal endometriosis［J］. Human Reproduction,1998,13
　　　　(9):2602-2605.

［15］　尹敏娜,刘春林,刘俊,等.促排卵方案、授精次数对排卵障碍患者宫腔内人工授精临床结局的影响
　　　　［J］.生殖医学杂志,2016,25(5):417-423.

［16］　陈志恒,孙玲,全吴敏.染色体核型对宫腔内夫精人工授精治疗结局的影响［J］.中国计划生育学杂
　　　　志,2013,20(7):486-488.

［17］　伍圆圆,郑立新,陈瑞玲,等.冷冻精液供精人工授精子代出生缺陷情况分析［J］.中国优生与遗传学
　　　　杂志,2014,22(7):132-133.

［18］　Guan H T,Zheng Y,Wang J J,et al. Relationship between donor sperm parameters and pregnancy
　　　　outcome after intrauterine insemination:analysis of 2821 cycles in 1355 couple［J］. Andrologia,2016,
　　　　48(1):29-36.

［19］　王奇玲,唐立新,江芳,等.供精精液参数与受精妇女妊娠结局的 Logistic 回归分析［J］.生殖与避孕,
　　　　2009,29(10):688-692.

［20］　Chavkin D E,Molinaro T A,Roe A H,et al. Donor sperm insemination cycles:are two inseminations
　　　　better than one［J］. J Andol,2012,33(3):375-380.

［21］　李婧,孙莹璞,孔慧娟,等.同一周期内人工授精次数对供精宫腔内人工授精妊娠率的影响［J］.郑州
　　　　大学学报(医学版),2010,45(2):230-233.

［22］　宋革,郑炜炜,钟小英,等.供精人工授精结局分析［J］.生殖与避孕,2014,34(5):410-414.

第三章　体外受精-胚胎移植技术

第一节　体外受精-胚胎移植技术的发展史

体外受精-胚胎移植技术(IVF-ET),指将人类的精子和卵子在体外人工控制的环境中完成受精、胚胎发育,然后将胚胎移植回宫腔促进妊娠发生的技术,是人类辅助生殖技术(ART)的重要组成部分,俗称试管婴儿。试管婴儿技术的发展,改变了人类繁衍的自然方式和过程,是生殖医学领域的一场革命,对生命医学的发展产生了重大影响。为此,在试管婴儿技术研究中做出开创性贡献的英国科学家罗伯特·爱德华兹荣获 2010 年诺贝尔生理学或医学奖。诺贝尔奖委员会在公报中说,试管婴儿技术解决了不育症治疗的医学难题。医学统计显示,世界上有 10% 的夫妇存在生育问题,而试管婴儿技术,可以帮助这些不孕不育夫妇实现生育后代的梦想。

在试管婴儿技术出现之前,治疗不育基本上是各种巫术行骗的场地。直到 20 世纪 50 年代,生物学研究突飞猛进,医学能为不育家庭提供的实质性帮助仍然非常有限,但生殖生物学方面的研究蓬勃发展。当时,包括美籍华人张民觉在内的科学家对受精和胚胎发育进行了许多研究。1950 年,张民觉成功地移植了兔受精卵,首次提出卵龄与子宫内膜发育同步化理论。即从母体中取出的卵子"年龄"要同"寄母"排卵的日期相同,这样移植才能存活、发育。这一理论的提出,为后来人工体外受精技术的成功奠定了理论基础。1951 年,张民觉发现了兔精子的获能现象,即精子在雌性生殖道内至少需要经过 6 h 的生理变化才能获得受精能力与卵子结合,这一现象的发现成为人工体外受精技术的关键所在。同时,澳大利亚的奥斯汀也在兔子和大鼠的试验中发现相同的现象,生理学界把他们的成果称之为"张-奥斯汀原理"。1959 年,基于同步理论和精子获能现象,张民觉成功培育出世界上第一只体外受精的兔子,用确凿的实验结果解决了当时对体外受精看法上的争议。

在前人成果的基础上,爱德华兹和英国妇科专家帕特里克·斯特普托意识到体外受精也许能够治愈人类的不育症,从 1960 年开始研究人类卵子及体外受精,寻找治疗不育症的方法。1968 年,他们首次成功地实现了人类卵子的体外受精。1977 年 11 月,他们成功地从莱斯莉·布朗体内取出卵子,在实验室内将卵子与约翰·布朗的精子在培养液中混合、受精。11 月 10 日,受精的胚胎植入莱斯莉的子宫,莱斯莉成功怀孕。1978 年 7 月 25 日,在斯特普托主刀下,第一例试管婴儿路易斯·布朗以剖宫产的形式在英国皇家奥尔德姆医院(royal oldham hospital)诞生。至此,人类体外受精-胚胎移植技术正式建立,试管婴儿技术在各国蓬勃展开。澳大利亚、美国等国家试管婴儿也陆续诞生。1985 年 4 月 16 日,我国台湾地区出生 1 名试管婴儿。1986 年 12 月香港地区出生 1 名试管婴儿。1988 年 3 月 10 日在北医大附属第三医院,大陆首个试管婴儿诞生。

自 1978 年第一个利用试管婴儿技术诞生的试管婴儿路易斯·布朗呱呱坠地,目前全球约有 500 万人通过试管婴儿技术出生。同时,对试管婴儿技术的研究也获得了许多重要发现,促进了生殖医学、胚胎学、遗传学的发展。日益成熟稳定的试管婴儿技术,像一个欢乐天使,走进了千家万户,为众多家庭带来了天伦之乐。

(黄博)

第二节　精液处理

一、精液的收集

不同的诱导射精的方法可造成精液质量的明显差异,正确的精液采集是 ART 中非常重要的环节,不正确的精液采集可能未收集到完整的精液且影响精子质量而导致 ART 治疗失败等严重的不良后果。

(一)精液采集前的准备工作和注意事项

(1)精液采集前应让患者禁欲 2～7 d。

(2)采集前给予患者清晰的书面及口头指导,强调标本采集应该完整;同时告知患者,如果不慎造成标本不完整,应该向医生报告具体的情况。

(3)检验报告单应该记录以下信息:姓名、出生时间、个人编号、禁欲时间、采集时间、标本的完整性、采集标本的难易程度,以及从采集到开始分析的时间间隔。

(4)为了防止精液在体外暴露时间过长,应安排在靠近实验室的私密房间中采集标本。

(5)采集精液室内必须清洁、安静、无人为干扰、装修温馨,必要时可在有关部门备案的前提下,给采精者准备相关的书刊及影视。

(6)必须严格核对夫妻双方的姓名及拟定的助孕手术。

(二)精液采集方法

1. 手淫法

手淫法采集精液,患者在取精前清洁双手及外阴。将精液全部射入一个洁净的广口玻璃或塑料容器中,该容器必须是无菌的,而且已证实对精子无毒性。为了避免温度变化对精子的影响,精液采集的容器应保持在 20～37℃,容器上必须标明患者夫妇双方的姓名、编号及采集时间。

2. 避孕套采集精液法

当患者不能通过手淫采集精液时,可以使用避孕套通过性交方法采集精液并置于医院提供的合适容器中。医生应给予必要的相关指导,并告知只能采用专门为精液采集设计的无毒性避孕套(普通的乳胶避孕套不能用于精液的采集)。

3. 逆行射精采集精液法

逆行射精即精液逆行流入膀胱内,主要是膀胱颈不能关闭或膜部尿道阻力过大所致,表现为患者在性交过程中有射精感但没有精液射出。可以收集尿液中的精子进行人类辅助生殖技术。具体做法是:收集精液前禁欲 3 d,服用碳酸氢钠以碱化尿液,避免酸性尿液破坏精子的活动能力,每次 2 g,每天 3 次。取精当日先排尿后,再手淫排精,如果手淫过程中有精液射出应收集于容器中,手淫后立即排尿收集在另一容器中。为避免尿液影响精子活力,所得样本应立即处理以获得精子。

二、精液的优化处理

精液优化处理作为辅助生殖技术(ART)一个非常重要的环节,不仅可以去除精浆、不活动精子、畸形精子、细胞碎片及其他有害的物质,而且还可以制备出含高比例的形态学正常的活动精子。目前,常用的精子优选方法主要包括密度梯度离心法、上游法、直接离心法等。精子处理方法的选择取决于精液标本的质量,各种方法都有其优缺点,选择时应该根据实际情况综合考虑,以获得可用于 ART 的具有最佳功能的精子,从而提高受精率。本节仅介绍正常精液标本的处理。

(一)准备事项

确认精液处理工作站的风机已打开,检查以下的耗材、试剂和设备。

1. 设备和工具

离心机、体视镜、移液枪、载玻片、盖玻片、塑料吸管(Falcon 357575)、10 ml 移液管(Falcon 357551)、14 ml 锥形离心管(Falcon 352099)、5 ml 试管(Falcon 352003)、15 ml 圆底离心管(Falcon 352001)、巴斯德吸管、酒精灯。

2. 试剂

用于离心清洗的 IVF-ET 培养液(G-IVF plus 液)、密度梯度离心液(90% SpermGrad 和 45% SpermGrad)。

(二)精液优化处理方法

1. 直接上游法

直接上游法是利用活动精子有向上游到培养液中的能力,从而将活动精子与死精子、白细胞及杂质分开。适用于精液质量正常的标本,以收集快速直线运动精子和正常形态精子。它的优点:直接上游法回收率依赖于精子活动力,能够显著提高精子活动率、存活率、正常形态百分率和运动速度;而缺点在于运动精子回收率低,此方法仅适用于正常的精液标本,而不太适用于严重异常的精液或冷冻复苏的精液标本,尤其是精子浓度≤20×10⁶/ml、活动率≤40%者。

操作步骤如下。

1)嘱患者洗净双手及外生殖器,用手淫方式将精液收集于无菌杯内。

2)置于 37℃培养箱或室温 15～30 min,液化后滴片观察其精子浓度、活动力及形态。

3)将液化后的精液充分混匀后,平均分到 2 支 15 ml 圆底试管(Falcon 352001)置于管底,然后分别加入等体积的预平衡后的 G-IVF plus 培养液,将试管倾斜 45°,置入 37℃培养箱,上游 30～60 min(时间可根据精液质量来调整),避免晃动。

4)用无菌吸管吸取呈云雾状上层液到另一支试管,再加 2 ml G-IVF plus 培养液混匀,300 g 离心 5 min。

5)弃上清液,轻指弹管底,让沉淀松散。

6)转入含 3 ml G-IVF plus 培养液中,混匀。300 g 离心 5 min。

7)弃上清液,轻指弹管底,让沉淀松散。滴片分析精子浓度、活力及形态,用适量G-IVF plus 培养液调好浓度,置入 37℃培养箱待授精用。

2. 密度梯度离心法

密度梯度离心法是借助活动精子的运动能力和各类细胞的密度差异来分离精子,处理后使成熟精子在试管底部形成松软的沉淀,而精浆留在密度梯度液的上面,碎片和不动精子留在两层密度梯度液之间。密度梯度离心法适用于正常精液标本,也适用于那些严重少精子症、畸精子症、弱精子症或者冷冻复苏后的精液,更能提高精子的回收率。与精子上游法相比,密度梯度离心法能更好地分离精子和其他细胞及碎片,从而回收更多形态正常的精子,并且明显增加精子的活力和体外生存能力。但此方法也不适用于浓度很低或黏稠度非常高的精液标本。

操作步骤如下。

1)将液化后的精液滴片,观察其精子浓度、活动力及形态。

2)在 14 ml 锥形离心管(Falcon 352099)管底加入 90％ SpermGrad 1～2 ml,在其表面缓慢加入 45％ SpermGrad 1～2 ml,注意勿混合,两液体间应有清晰的界面。

3)双人核对夫妻双方姓名,在两液体表面缓慢加入已液化的精液 1～2 ml,200 g 离心 20 min。精液量多时可分多个离心管进行离心处理。

4)用移液管去除上层的精浆及密度梯度离心液,精子沉淀留于锥形离心管(Falcon 352099)管底。

5)再次核对患者姓名,换新的吸管,插入锥形管底,吸取精子沉淀到含 3 ml 预平衡后的 G-IVF plus 液的试管中,混合后 300 g 离心 6 min。

6)弃上清,将精子沉淀缓慢加入含有 1 ml G-IVF plus 液的试管管底(Falcon 352003)。放入培养箱内,待精子上游 30 min 左右,吸取最上层精液 0.5 ml 左右备用。

7)滴片分析精子浓度、活力及形态,置入 37℃培养箱待用。

(三)精液处理注意事项

(1)禁止同时处理多个精液标本。

(2)处理前及处理过程中须双人反复核对患者姓名,所用离心管均须清晰标记患者姓名。

(3)处理过程中所用吸管及离心管均为一次性使用,使用后须即刻丢弃。

(4)整个处理过程需无菌操作。

(5)避免将平衡好的 G-IVF plus 液长时间放置于操作台内,只将该患者所需的液体取出培养箱,尽量减少培养液的 pH 值和渗透压变化。

(谈慧平　任新玲)

第三节　卵冠丘复合物的回收与处理

一、概述

卵母细胞质量反映了卵子的内在发育潜能,对受精及后续胚胎发育起着关键性作用。在 IVF-ET 实验室中,多种理化因素都可能影响卵母细胞的活性和胚胎发育能力。卵母细胞对外界因素的变化尤为敏感,因此卵子的回收处理过程中应谨慎操作,尽量减少环境因素对卵母细胞造成应激。本节主要从试剂及耗材准备、卵母细胞收集和卵冠丘复合物成熟度评估三个方面进行介绍。

二、试剂及耗材准备

取卵日前须准备相应的试剂、耗材,做好患者信息标记,将所需试剂预热或预平衡。

(一)所用试剂及耗材

(1)试剂:(以 Vitrolife 试剂为例)G-MOPS 液、G-MOPS plus 液、G-IVF plus 液、无菌矿物油。

(2)耗材:25 ml 移液管(Falcon 7525)、移液枪、14 ml 试管(Falcon 2001)、35 mm 培养皿(Falcon 3001)、双井皿(Falcon 3037)、100 mm 培养皿(Falcon 3003)、巴斯德吸管。

(二)试剂准备种类

(1)卵泡冲洗液:在 14 ml 试管(Falcon 2001)中准备 10 ml G-MOPS 液用于采卵日冲洗采卵针,以每位患者 1 管为基础,多备 3~5 管备用。各中心使用的穿刺针类型不同,医生的操作习惯不同,所需液体量可能有较大差异,应根据各自的操作规程准备足量的液体。将试管盖紧,放在温箱内预热至 37℃。

(2)卵母细胞收集液:G-MOPS plus 液放置于温箱内,使其温度达到 37℃。为每位患者准备一个 35 mm 培养皿(Falcon 3001)并预热。采卵前抽取 2.5 ml 复温的 G-MOPS plus 液于培养皿内,表面盖上预热的无菌矿物油,用于在采卵过程中收集获取的卵母细胞,直至该患者采卵结束。须注意 G-MOPS 液及 G-MOPS plus 液均不可放入 CO_2 培养箱平衡。

(3)卵子培养液:卵母细胞收集完毕后,须将 G-MOPS plus 皿中的卵子清洗并转入 G-IVF plus 液进行培养。每位患者需准备一个清洗皿(Falcon 3001)及一个双井皿(Falcon 3037)用于培养卵母细胞。清洗皿内放置 2.5 ml G-IVF plus 液,用于卵子洗涤。每个双井皿中央孔放入 1 ml G-IVF plus 液,双井外围放入 3 ml G-IVF plus 液。所有 G-IVF plus 液均须提前一天置于 37℃、6%CO₂ 的培养箱中平衡过夜,以备第 2 天采卵使用。

三、卵母细胞收集

(1)在患者采卵手术开始前,实验室人员须认真核对患者信息。

(2)检查工作站温度是否正常,试管加热设备已加热至 37℃。

(3)检查所需的耗材及试剂是否准备妥当。确认收集卵子的试管和 100 mm 的培养皿已预热。

(4)用 14 ml 试管(Falcon 2001)收集卵泡液,迅速将卵泡液倒入 100 mm 培养皿(Falcon 3003)内,形成一层薄的液体,便于观察卵泡液中的卵子。在体式显微镜下迅速观察卵泡抽吸液,确认有无卵冠丘复合物。卵母细胞周围通常有大量的卵丘细胞,呈透亮的无定型的黏液团块,被称为卵冠丘复合物(oocyte/cumulus complex,OCC)。在显微镜下确认有无卵母细胞存在,可用注射器针头或巴氏管前端切割处理黏液团,去除部分卵丘细胞及附着的血块等。将收集到的 OCCs 转移入 G-MOPS plus 皿内,直至该患者卵母细胞收集完毕。若患者卵母细胞过多,采卵时间过长,可以提前将收集好的部分卵母细胞置入温箱内,做好患者信息标记,待采卵全部结束时再一起清洗及计数。

(5)卵母细胞收集完毕后从培养箱内取出该患者的 G-IVF plus 清洗皿及培养皿。首先将 G-MOPS plus 液中的 OCCs 清洗数次后转移入 G-IVF plus 清洗皿,反复清洗,尽量去除红细胞。之后将洗涤干净后的 OCCs 迅速转移到双井皿(Falcon 3037)外围再次清洗,最后将 OCCs 转移入双井皿中央的 G-IVF plus 液中并计数。再次核对患者信息,将培养皿放回 37℃、6% CO₂ 的培养箱内培养 4～6 h,使卵母细胞进一步成熟。

(6)在记录单上记录采卵时间、患者的获卵数及卵泡液体积,捡卵者和核对者签名。

(7)卵母细胞收集的过程中发生的特殊情况应及时反馈给临床医生,以方便临床医生调整策略。

四、卵冠丘复合物的形态和成熟度评估

虽然第一极体是评估卵母细胞成熟度的确定指标,但穿刺卵泡获得的卵母细胞不是以单个细胞的形式存在,通常被卵丘包裹,不容易看到。因此只能根据卵丘的细胞密度和放射冠的形态来间接反映卵母细胞的成熟度,以决定合适的受精时间。

(1)不成熟 OCCs:卵丘致密不扩张,周围细胞紧紧包裹卵母细胞。

(2)成熟排卵前 OCCs:卵丘非常扩张,呈绒毛状;冠细胞排列松散,呈放射状。

(3)过熟 OCCs:卵很难被发现;卵丘断裂,有时缺失;放射冠部分缺失或成团,细胞发黑。

需要注意的是,根据卵冠丘复合物的形态特征来判定卵母细胞的发育阶段太过于主观。而且,在人工超排卵 IVF-ET 周期中,极有可能卵母细胞与卵冠丘复合物的发育不同步。因此上述卵冠丘复合物的形态评估,在实际工作中仅作参考。

(郭娜 任新玲)

第四节 体外受精

常规体外受精(IVF)是指精子和卵母细胞在体外自然结合并继续培养到卵裂期胚胎或囊胚,再移植回母亲子宫内发育着床的过程。常规体外受精是目前生殖中心广泛采用的受精方式,可以有效地治疗诸如输卵管阻塞、排卵障碍、子宫内膜异位症等女性因素导致的不孕。因其受精过程依赖于精子自身对卵子识别、穿入和融合的能力,对男性因素导致的不育疗效欠佳。

20世纪60年代初至20世纪80年代中期,人们以家兔、小鼠和大鼠等为实验材料,进行了大量基础研究,在精子获能机制和获能方法方面取得很大进展。精子由最初在同种或异种雌性生殖道孵育获能,发展到用子宫液、卵泡液、子宫内膜提取液或血清等在体外培养获能,最后用化学成分明确的溶液培养获能。同时,通过射出精子和附睾精子获能效果的比较研究,人们发现射出精液中含有去能因子,并认识到获能的实质是去除精子表面的去能因子。这些理论和方法上的成就,推动了体外受精技术的发展,试管小鼠(Whit-tingham,1968)、大鼠(Toyoda和Chang,1974)、婴儿(Steptoe和Edwards,1978)、牛(Brackett等,1982)、山羊(Hamda,1985)、绵羊(Hanada,1985)和猪(Chang等,1986)等相继出生。

体外受精是辅助生殖技术的关键而复杂的环节,是精卵相互结合的复杂而有序的过程。从卵泡取出的卵母细胞在体外经数小时的成熟培养后,即可进行体外受精。一般是hCG注射后36~37 h取卵,39~40 h授精。根据受精方式的不同分为微滴受精或成组受精。授精时,可以将卵母细胞转移到调整好受精密度的受精皿中,也可以直接将优化后的精子加入盛有卵母细胞的培养皿中。无论采取何种授精方式,一般保证受精的密度控制在1万/卵左右。然后将授精皿放置在37℃、6 % CO_2 的培养箱中继续培养。

根据精卵结合时间的长短分为长时受精、短时受精和超短时受精。

长时受精是指精卵共孵育时间达16~20 h。长时受精可以减少对卵细胞的观察和操作次数,减少卵细胞在培养箱外暴露时间,并利于培养室的工作安排。长时受精中卵丘细胞参与卵子的能量代谢,调节pH值,促进卵子的体外进一步发育。卵丘细胞还分泌诱导成熟的可溶性因子或去除培养液中抑制胚胎发育的成分来帮助卵母细胞发育,促进卵母细胞胞质成熟。但是长时受精使得卵子长时间暴露于高密度精子,多精受精的机会增加;而精子代谢产物堆积,脱落的颗粒细胞及死精子等均会消耗培养液的能量,使卵子处于一个营养不良的环境中;颗粒细胞、精子代谢产生的活性氧化物(ROS)可造成不饱和脂肪酸发生过氧化反应,影响卵质膜的流动性,导致卵质膜硬度的变化,从而影响卵母细胞的发育潜能。来源于精子的乳酸盐和ROS影响透明带的硬度与厚度,从而影响胚胎的孵育与着床。此外,颗粒细胞可产生雌激素和黄体酮,随培养时间延长,浓度增高,体外高浓度雌激素和黄体酮对胚胎有直接的毒性作用。精液合并附属性腺炎症,造成白细胞增多,精子活力下降,从而影响胚胎质量。基于以上这些原因,长时受精目前国内已少用。

短时受精是指精卵孵育时间在1~4 h。短时受精能使卵子及早脱离受精的不良环境,有利于胚胎的发育,从而提高优质胚胎率,改善妊娠结局。也有报道短时受精与长时受精比较,在胚胎利用率、优质胚胎率及临床妊娠率上无明显差异。短时受精,减少精子与卵母细胞透明带接触的时间,从而减少自发流产的发生。短时受精使透明带变薄,较薄的透明带(ZP)可能更有利于卵子质膜微绒毛和颗粒细胞突起之间的缝隙连接在 ZP 中进行营养物质及调节信号的交换。较薄的 ZP 利于囊胚孵出、着床。当然,短时受精过早去除卵丘细胞,可能影响正常受精数量,而部分卵子需要体外进一步成熟,短时受精使得体外成熟的卵子过早脱离受精环境,也降低正常受精率,并有短时受精增加多精受精的报道。

精卵孵育时间在 0.5～10 min 的,称为超短时受精。国外有报道,精卵孵育时间为 30 s,可以减少多精受精的发生。但国内报道,精卵孵育时间为 10 min,与短时受精比较,不能降低多精受精,并具有相似的正常受精率、受精失败率、优质胚胎率。超短时受精由于精卵孵育时间过短,目前国内少用。

精卵孵育时间结束后,应进一步去除颗粒细胞,以便于更清楚观察原核的数目,从而判断是否受精、正常受精或多精受精。去除卵母细胞周围的颗粒细胞的方法有两种:一种是用两支 1 ml 注射器连针头,在解剖镜下把卵周的残留颗粒细胞剥离;另一种是用微吸管,其内径与卵母细胞大小相吻合,反复吹吸多次,即可使卵周的颗粒细胞脱落。无论使用哪种方法,原则就是不能损伤卵母细胞与透明带。

卵母细胞已变成受精的合子,根据卵胞质内原核数量和是否有第二极体等情况进行原核评估,除了正常受精卵双原核现象,还可看到无原核、单原核、多原核等现象。原核形成至融合消失在一定的时间范围内,因此检查原核有时间限制。

有受精就难免有受精失败。常规 IVF 的完全受精失败发生率为 5%～10%。精卵没能结合为合子,形态学上表现为没有看到精原核和卵原核形成的状态。卵母细胞质量差和精子数量不足是造成受精失败的主要因素。不受精的卵母细胞往往存在细胞器结构和分布异常,包括线粒体 DNA 拷贝数较低、纺锤体结构异常、皮质颗粒数量和排列异常等。卵母细胞胞质不成熟、透明带厚,也是 IVF 受精失败的原因。IVF 受精失败原因也包括精子的穿透力缺乏。精子形态或功能异常、精子顶体能力异常、透明带异常等均可能造成精子穿透失败。

短时受精后脱颗粒,通过第二极体的排出判断受精情况,并对受精失败和低受精患者及时实施补救卵胞浆内单精子显微注射技术(ICSI),大大减少了受精失败的发生率,有助于改善患者临床结局,也大大缓解了临床压力。国内在开展短时受精与受精失败早补救 ICSI 方面已积累了一定的周期数,获得了宝贵而有益的经验。并且相关的数据也显示,早补救 ICSI 出生的新生儿在出生体重、畸形率上与常规体外受精或 ICSI 出生的新生儿比较并无显著性差异。

(朱丽霞)

第五节　胚胎质量的评估

一、受精评估(原核评估)

(一)概述

原核形成至融合消失在一定的时间范围内,因此检查原核有时间限制。原核最早出现于常规 IVF-ET 受精后 5～6 h、ICSI 后 4 h,而于受精/注射后 20 h 左右原核消失。因此通常于受精后 16～18 h 评估原核,最晚不超过受精后 20 h。

受精后根据卵胞质内原核(PN)数量和是否有第二极体等情况进行原核评估,双原核出现提示受精正常,除此之外还可看到单原核或多原核。

(二)原核评估内容

1. 正常受精卵(2PN)

胞质内出现两个原核,并可见第二极体,标志着受精成功。原核评分标准有很多种,较为常用的是 2000 年由 Scott 等提出的 Z 评分,根据两原核的大小、形态及核仁的数目、大小和分布等,将原核分为 Z1、Z2、Z3、Z4 四种类型。

Z1:两原核的核仁数量、大小相当,3～7 个核仁/原核,核仁成线排列于原核连接处。

Z2:两原核的核仁数量、大小相当,3～7 个核仁/原核,核仁散在分布于原核内。

Z3:①原核内核仁少(<3)或许多小的针尖样核仁(>7)。②两原核内核仁数量或大小相差很大。

Z4:两原核分开未贴近(原核分离)或两原核大小明显不一。

除了对核仁的评估,比较公认的指标还有胞质特征,也就是胞质晕的存在与否。一般认为晕的存在与高质量胚胎有关。

原核的出现和消失是一个动态的过程,不同的时间进行评估可能会有不同的结果。华中科技大学同济医学院附属同济医院生殖医学中心利用延时摄影技术观察受精卵,显示部分受精卵在受精后 17.7 h 原核完全消失。因此工作中应注意合理安排受精时间和原核观察时间,并做好相应记录,避免因观察过迟导致原核消失。

有文献显示原核评分具有积极意义,其形态、核仁大小、排列方式等与胚胎的发育、种植率有显著相关性。Scott 等应用 Z 评分发现第 5 天的优质囊胚多由 Z1、Z2 级合子形成。Z3、Z4 级合子发育的胚胎原则上不用于移植或冷冻。同济医院利用 Z 评分进行原核评估,临床结果显示原核评分为 Z4 的受精卵卵裂率(92.9%)、第 3 天优质胚胎率(14.25%)、第 6 天囊胚形成率(10.48%)均显著低于原核评分为 Z1～Z3 的受精卵,且原核评分为 Z4 的胚胎移植后着床率仅为 5.88%。因此我们认为异常的原核形态 Z4 可以预测胚胎的发育潜能,但 Z1、Z2、Z3 的胚胎发育潜能相似,提示核仁的形态特征不能预测胚胎的活力。

2. 多原核受精卵

常规体外受精后出现多原核受精卵是常见现象,合子内可见 3 个或 3 个以上的原核。常规 IVF-ET 后多核受精发生率为 5%～10%;ICSI 后多核受精发生率约 1%。

多原核受精卵的发生受多种因素的影响,各实验室间的发生率可能有较大差异。其发生原因主要有:①两个或多个精子穿透透明带进入卵母细胞。②第二极体染色体滞留。③一个双倍体精子进入卵母细胞。④双倍体卵母细胞。第一种是最常见的原因。

多原核合子不适合移植。在人自然流产胚胎中,三倍体占 20%,而且研究发现,三倍体胚胎很少能足月分娩,即使极少数能足月,出生的新生儿多带有严重的体格发育异常和智力障碍。虽然绝大多数可以卵裂,少数可以发育至囊胚甚至着床,但多数会流产。而多原核卵裂后,与二原核胚胎无法区分开,因此在原核消失前正确评估原核数目非常重要。

影响多精受精的因素有以下方面。

1)卵的成熟度被认为是多精受精的主要原因。卵母细胞必须处于适当的发育状态才能产生正确的皮质反应,来阻止多精受精。卵质不成熟或过熟均增加多精受精的发生率。如授精时胞质不成熟,皮质颗粒可能数量不够或未移到皮质,而导致皮质反应不全。有研究发现,成熟卵母细胞 IVF-ET 后,多原核发生率为 1%～2%,而不成熟卵母细胞多精受精发生率大于 30%。而卵质过熟,比如卵在培养过程中老化,转移到皮质区的皮质颗粒又退回到细胞内,皮质颗粒释放不足,也会导致皮质反应不全。

2)卵的遗传缺陷:如第二次减数分裂时染色体不分离,高龄患者可能易发生。

3)Andrea R Sachs 等研究发现,hCG 日血清中高雌、孕激素水平与三倍体的形成有关,血清雌、孕激素的水平显著高于非多原核受精组。另研究发现,临床促排卵的启动剂量、促性腺激素总量与 IVF-ET 周期三原核受精卵(3PN)率呈正相关。选择合适的促排卵方案,严格控制启动剂量及促性腺激素使用时间和总量可减少 3PN 的发生。

4)与培养条件有关:暴露时间过长、过冷或过热等因素;培养时间过长致卵母细胞老化等。

5)与授精的精子浓度有关:文献报道 IVF-ET 授精时精子浓度有很宽的范围,精子浓度过高时,随着授精时精子浓度的增加,多核受精的比例可能会升高。IVF-ET 中最佳精子浓度尚未达成一致,需更多中心的观察研究。

6)受精方式及脱颗粒时间可能与多精受精有关:根据 IVF-ET 过程中精子与卵母细胞共孵育时间不同,体外受精可分为短时受精和长时受精两种。早期的工作中多采用长时受精的方式,近年来短时受精结合第二极体观察评估患者受精情况,从而实施早期补救 ICSI 已成为国内各生殖中心广泛的做法。短时受精后数小时进行脱颗粒操作是否会导致多精受精增高尚有争议。同济医院的数据显示,如果在受精后 2～3 h 脱颗粒,多精受精率可升高至 18% 左右,提示不宜过早进行脱颗粒操作。

3. 单原核受精卵(1PN)

卵母细胞胞质内只见到一个原核,有或没有两极体。关于 1PN 胚胎发生的具体机制尚不十分明确,目前认为 1PN 胚胎的形成机制主要包括以下几个方面。

1)孤雌激活(parthenogenetic activation):卵母细胞偶尔被热、冷、生化、渗透压或机械方法激活。ICSI 后的 1PN 多是这一来源,机械操作卵母细胞被激活,但由于技术原因精子并没有注入。

2)雌雄原核发育不同步(asynchronously)。

3)雌雄原核融合。

4)雌原核形成异常:在 ICSI 操作过程中破坏了纺锤体结构,或因纺锤体、星状体缺陷,以及卵母细胞激活障碍,引起雌原核形成障碍。

不同受精方式产生的 1PN 可能由不同的染色体组成。研究发现,IVF-ET 后的 1PN 胚胎的二倍体率显著高于来源于 ICSI 的 1PN 胚胎。Van 等用 FISH 方法分析 1PN 胚胎,发现 IVF-ET-1PN 胚胎的单倍体率、二倍体率及嵌合体率分别为 23.91%、54.35% 和 21.74%,而 ICSI-1PN 胚胎则分别为 34.61%、34.62% 和 30.77%。Macas 等的研究结果则显示 ICSI-1PN 胚胎并无二倍体。Staessen 等的研究结果则显示 IVF-ET、ICSI 后的 1PN 胚胎均只有一小部分为二倍体。另有研究将 1PN 来源的胚胎培养到囊胚阶段后进行染色体组成分析,发现 1PN 来源的囊胚的二倍体率为 74.6%,显著高于发育停滞的 1PN 胚胎 (31.6%),提出将 1PN 胚胎进行囊胚培养可以有效地筛选出正常核型的优质胚胎,能有效地淘汰单倍体异常核型胚胎,但不能准确地淘汰嵌合体和非整倍体等异常核型。

有研究利用延时摄影技术观察 IVF-ET 周期中单原核胚胎的发育特征,发现约 10% 的单原核胚胎由两个原核融合而成,其他胚胎始终只观察到一个原核。21.9% 的 1PN 胚胎卵裂模式正常。由两个原核融合形成的 1PN 胚胎和卵裂模式正常者具有较高的可移植囊胚形成率。

总之,IVF-ET 和 ICSI 后来源于单原核的胚胎染色体异常率较高,一般不建议用于胚胎移植。但在患者无可用的二原核受精卵(2PN)胚胎时,可适当考虑进行囊胚培养对 1PN 胚胎进行筛选,最好结合植入前遗传学诊断进行非整倍体筛选后胚胎移植。

4. 卵质内没有原核

部分卵子在受精后观察时未见原核,但有两个极体。继续培养后部分可出现正常分裂,甚至发育到囊胚。Manor 等采用 FISH 技术对 23 枚 0PN 胚胎的 13、18、21、X、Y 五条染色体进行了分析,发现有 13 枚(57%)胚胎的染色体为二倍体。在临床工作中,常见 0PN 胚胎的发育速度较快,有可能是评分时原核已消失。有研究对 0PN、1PN 及 2PN 胚胎来源的囊胚分别进行滋养层细胞活检,发现三者的染色体二倍体率相近,分别为 64.71%、50.0% 及 69.39%。认为通过囊胚培养可筛选出染色体正常的 0PN(2PB)及 1PN 胚胎,可在必要时用于移植。

短时受精后行早补救 ICSI 技术近年来在国内广泛开展,授精时间、第二极体观察时间、原核观察时间须妥善安排,尽量避免因为观察时间过迟导致的原核消失。延时摄影技术可持续观察胚胎状态,有利于避免因原核消失导致的 0PN(2PB)胚胎的出现。

5. 未受精卵

卵母细胞胞质内没有原核,卵周间隙也没有 2PB,只有第一极体,表明该卵未受精。

二、卵裂期胚胎质量的评估

(一)概述

卵裂期胚胎形态学评估方法目前被认为是种植前胚胎质量评估的金标准。卵裂期胚胎的质量评估指标主要涵盖了反映胚胎发育速度的卵裂球数目,以及包括碎片程度、卵裂球大小的均一性与卵裂球形状、多核、空泡等细胞质形态在内的胚胎形态特征。

(二)卵裂期胚胎评估内容

1. 卵裂期胚胎分级

可根据卵裂球对称性和碎片的多少将卵裂期胚胎分为以下 4 级。①1 级:胚胎卵裂球大小均匀,胞质碎片≤5%,见图 3-1a。②2 级:胚胎卵裂球大小均匀或稍不均匀,胞质碎片为 5%～20%,见图 3-1b。③3 级:胚胎胞质碎片为 20%～50%,或卵裂球大小很不均匀,见图

3-1c。④4级:胚胎卵裂球少,胞质碎片＞50％,见图3-1d。

2. 胚胎卵裂球数目(卵裂速率)评估

1)通过记录卵裂球数目来反映胚胎的发育速度。在评估卵裂期胚胎形态的典型特征中,卵裂球数目是反映胚胎活力的最重要的指标,与种植率直接相关。

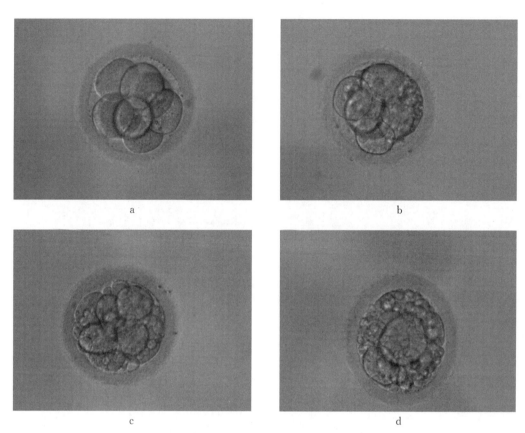

图3-1　卵裂期胚胎分级

2)通常在授精后44～48 h卵裂期胚胎应处于4～5细胞期,授精后72 h胚胎应处于8细胞期,应优先选择此类胚胎移植。卵裂过快或过慢的胚胎显示发育受损。

3. 胚胎碎片评估

1)胚胎碎片的产生预示胚胎发育潜能下降,卵裂期胚胎除了卵裂球数目以外,胚胎碎片的含量是衡量胚胎质量最重要的评估手段。

2)对胚胎碎片最简单的描述是碎片体积的百分比。胚胎碎片的程度从0～100％,在一个4细胞的胚胎中,25％碎片的数量约和一个卵裂球的体积相等。

4. 卵裂球均一性评估

均一性指卵裂期胚胎中卵裂球的大小和形状是否一致,是胚胎卵裂球发育是否同步的表现。从形态学上观察,卵裂球发育同步时,卵裂球均一性好、大小均匀、形态规则。这是胚胎种植的重要前提,因而卵裂球的均一性是胚胎质量评估的重要指标。

5. 胚胎多核现象评估

1）多核是指一个卵裂球内有 2 个及以上的细胞核（图 3-2）。在第 2 天时卵裂球较大，更容易观察多核现象。只要胚胎中的一个卵裂球发现多核，即可鉴定此胚胎出现了多核现象。多核胚胎染色体异常的概率增加，种植率、妊娠率都很低，含有多核的胚胎不适宜用于移植。多核现象被认为是胚胎质量评估中的排除标准。

2）卵裂球单核（图 3-3）的出现对于妊娠结局有较好的预测价值。

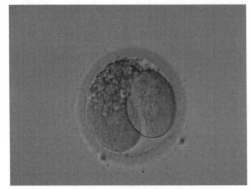
图 3-2　胚胎多核现象

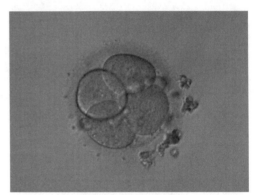
图 3-3　卵裂球单核

6. 其他形态学特征评估

1）细胞间连接：部分胚胎可见卵裂球间已开始形成紧密连接，可能为预后较好的胚胎（图 3-4）。

2）卵裂球内有空泡、颗粒粗黑、透明带形态异常等情况也需记录（图 3-5）。

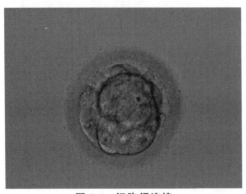
图 3-4　细胞间连接

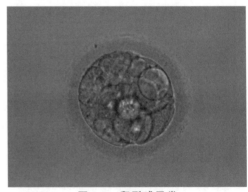
图 3-5　卵裂球异常

三、囊胚质量的评估

（一）概述

囊胚的观察时间在受精后第 5～6 天。目前多采用 Gardner 囊胚评分系统，从囊胚的扩张状态、内细胞团（ICM）和滋养层（TE）的发育对囊胚进行质量评估。

(二)囊胚质量评估内容

1. 囊胚腔扩张的程度

根据囊胚腔的大小和是否孵化,将囊胚的发育分为 6 个时期。①早期囊胚(1 期):囊腔出现,范围小于胚胎体积的一半,见图 3-6a。②晚期囊胚(2 期):囊腔范围等于或大于胚胎体积的一半,见图 3-6b。③扩张期囊胚(3 期):囊腔占满胚胎,但未完全扩张,见图 3-6c。④完全扩张囊胚(4 期):胚胎完全扩张,体积增大,透明带薄,见图 3-6d。⑤孵化囊胚(5 期):ICM 和 TE 正从 ZP 孵出,见图 3-6e。⑥已孵出囊胚(6 期):ICM 和 TE 已完全从 ZP 孵出,见到空 ZP,见图 3-6f。

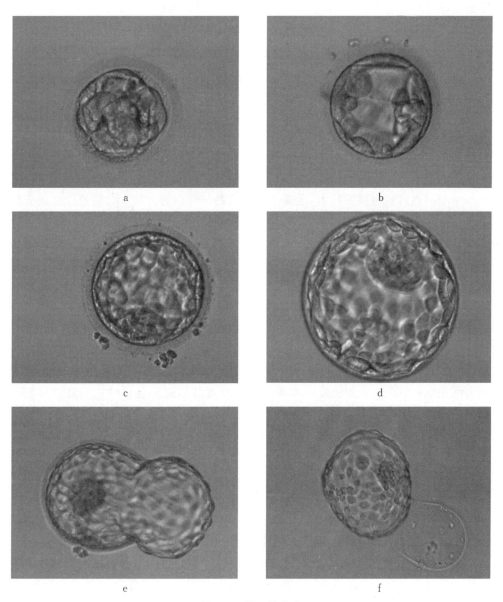

图 3-6　囊胚的发育

2. 内细胞团分级

3～6期囊胚的内细胞团(ICM)质量分级如下。①A级:ICM细胞数多,紧密成团,清晰可见。②B级:ICM细胞数少,排列松散。③C级:ICM细胞数极少,几乎没有,不清晰。

3. 滋养层细胞(TE)分级

3～6期囊胚的滋养层细胞(TE)质量分级如下。①A级:TE细胞数多,呈镰刀形连续平铺。②B级:TE细胞数极少,排列松散。③C级:几乎无大的TE细胞。

4. 囊胚评分

以囊胚分期＋ICM分级＋TE分级来表示,如完全扩张期囊胚,内细胞团清晰紧密,滋养层细胞呈镰刀形连续平铺于ZP内壁,记为4AA。以第5天优于3BB或第6天优于4BB的囊胚为优质囊胚,可予以冷冻或移植。某些患者无优质囊胚形成,TE评分为C级的囊胚也可以考虑进行移植或冷冻,虽然此类囊胚的着床率较低,但仍能达到一定的妊娠率。

四、延时摄像胚胎观测技术(time-lapse)在人类胚胎选择中的应用

胚胎发育是一个动态的分裂过程,据文献报道,胚胎在不同发育阶段的快慢可能影响到最后的妊娠结局。为了减少培养条件的改变对胚胎发育的影响,现行的评估胚胎发育情况的方法都是在有限的几个时间点,在显微镜下用尽量短的时间进行观察和评估,并按照传统的评分方式选择最佳胚胎进行移植。

Time-lapse通过延时摄影技术,改进了胚胎观察与选择的方法。它能持续监测胚胎,生成数字化文档和录像;减少进出培养箱次数,为胚胎创造无干扰的稳定环境,保证培养质量,使培养过程具有可追溯性,提供可追溯的数据分析功能,为优化胚胎选择提供数据平台;并能使实验室进行灵活的工作流程设计。Time-lapse系统可以在不干扰胚胎培养条件的情况下间隔5 min、10 min或更长的时间间隔对胚胎进行拍摄,因此运用该系统实验室工作人员可以随时调取胚胎发育的图像,准确无误地评估原核出现及消失、第一次卵裂、第二次卵裂及卵裂球融合、囊胚腔出现等过程,并能对卵裂速度及卵裂模式进行分析比较,利于胚胎学比较和选择胚胎。国内外关于Time-lapse技术的应用有大量的文献报道,各中心的培养体系不同,胚胎的发育速度也各不相同,关于哪些具体参数能准确预测胚胎的囊胚形成能力或着床能力尚无统一意见。各实验室可根据具体的培养环境制定各自的正常胚胎卵裂参数,设计预测胚胎活力的模型。

(吴黎 任新玲)

第六节 囊 胚 培 养

常规IVF-ET通常在受精后第3天实施卵裂期胚胎的宫腔内移植。而自然状态下人类胚胎直到受精后的第3天仍位于输卵管内,将本该处于输卵管内的卵裂期胚胎移植到宫腔,理论上胚胎发育与子宫内膜不同步,卵裂期胚胎着床率较低,通常靠移植多个胚胎来达到理想的妊娠率,从而增加了多胎妊娠的风险。

在适宜的胚胎培养环境下进行囊胚培养,通过观察囊胚形成与否,以及其内细胞团细胞数目、囊腔扩张程度等多个形态指标,有利于进一步筛选出发育潜能更好的胚胎,降低移植胚胎数并达到理想的妊娠率。此外,胚胎发育时期与子宫内膜发育同步,更符合种植的生理要求,囊胚的着床率较卵裂胚胎移植高,更易于开展单个胚胎移植,避免多胎妊娠的发生。

囊胚培养有一定风险,需要 IVF-ET 实验室有良好的体外培养系统,且要求实验室有稳定的囊胚冷冻复苏技术作为支持。胚胎体外培养过程可能受到实验室空气质量、培养箱数量及稳定性、胚胎操作技术等诸多因素影响。如果培养条件不良,可能使得囊胚发育欠佳,甚至导致移植取消率增加,可供冷冻的胚胎数目减少。近年来,培养液的改善和低氧环境的使用促进了囊胚培养技术的进展。序贯培养液是根据胚胎不同发育阶段的需求而设计的培养液体系,可满足胚胎在不同发育阶段对营养物质的需求。序贯培养基成分明确,不含异体源性细胞及血清成分,操作简便,目前临床应用最为普遍。

发育良好的卵裂期胚胎在受精后第 4 天从 16 细胞发育成致密的桑葚胚,第 5 天形成囊胚腔,高质量的囊胚其体积显著增大,囊腔呈现扩张或完全扩张状态,内细胞团清晰完整,滋养细胞数量多且结构致密。囊胚质量的评估主要依据显微镜下的形态学观察。最常用的评分标准为 1999 年 Gardner 和 Schoolcraft 提出的人类囊胚分级系统,主要根据囊腔扩张程度进行 1～6 的分期,并对内细胞团和滋养细胞分别进行分级,用 A、B、C 三级表示。为了减少人员之间在评分上的主观差异,中华医学会生殖医学会推荐在此评分系统的基础上采用更为细化和客观化的评分方法,在扩张囊胚的中部最大直径平面"赤道面"及囊胚最贴近培养皿的底面上分别聚焦后观察滋养细胞和内细胞团。内细胞团细化的评分标准如下。A 级:形态规则,直径在 60 μm 以上,细胞大小均匀、融合;B 级:形态不规则,直径在 60 μm 以上,细胞大小不均匀、有相当一部分没有融合;C 级:明显小于正常大小,细胞数极少。滋养细胞细化的评分标准如下。A 级:沿囊胚"赤道面"分布的卵裂球数明显超过 10 个,大小均匀,在囊胚底面的细胞全部形态清晰,大多数可见细胞核;B 级:沿囊胚"赤道面"分布的卵裂球数10 个,大小欠均匀,在囊胚底面的部分细胞形态清晰,部分可见细胞核;C 级:沿囊胚"赤道面"分布的卵裂球数明显少于 10 个,大小明显不均匀,滋养细胞与透明带之间有明显的碎片残留,囊胚底面的细胞难以辨认。

关于囊胚形态评分与临床结局的关系有大量的文献报道。内细胞团 A 级、B 级的囊胚移植后,临床结局差异不显著。有研究显示单囊胚移植周期,ICM 评分为 A、B、C 的囊胚移植后,活产率分别为 53%、52%、0;而 TE 评分为 A、B、C 的囊胚移植后,活产率分别为 57%、40%、25%,多元逻辑回归分析发现患者年龄和滋养细胞评分与活产率显著相关。

既往 IVF-ET 实验室常在受精后第 3 天通过胚胎的形态学评分来挑选移植和冷冻胚胎,形态好的胚胎被挑选用于移植或冷冻,大量发育缓慢和低形态学评分的胚胎被认为没有活性而被丢弃。但近期的研究显示卵裂期的形态评分不能准确预测胚胎的发育活性,那些不能用于移植和冷冻的低形态学评分胚胎能发育到囊胚阶段,并能用作干细胞研究的来源。同济医院生殖中心将不符合冷冻标准(第 3 天细胞数≥6,碎片<20%)的第 3 天胚胎进行体外延长培养后观察发现,发育缓慢和形态差的废弃胚胎有 24.7% 发育成囊胚,但这些囊胚中仅有 26.8% 适合冷冻(占继续培养胚胎的 6.6%)。第 3 天≤3 细胞的胚胎、第 2 天观察未见

卵裂直到第 3 天才发生卵裂的胚胎、碎片＞50％的胚胎继续培养后未获得优质囊胚,提示这三类胚胎活性很差,不建议进行囊胚培养。但发育缓慢、第 3 天 4～5 细胞的胚胎不建议在卵裂期丢弃,通过继续培养后挑选囊胚冷冻保存,复苏后可获得成功妊娠及分娩,能在一定程度上避免胚胎浪费,提高 ART 的累积成功率。此外,如前所述,临床工作中常见的"异常"受精胚胎,包括 1PN 胚胎或 0PN(2PB)的胚胎,若出现正常卵裂,也可以通过囊胚培养进行筛选,避免胚胎浪费。

人类胚胎通常在第 5 天或第 6 天发育到囊胚阶段,因此多数 IVF-ET 实验室囊胚培养截至受精后第 6 天。新鲜周期囊胚移植的数据显示,发育速度对 IVF-ET 的妊娠结局有重要影响。新鲜 IVF-ET 周期第 5 天囊胚移植后的着床率和妊娠率均显著高于第 6 天囊胚移植,第 5 天移植的妊娠率是第 6 天移植的 2 倍甚至 3 倍。然而,复苏周期囊胚移植的数据对于冷冻前囊胚发育速度是否影响临床结局却有不一致的结论。有研究认为,第 6 天囊胚不易耐受冷冻,复苏后存活率低,移植后着床率、妊娠率低。另一方面,也有研究显示,第 6 天囊胚与第 5 天囊胚移植临床结局无差异,认为两者发育能力无差异,新鲜周期妊娠结局的不同是因为第 6 天移植错过了内膜着床窗,与胚胎质量无关。

临床工作中发现部分胚胎会延迟到第 7 天甚至第 8 天形成囊胚。关于人类第 7 天囊胚的研究报道尚很少见。慢速冷冻、玻璃化冷冻的第 7 天囊胚均曾有妊娠个例报道。Hiraoka K 等在 2008 年报道了 11 例人类第 7 天囊胚复苏后,妊娠率可高达 55％(6/11)、着床率达 44％(7/16);2009 年又报道第 7 天囊胚的活性与第 5 天、第 6 天囊胚没有差别,妊娠率可达 52.6％(10/19),共分娩 8 个健康婴儿。同济医院生殖中心尝试冷冻了人类第 7 天囊胚,结果显示这些发育迟缓的囊胚也可以耐受玻璃化冷冻,并能着床、获得妊娠分娩,但其着床率(20.0％)、妊娠率(29.4％)均显著低于第 5 天、第 6 天囊胚。总之,第 7 天优质囊胚仍值得冷冻,能尽量避免有活性的胚胎的浪费,增加患者的累积妊娠率,对于获卵数少或胚胎发育缓慢的患者具有重要的意义。但第 7 天囊胚冷冻复苏后移植的患者例数少,后代的安全性尚需长期谨慎观察。

囊胚移植的优势在于囊胚培养可以选择更有活力的胚胎,发育到囊胚阶段的胚胎非整倍体率低于卵裂期胚胎,可以减少移植胚胎数量,且移植时内膜与胚胎发育同步,囊胚着床率高,更有利于 PGD 的进行。但关于囊胚培养的不足之处或可疑风险也一直是研究与争论的议题。

囊胚培养是对胚胎的自然挑选过程,囊胚培养后可利用胚胎数少于卵裂期。目前的卵裂期形态评分标准、Time-lapse 的各项胚胎发育动力学参数尚不能完全准确判断胚胎能否发育到囊胚。即使卵裂期胚胎形态良好,也难以完全避免培养后没有囊胚形成,从而取消移植的风险。有研究显示 38 岁以下的女性,有 4 个以上优质卵裂期胚胎进行囊胚培养,几乎能避免取消移植的风险。但患者间囊胚形成的能力可存在巨大差异,各中心可根据自己的培养环境及经验制定能够进行囊胚培养的标准。对于高龄、受精卵少、卵裂期胚胎质量差的患者是否适用囊胚培养尚有待探讨。

有报道认为囊胚培养与移植有增高单卵双胎发生率的可能。体外培养时间的延长可导致透明带变硬,内细胞团更容易嵌顿,从而增加单卵双胎的可能。也有研究发现,即使去除整个透明带后进行囊胚移植,与透明带完整的囊胚移植相比,单卵双胎发生率相似,提示在体外培养过程中有其他因素导致内细胞团的分裂。有 meta 分析发现,2005 年以前,没有序贯培养液,囊胚移植的单卵双胎率显著提高。2005 年后的文献分析,囊胚移植与卵裂移植的单卵双胎率差异不明显。因此对于液体的成分变化,胚胎学家更有经验,可能利于减少单卵双胎的发生。

另外,囊胚培养还有导致新生儿性别比改变的风险。部分文献报道,囊胚移植后男婴出生比例升高,认为可能的机制是控制葡萄糖摄取和代谢及抗氧化物的基因均定位于 X 染色体,女性胚胎需要摄取更多的葡萄糖并分解更多的氧自由基,因此在体外培养环境中发育速率相对较慢。不同实验室挑选移植胚胎、行囊胚培养和冷冻的标准有差异,造成出生性别比的差异。但也有学者的研究未观察到体外培养环境下不同性别胚胎早期发育速率有差异,认为囊胚移植不会造成出生男婴比例增加。

虽然囊胚培养的利与弊尚有争议,但该技术已在世界范围内广泛开展。国内各中心对囊胚培养与囊胚移植技术的适用人群尚无一致性意见。为了避免取消移植的风险,多数中心通常只对第 3 天有多个优质卵裂胚胎者进行囊胚培养,或在取卵周期先移植优质的卵裂期胚胎,剩余的胚胎继续培养,若形成囊胚后再冷冻保存。如果囊胚冷冻和复苏技术成熟,冷冻囊胚复苏移植则有很好的妊娠率与着床率。随着二胎政策的开放及医务人员和患者对单胚胎移植的认可程度增加,单囊胚移植可能会逐步增加。

(任新玲)

第七节　常用培养液介绍

一、培养液的类型

培养液是配子及胚胎在 IVF-ET 实验室中最直接接触的部分,对配子和胚胎培养的重要性不言而喻。培养液的种类不同,其各种组分种类及含量、pH 值、渗透压等也不尽相同,对胚胎的培养有直接的影响。商用的培养液有很多种选择,大概可分单一培养液和序贯培养液两种体系。

单一培养液的研发基于让胚胎自己选择的理念,可以用于从合子到囊胚的发育过程,胚胎在生长发育过程中自行从这一培养液中选择所需要的营养物质。有报道认为,使用单一培养液可以获得与序贯培养液相似的临床妊娠率。常用的单一培养液体系有 Global 系列。

序贯培养液的研发是基于模拟体内环境,接近自然的理念,通过研究模拟生殖道内的自然生理环境和胚胎在着床前期不同发育阶段对营养物质的不同需求而研发设计的。在体内,卵母细胞、合子及早卵裂期胚胎处于输卵管中,卵子及合子不能利用葡萄糖,通过利用周围卵丘细胞代谢葡萄糖产生的丙酮酸和乳酸作为其能量来源。随着胚胎的持续发育及胚胎基因组的激活,胚胎能直接利用葡萄糖,对能量的需求增加,胚胎此时已由输卵管移动到子宫内。胚胎发育的变化恰好与输卵管和子宫内的能量物质浓度相符合。基于这些研究,序贯培养液的体系将卵裂液用于合子到卵裂胚,即第 1～3 天的胚胎培养;囊胚培养液用于桑椹胚至囊胚阶段的培养。常用的序贯培养液有 VITROLIFE 系列的 G1 和 G2 培养液、COOK 系列的 CM 和 BM 培养液。

二、培养液的组分

胚胎培养液的组分包括水、无机盐类、碳水化合物、氨基酸、维生素、核酸前体、螯合剂、抗氧化剂、抗生素、大分子物质、激素和生长因子、缓冲系统。

培养液的无机盐类包括钠、钾、钙、镁、氯化物、磷酸盐、硫酸盐、碳酸盐等,是维持培养液渗透压的主要成分。培养液中的无机盐离子组分对细胞内的离子水平的调节有重要的作用。钙、镁离子除参与细胞的各种生理活动之外,还参与构成细胞间质,使细胞互相连接。卵裂期胚胎的活检使用不含钙镁离子的培养液正是基于这一原理。当将卵裂期胚胎放在不含钙镁离子的培养液中短暂培养后,卵裂球之间的紧密连接可以变得松散,活检取出一个卵裂球时不易破坏邻近的卵裂球。将胚胎转移至普通培养液后,卵裂球间的细胞连接又可以恢复正常。胚胎细胞对离子动态平衡的调节失衡将影响胚胎的基因表达,并导致胚胎失去活性。

培养液中的碳水化合物主要有丙酮酸、乳酸和葡萄糖。卵裂期胚胎主要使用丙酮酸和乳酸作为能量来源。培养液中丙酮酸缺失会使胚胎发育阻滞。乳酸与丙酮酸有协同作用,且不同发育阶段的胚胎对乳酸的需求也是不一致的。葡萄糖不能作为卵裂期胚胎的能量来源是因为早期胚胎缺乏糖酵解能力。体内的卵母细胞和受精卵也不能直接利用葡萄糖,而是通过卵丘细胞将葡萄糖转化为丙酮酸和乳酸。在胚胎基因组激活以后,可以利用葡萄糖,而且对葡萄糖有高度的依赖性。有学者发现第 4 天和第 5 天囊胚的葡萄糖摄入能力与临床结局有关,着床的囊胚其葡萄糖摄入能力高于着床失败的囊胚,说明对葡萄糖的消耗能力对挑选有活力的胚胎有重要作用。与早期胚胎相反,精子的活动和受精作用则依赖于葡萄糖的存在。精子冲洗液和受精液也常含有较高浓度的葡萄糖。

氨基酸在胚胎培养液中的作用包括蛋白质类物质合成的前体、参与调节胚胎的能量代谢、作为溶质维持细胞内生理渗透压、调节细胞内 pH 值、抗氧化作用、参与胚胎的基因表达及分化过程等,因此氨基酸也是培养液的重要组成部分。在早卵裂期,胚胎主要消耗非必需氨基酸和谷氨酰胺,在 8 细胞以后,除了非必需氨基酸和谷氨酰胺可以继续支持胚胎发育到囊胚阶段以外,必需氨基酸可以刺激内细胞团的发育。

培养液中的氨基酸对胚胎发育很重要,但氨基酸的代谢会产生对胚胎有毒性的氨。氨的累积一方面来自胚胎自身的新陈代谢,一方面来自培养液中氨基酸的自发脱氨作用。氨在培养液中通过质子化形成铵离子,对胚胎发育产生不利影响。培养液中的谷氨酰胺不稳定,是氨累积的主要来源。用更稳定的丙氨酸谷氨酰胺或甘氨酸谷氨酰胺取代谷氨酰胺可以很大程度上减少氨的产生,但并不足以防止氨对胚胎的毒性作用。一般情况下,胚胎在培养液中的时间不宜超过 48 h。需要注意的是,在 37℃环境下的培养液,即使没有用于胚胎培养,其中也会有铵离子的累积。不同的商品化培养液,其氨基酸具体成分和浓度不完全相同,在冷冻保存或 37℃平衡的状况下都会有不同程度的氨累积问题。

维生素对细胞的代谢过程有调控作用,对胚胎发育的作用有待研究。维生素和氨基酸的协同作用可以阻止代谢干扰和培养环境不良导致的胚胎活力丧失。B族维生素还可以直接参与碳水化合物和氨基酸的代谢活动。

培养液中常用的螯合剂为EDTA。培养液中适量的EDTA可以促进小鼠胚胎发育,过量的EDTA则对其有抑制作用。当用含有EDTA的培养液培养致密化以后的胚胎时,胚胎发育会受到抑制,因为EDTA可以抑制3-磷酸激酶的活性从而影响葡萄糖酵解。因此囊胚培养液中不应含有EDTA。

在正常生物体内,活性氧和抗氧化作用是处于动态平衡状态的。在生理条件下,胚胎或卵母细胞通过其细胞内的一些酶的抗氧化作用和卵泡液与输卵管内大量的抗氧化剂受到保护。在体外培养环境中,培养液内的抗氧化剂对胚胎有保护作用。牛磺酸、谷胱甘肽、丙酮酸等均有抗氧化作用。培养液中的硫辛酸可以降低胚胎细胞内和培养液中的活性氧,可以促进小鼠囊胚形成并增加囊胚细胞数。

培养液中的大分子物质最初常采用血清。但血清成分复杂,很难标准化,且有微生物污染的风险。白蛋白是女性生殖道中最丰富的蛋白质,目前最常用的大分子物质是人血白蛋白。人血白蛋白可以防止配子和胚胎相互黏附,也可以防止配子和胚胎黏附到培养皿的表面。白蛋白也有中和毒素、维持胶体渗透压的作用。另外,重组人白蛋白也被用于培养液中,其效果与人血白蛋白相似。

在培养液中使用抗生素是为了减少污染的机会。现有商用培养液中使用的抗生素多为庆大霉素。庆大霉素通过干扰蛋白质的合成而抑制细菌生长,对革兰阴性和阳性细菌及支原体都有抑菌或杀菌作用。

在体外操作和培养过程中,保持正常的pH值对胚胎发育极为重要。用于胚胎培养的缓冲系统主要是碳酸盐/碳酸氢盐缓冲系统,也是胚胎在体内的生理缓冲系统。溶液中的pH值受培养环境中CO_2浓度的影响,目前常用的培养液大多需要用6%的CO_2平衡来达到理想的pH值。但这类培养液在接触空气时,培养液中的CO_2会很快挥发导致液体pH值升高。培养箱外的操作环节中选择合适的缓冲体系是很重要的。HEPES缓冲体系可以在空气中维持生理pH值。近年来也有培养液采用MOPS作为缓冲系统。与HEPES缓冲系统相比,MOPS缓冲系统的潜在优点为在环境温度变化时仍能保持其缓冲体系的pH值稳定。

三、培养液的保存及使用

培养液的运输和保存对保持培养体系的稳定也是非常重要的。培养液中的氨基酸和维生素不稳定。维生素对光线较为敏感,因此含有维生素的培养液应该避光保存。运输和存储过程中要注意避免培养液结冰。如果培养液发生冷冻解冻,蛋白和一些无机盐会沉淀析出,影响培养液的使用效果。发生冷冻的培养液不宜用于胚胎培养。在存放试剂时应避免将其紧贴冰箱后壁,以避免结冰。运输时培养液与冰块之间需要有隔热层,避免因冰块的直接接触导致培养液冷冻。培养液应使用恒温医用冷藏箱。家用冰箱具有自动除霜功能会使箱内温度反复升降,加速培养液组分的降解并导致氨的产生。

不同商品化培养液的成分及含量各不相同,丙酮酸、乳酸及氨基酸尤其明显。不同品牌培养液在 2～8℃保存状态下和 37℃条件下的稳定性不同,氨累积程度不同。人类着床前胚胎的基因表达受培养液的影响。有研究比较了两个培养液体系对胚胎的基因表达的影响(G5 系列,HTF),发现共 951 个基因表达水平显著不同,包括 18 个信号通路,比如凋亡、代谢、蛋白合成、细胞周期调节等。尽管这些基因表达的差异是否对 IVF-ET 后代有长期的影响尚不明确,但胚胎对早期环境的适应性表达可能持续到胎儿发育阶段或出生后阶段。

　　培养液体系对于胚胎发育和临床结局都是非常重要的。有很多研究比较了不同的培养液,但培养液种类众多,目前尚无循证医学证据表明哪种培养液更优异。不同培养液体系用于胚胎培养后,新生儿的出生体重有差异。甚至有研究发现培养液内大分子物质的不同、培养液存储时间的长短也对新生儿出生体重有影响。因为各种商业化试剂并未完全公开其培养液体系中各种具体成分及其浓度,尚不清楚具体是哪些物质导致了胚胎基因表达和新生儿体重的差异。

(任新玲)

【参考文献】

［1］　张丽珠.世纪之交展望试管婴儿科技工作[J].生殖医学杂志,1998,7(4):195-198.

［2］　尚欣妹,李志平.体外受精-胚胎移植技术的建立及其衍生技术的发展[J].中华医史杂志,2009,39(2):93-99.

［3］　Edwards R G. Maturation in vitro of human ovarian oocytes[J]. Lancet,1965,2:926-929.

［4］　Edwards R G,Bavister B D,Steptoe P C. Early stages of fertilization in vitro of human oocytes matured in vitro[J]. Nature,1969,221:632-635.

［5］　Edwards RG,Steptoe PC,Purdy JM. Fertilization and cleavage in vitro of human oocytes matured in vivo[J]. Nature,1970,227:1307-1309.

［6］　Steptoe P C,Edwards R G. Birth after the reimplantation of a human embryo[J]. Lancet,1978,2:366-368.

［7］　Edwards R G. The bumpy road to human in vitro fertilization[J]. Nature Med,2001,7:1091-1094.

［8］　Edwards R G,Steptoe P C,Purdy JM,et al. Establishing full term human pregnancy using leaving embryos grown in vitro[J]. Br J ObstetGynaecol,1980,87(9):737-740.

［9］　李大可.人类辅助生殖技术研究的里程碑[J].生物化学与生物物理进展,2010,37(10):1041-1046.

［10］　刘群,胡娟,任新玲,等.原核期形态特征与胚胎体外发育能力和体内着床潜能的关系[J].第三军医大学学报,2011,17:1827-1830.

［11］　Richter KS,Shipley SK,McVearry I, et al. Cryopreserved embryo transfers suggest that endometrial receptivity may contribute to reduced success rates of later developing embryos[J]. Fertil Steril,2006,86:862-866.

［12］　Maheshwari A,Griffiths S,Bhattacharya S. Global variations in the uptake of single embryo transfer[J]. Hum Reprod, Update. 2011,17(1):107-120.

［13］　Guerif F,Le Gouge A,Giraudeau B, et al. Limited value of morphological assessment at days 1 and 2 to predict blastocyst development potential:a prospective study based on 4 042 embryos[J]. Hum Reprod,2007,22(7):1973-1981.

［14］　Gardner DK,Lane M,Stevens J,et al. Blastocyst score affects implantation and pregnancy outcome:

towards a single blastocyst transfer[J]. Fertil Steril,2000,73(6):1155-1158.

[15] Rijnders PM,Jansen CA. The predictive value of day 3 embryo morphology regarding blastocyst formation,pregnancy and implantation rate after day 5 transfer following in-vitro fertilization or intracytoplasmic sperm injection[J]. Hum Reprod,1998,13(10):2869-2873.

[16] Hardy K,Stark J,Winston RM. Maintenance of the inner cell mass in humanblastocysts from fragmented embryos[J]. Biol Reprod,2003,68(4):1165-1169.

[17] Alikani M,Calderon G,Tomkin G,et al. Cleavage anomalies in early human embryos and survival after prolonged culture in-vitro[J]. Hum Reprod,2000,15(12):2634-2643.

[18] Racowsky C,Combelles CM,Nureddin A,et al. Day 3 and day 5morphological predictors of embryo viability[J]. Reprod Biomed Online,2003,6(3):323-331.

[19] Alikani M,Munné S. Nonviable human pre-implantation embryos as a source of stem cells for research and potential therapy[J]. Stem Cell Rev,2005,1(4):337-343.

[20] Sagoskin AW,Han T,Graham JR,et al. Healthy twin delivery after day 7 blastocyst transfer coupled with assisted hatching[J]. Fertil Steril,2002,77(3):615-617.

[21] Sills ES,Sweitzer CL,Morton PC,et al. Dizygotic twin delivery following in vitro fertilization and transfer of thawed blastocysts cryopreserved at day 6 and 7[J]. Fertil Steril,2003,79(2):424-427.

[22] Hiraoka K,Fuchiwaki M,Hiraoka K,et al. Vitrified human day-7 blastocyst transfer:11 cases[J]. Reprod Biomed Online,2008,17(5):689-694.

[23] Hiraoka K,Fujimoto Y,Tateaki Y,et al. Case report:two successful pregnancies following the transfer of re-vitrified human day 7 blastocysts developed from vitrified cleaved embryos[J]. J Assist Reprod Genet,2008,25(9-10):503-509.

[24] Hiraoka K,Hiraoka K,Horiuchi T,et al. Case report:successful delivery following the transfer of a human re-vitrified day-7 spontaneously hatched blastocyst developed from vitrified cleaved embryos [J]. J Assist Reprod Genet,2009,26(7):405-409.

[25] Maheshwari A,Griffiths S,Bhattacharya S. Global variations in the uptake of single embryo transfer [J]. Hum Reprod Update,2011,17(1):107-20.

[26] Gardner DK,Surrey E,Minjarez D,et al. Single blastocyst transfer:a prospective randomized trial[J]. Fertil Steril,2004,81(3):551-555.

[27] Fauque P,Jouannet P,Davy C,et al. Cumulative results including obstetrical and neonatal outcome of fresh and frozen-thawed cycles in elective single versus double fresh embryo transfers[J]. Fertil Steril,2010,94(3):927-935.

[28] Braude P,Bolton V,Moore S. Human gene expression first occurs between thefour-and eight-cell stages of preimplantation development[J]. Nature,1988,332(6163):459-461.

[29] 世界卫生组织.世界卫生组织人类精液检查与处理实验室手册[M].谷翊群,译.北京:人民卫生出版社,2011.

[30] Simon L,Wilcox A,Carrell DT. Intracytoplasmic morphology-selected sperm injection[J]. Methods Mol Biol,2013,927:247-256.

[31] 熊承良,吴明章,刘继红,等. 人类精子学[M].武汉:湖北科学技术出版社,2002.

[32] 张秀成. 精子检测与分离[M].北京:北京科学技术出版社,1993.

[33] Hill MJ,Richter KS,Heitmann RJ,et al. Trophectoderm grade predicts outcomes of single-blastocyst transfers[J]. Fertil Steril,2013,99:1283-1289.

［34］ Chang HJ,Lee JR,Jee BC,et al. Impact of blastocyst transfer on offspring sex ratio and the monozy-gotic twinning rate:a systematic review and meta-analysis[J]. Fertil Steril,2009,91:2381-2390.

［35］ 中华医学会生殖医学分会 第一届实验室学组.人类体外受精-胚胎移植实验室操作专家共识(2016)[J].生殖医学杂志,2017,26(1):1-7.

［36］ Azevedo AR,Pinho MJ,Silva J,et al. Molecular cytogenetics of human single pronucleated zygotes[J]. Reprod Sci,2014,21(12):1472-1482.

［37］ Staessen C,Janssenswillen C,Devroey P,et al. Cytogenetic and morphological observationsof single pronucleated human oocytes after in vitro fertilization[J]. Hum Reprod,1993,8(2):221-223.

［38］ 招霞,王珊珊,蒋益群,等.时差成像技术在常规体外受精周期中单原核胚胎的原核形成和卵裂模式及对其发育潜能的应用[J]. 中国医药导报,2015,12(32):74-78.

第四章　卵胞质内单精子显微注射技术

第一节　卵胞质内单精子显微注射技术的发展史

一、卵胞质内单精子显微注射技术简介

卵胞质内单精子显微注射技术(intracytoplasmic sperm injection,ICSI)是借助于显微技术将制动好的精子直接注射到人卵母细胞胞浆内形成受精卵的技术。

其适应证为:严重的少、弱、畸精子症;梗阻性无精子症;精子无顶体或顶体功能障碍者;生精功能障碍者;反复体外受精-胚胎移植(IVF-ET)受精失败者;在前次 IVF-ET 多精受精比例较高,未获得足够数量的可移植胚胎的患者,再次治疗可以考虑采用 ICSI;透明带异常患者,采用 ICSI 治疗可明显改善受精结局;男性免疫性不育及需行植入前遗传学诊断的患者。由于 ICSI 具有高受精率、提高患者可用胚胎数、降低完全受精失败风险的优点,ICSI 的适用范围不断扩大。有研究提出,ICSI 是治疗获卵数少患者的一种新的治疗指征,并把 IC-SI 作为高龄患者和低获卵数患者的常规受精方式,然而也有研究认为,在非严重男性因素不育的高龄和低获卵数患者中,采用 ICSI 与常规 IVF-ET 相比获得相似的治疗结局,因而无明确指征时不应使用 ICSI。总之,目前尚缺乏相关 meta 分析及大规模病例对照研究支持 ICSI 作为高龄患者和低获卵数患者的常规受精方式,非男性因素不育使用 ICSI 仍需要考虑安全性和费用问题。

二、卵胞质内单精子显微注射技术发展史

卵胞质内单精子显微注射技术的发展经历了由动物卵子到人卵子的过程。精子显微受精技术最早始于 20 世纪 60 年代,主要在海胆、青蛙等动物中进行。1962 年,Hiramoto 首次将海胆精子注入其未受精卵中,发现卵胞质的活化是精子核解旋的必要条件。1966 年,Graham 将青蛙精子注入其未受精卵中使其受精并形成了原核。这些均是精子显微受精技术的最初探究。真正将精子显微受精技术应用于哺乳动物是 1976 年 Uehara 将精子注入金黄地鼠胞质中发现原核的形成。至 1988 年,首例通过显微注射受精的子代动物小鼠顺利出生,同年 Lanzendorf 对人卵行显微注射并获得受精卵。直到 1992 年,Palermo 等首次使用卵胞质内单精子显微注射辅助授精获得妊娠成功,由此世界首例 ICSI 试管婴儿诞生。此后 ICSI 作为一种新型的体外受精技术主要用于男性因素不育和传统 IVF-ET 受精失败患者,可以不受精子浓度、形态、活力等因素限制。

　　显微受精经历了借助显微操作仪器将部分透明带切除，精子直接注入卵周间隙及最终的卵胞质内单精子显微注射数个阶段。部分透明带切除法，即利用生化法或者机械法切除部分透明带，以利于较低浓度及活动力较低的精子进入卵胞质。精子直接注入卵周间隙则是将多个经过选择的活动力较好、形态正常的精子注射到透明带下。此两种方法克服了部分受精障碍，且可以选择正常形态的精子，但是不能控制多精受精，单精受精率低；尤其部分透明带切除法对精子数量和活动力要求相对较高。且此两种方法临床妊娠率偏低，仅 10％左右，因而大大限制了这些技术的推广。至 1992 年，比利时一学者将单个精子直接注射到成熟的卵母细胞胞浆内即卵胞质内单精子注射获得妊娠，才迎来了男性不育治疗的革命性突破，此法虽然对卵母细胞的损伤较大，但可以获得高的受精率和妊娠率，从而得到广泛的应用。经过 20 多年的发展，目前 ICSI 技术的临床应用占据越来越重要的地位，其应用范围越来越广泛。欧洲 53 个国家的生殖中心统计，1997—2004 年，ICSI 占 ART 的比例从39.6％增加至 58.1％；美国康奈尔大学生殖中心 1993—2011 年统计显示，ICSI 占 ART 的比例也从 32.2％增加到 73.6％。但考虑其安全性问题，国内在无明确 ICSI 指征时仍首先考虑常规 IVF-ET 的受精方式。

三、卵胞质内单精子显微注射技术安全性

　　虽然 ICSI 技术可以克服与受精失败相关的精子形态、活力及其他方面的缺陷，是治疗重度少、弱、畸形精子症，以及单纯性梗阻性无精子症在内的男性因素所致不孕的有效手段，但 ICSI 操作过程对卵母细胞来讲是一个有创的过程，同时绕过了卵母细胞对精子的自然选择的屏障，因而存在一定的生物学风险及出生婴儿安全性问题，具体如下。

(一)生物学风险

　　ICSI 操作过程可能增加了对卵母细胞的结构的损伤，同时操作过程中或多或少会将PVP 注入卵胞质内，这些都有一定的安全性风险，因而在操作过程中尽量动作轻柔熟练，尽量减少 PVP 的注入。除此之外，ICSI 操作过程也存在介导转基因的风险，因为精子质膜表面可能会黏附一些细菌、病毒、DNA 等物质，有研究发现，将受污染的精液冷冻-解冻后行ICSI，20％的胚胎也会受污染，这是因为在将精子注入卵胞质的过程也可能将这些细菌、病毒、DNA 等物质注入卵胞质，因而 ICSI 操作存在将外源性基因转入卵细胞内的风险。

(二)出生婴儿缺陷的风险

　　由于 ICSI 过程绕过了卵母细胞对精子的自然选择，这就可能会使质量差的精子受精，将异常的基因传给下一代，使得原本自然选择情况下无法出生的胎儿在人为干预下出生，从而增加了后代出生缺陷的风险，ICSI 理论上有可能将一些影响男性生育的异常染色体、变异基因或其他遗传缺陷传给下一代，最常见的是 AZF 缺失患者的男性后代可能会遗传其父亲的异常 Y 染色体，导致将来发生严重不育。除此之外，也有研究发现，ICSI 子代新发的微缺失比率高于 IVF-ET，可能与显微注射过程有关。近年使用 X,Y,10,11 及 17 号染色体探针原位杂交实验表明，一些成熟度不够的精子与正常精子比较有高达 12～15 倍的核型异常，在进行 ICSI 操作过程中，这些精子有可能被选择。而精子的表观遗传修饰在精子发生和胚

胎发育过程中起到至关重要的作用,并可以传给后代,特别是印记基因印记的异常,同时 IC-SI 操作过程中的机械刺激可能会引起纺锤体功能的异常,也会提高印记基因相关疾病的发生率。关于印记基因相关疾病,目前研究较多的是 Angelman 综合征(AS)、Prader-willi 综合征(PWS)、Beckwith-Wiedemann(BWS)综合征等。研究发现,ICSI 助孕引起的 BWS 新生儿显著高于自然妊娠的新生儿,也有研究对澳大利亚 308 974 个孩子(6 163 个试管婴儿)从妊娠随访至 5 岁,结果发现 ICSI 出生缺陷的风险显著增加。由此,ICSI 是否会对子代产生长时程健康的影响,一直是生殖医学专家们关注的话题,难度也是无法估计的,这就需要我们做好随访工作,对其进行不断的安全监控。

第二节　卵胞质内单精子显微注射的精液处理

ICSI 操作过程中精液的优化处理是非常重要的一个环节,对于正常射出精子不仅可以去除精浆、不活动精子、畸形精子、细胞碎片,还可去除一些有害物质;对于 PESA/TESA 精子,可以去除红细胞、白细胞等细胞成分,可以减少生物活性物质或活性氧类物质;对于逆行射精精子可以使其脱离尿液这个有害的环境。根据不同精液参数和精子来源,选用有效的精子优选方法,优化出活力好、功能好的精子,有利于提高 ICSI 的受精率,提高胚胎利用率。对于精液参数正常的射出精液,常用的精子优化方法为密度梯度离心法和上游法;对于严重少、弱、畸精子症者及 PESA 精,可采用小梯度的密度梯度离心法;对于 TESA 精子,可采用直接离心法;对于逆行射精者,可采用直接离心加小梯度的密度梯度离心法。具体精液收集原则及处理方法如下。

一、精液收集原则

(1)严格核对患者夫妇双方姓名,所有操作均为双人核对。

(2)尽可能在精液射出后 30 min 内送进实验室,注明患者详细身份,实验室收到精液后,应及时确认无异常。如发现异常,如有毛发、异物等,应及时通知患者重新取精。

(3)精液液化后,镜检观察均为 d 级精子,嘱患者再次取精。将两次精液合并优化后,若仍均为 d 级精子,可行精子肿胀实验或伊红染色,确认为死精症再行睾丸穿刺取精。

(4)患者取卵日取精困难且无冻精,使用药物或其他辅助方法亦不能取出精液,需行睾丸穿刺取精(注:不可行附睾穿刺取精)。

二、精液优化处理

(一)精液参数正常的射出精子

1. 非连续密度梯度分离法

密度梯度分离法能更好地分离精子和其他细胞及碎片,可回收更多形态正常的精子,可分离出更多成熟精子。非连续密度梯度分离法所用梯度液为经特殊处理过的硅胶体颗粒等渗平衡盐溶液,对胚胎无毒,因而具备安全性。非连续密度梯度分离法具体处理方法如下。

1）首先在 15 ml 锥形离心管中加入 2.0 ml 45％ Spermgrade 梯度液,然后用巴斯德吸管沿离心管壁伸入底层,缓慢加入 90％ Spermgrade 梯度液 2.0 ml。

2）于梯度最上层加入 2.0 ml 精液,350 g 离心 15 min。

3）离心结束后,小心移除上两层液体,将沉淀物移入 3.0 ml 精子洗涤培养液内,混匀,200 g 离心 5 min,移除上清,保留精子悬液 0.5～1.0 ml。置入 37℃培养箱待用。

2. 上游法

对于精液参数正常的射出精子可采用上游法,此法可显著提高精子活动率、存活率、正常形态百分比,但回收率低。可分为洗涤上游法和直接上游法。由于直接上游法精子易受氧自由基损伤,目前多采用洗涤上游法。

1）洗涤上游法:①在精液中加入等体积精子洗涤液,混匀并分装至离心管中。②350 g 离心 5～10 min,去上清,加入 1 ml 精子洗涤液再一次 350 g 离心 5～10 min。③加入 0.5 ml 精子洗涤液于沉淀上方,置入 37℃培养箱待用。

2）直接上游法:①在液化后的精液上层加入 2 ml 精子洗涤液,离心管倾斜 45°置入 37℃培养箱上游 30～90 min。②吸取云雾状上层液至另一离心管,加入 2 ml 精子洗涤液混匀,350 g 离心 5 min。③弃上清液,加入 0.5 ml 精子洗涤液置入 37℃培养箱待用。

(二)严重少、弱、畸精子症者

对于严重少、弱、畸精子症者,采用小梯度的密度梯度离心法,其主要区别在于精液处理第一步中梯度液采用 0.5 ml 体积的小梯度离心。余步骤同非连续密度梯度分离法。

(三)附睾精子处理

（1）准备 3 个(以备穿刺不顺利需多次穿刺使用)写有患者夫妻双方姓名的 3001 皿,各加入 2.5 ml 已平衡的精子洗涤液。

（2）穿刺医生用注射器吸取皿里的液体,穿刺后将抽吸液注回皿中。

（3）立即将皿置于倒置显微镜下观察是否有活动精子存在。

（4）若有活动精子,将收集的液体进行非连续密度梯度离心法,梯度液采用 0.5 ml 体积的小梯度离心。(具体步骤同非连续密度梯度分离法)

（5）留底部少量沉淀物室温存放,并取少量镜检确认有活动精子存在。

(四)睾丸精子处理

（1）准备 3 个写有患者夫妻双方姓名的 3001 皿,各加入 2.5 ml 平衡的精子洗涤液。

（2）穿刺时,将 3001 皿交给穿刺的医生,把睾丸组织放入皿内。

（3）将睾丸组织转至新的 3001 皿中用精子洗涤液漂洗,去除血细胞。

（4）培养室医生用 2 只带针头的 1 ml 注射器,撕碎曲细精管。

（5）倒置显微镜下观察确认有无精子存在;若多次穿刺仍无精子,及时通知临床医生。

（6）若有精子将混有组织的液体加入尖底离心管中,350 g 离心 15 min。

（7）离心完毕,留底部沉淀物室温放置备用。

(五)逆行射精处理

（1）原则上先碱化尿液,如在留取精液前天晚上和第 2 天早上各服用碳酸氢钠 1 g 并饮水 600～1 000 ml,使尿液成碱性,避免酸性尿破坏精子活动力。

（2）取精前禁欲 3～5 d。取精日在收集精液前先排空尿液,然后用 5％葡萄糖（用碳酸氢钠调节 pH 值至 7.6）100 ml 冲洗膀胱 3 次。嘱立即取精,射精后立即将混有精液的尿液排至盛有洗涤液的取精杯内以稀释尿液,迅速离心去除尿液,留底部 1 ml 液体进行后续处理。

（3）精子处理方法采用小梯度的非连续密度梯度分离法（处理方法同上）。

第三节　卵胞质内单精子显微注射

一、ICSI 皿和酶皿的制备

（一）取卵日 ICSI 皿的制备

ICSI 皿在取卵当日上午制备,按取卵数（一般 5 个卵泡一皿）拟定当日应制备的皿数。取 1006 皿,底部标记上患者夫妇姓名,皿中间用巴斯德吸管做两个长形的 PVP,PVP 上下左右分别做配子体外操作液微滴（以 vitrolife 为例,为 G-MOPS＋蛋白,约 20 µl）,提前预热好,具体如图 4-1 所示,立即覆盖预热好的培养油,放入 37℃不通气的培养箱中至少平衡 2 h。另外,需要根据情况增加一定数量的备用 ICSI 皿,以备更改授精方式或下午拟行补救使用。

（二）去颗粒细胞透明质酸酶皿的制备

透明质酸酶皿也在取卵当日上午制备。成品透明质酸酶用配子体外操作液（添加蛋白）稀释为工作浓度为 80 IU/ml,用 1 ml 移液管移入 3653 皿中,放入 37℃不通气的培养箱中至少平衡 2 h。具体如图 4-2 所示。

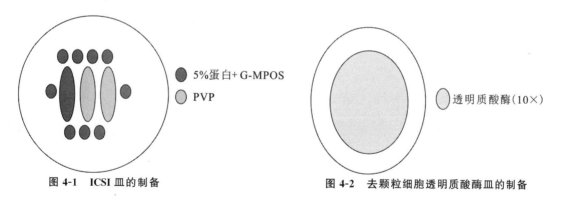

图 4-1　ICSI 皿的制备　　　　图 4-2　去颗粒细胞透明质酸酶皿的制备

二、ICSI 注射时机

ICSI 的注射时机主要取决于卵母细胞是否完全成熟,包括胞核的成熟和胞质的成熟,胞核的成熟即为第一极体排出,胞质的成熟无明显标志,但母源 mRNA 和蛋白的大量合成,细胞骨架和细胞器重组,以及后期发育所需 Ca^{2+} 信号分子都依赖于胞质的成熟,因而胞核和胞质同时成熟才是 ICSI 注射的最好时机。目前胞质成熟的体外培养方案主要有以下 3 种。

(一)卵冠丘复合物体外培养

即将取出的卵冠丘复合物体外培养到 ICSI 前,脱去颗粒细胞后直接行 ICSI。取卵时间为 hCG 后 36 h,体外培养 2~3 h,去除颗粒行 ICSI。

(二)去卵冠丘复合物后的卵母细胞培养

取卵时间为 hCG 后 36 h,取卵后直接去除颗粒细胞,体外培养 2~6 h,行 ICSI。

(三)卵冠丘复合物体外培养+去卵冠丘复合物后的卵母细胞培养

取卵时间为 hCG 后 36 h,体外培养 2 h 后去除颗粒细胞,继续培养 1 h,行 ICSI。

目前国内比较推崇第 3 种方案。

三、去颗粒细胞

每个中心可根据 ICSI 注射时机进行去颗粒细胞时间的选择。去颗粒细胞具体操作如下(图 4-3)。

(1)将卵冠丘复合物用拾卵用巴斯德吸管移入 3653 酶皿中进行吹打(整个操作用时不应超过 30 s)。

(2)待卵子周围仅剩下 2~3 层颗粒细胞时,用巴斯德细吸管迅速将卵子转入 3002 配子体外操作液(以 vitrolife 为例,为 G-MOPS+蛋白)皿中洗涤 4 遍,最后放入其中一个干净的加蛋白的 G-MOPS 液滴中。

(3)用 140~150 μm 孔径的拔卵针轻轻吹打以去除卵子周围的颗粒细胞。

(4)用巴斯德细吸管将去除颗粒细胞的卵子移入 3002 受精液(以 vitrolife 为例,为 G-IVF+蛋白)液滴中洗涤,最后将卵子放入一滴干净的受精液液滴中继续培养,使卵子进一步成熟。

ICSI 卵子去除颗粒细胞时,应注意尽量减少卵子接触透明质酸酶的时间及吹吸次数。

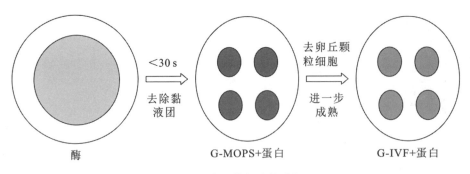

图 4-3 去颗粒细胞的过程

四、显微操作装置准备

(1)打开显微镜、显微操作系统及载物台热板,确保所有操作控制都在可控操作内,即在极限范围内,以便平稳和舒适地开展操作。

(2)安装显微操作针,通常左侧为固定针,拧松金属固定器,将 Holding 小心插入持针器,再拧紧固定器。一般右侧为注射针,为避免气泡影响显微注射的准确性,用矿物油排尽管内空气和气泡,然后将显微注射针装入持针器,拧紧,用无菌纱布擦去溢出的油,排挤注射针内的油至注射针的中段,保留前段空气。

(3)在低倍镜下调节针架的长度、角度,调节固定针和注射针的角度和位置,安装角度要根据所用显微操作针来定,调节 X、Y 和 Z 轴看是否能正常操作。然后升高显微操作针,考虑 ICSI 皿皿底厚度,确保不会折断显微操作针。

五、ICSI 皿内加精和加卵

加精和加卵过程均需严格双人核对,一般先加精,再加卵。对于活力好的精子一般只需加入 ICSI 皿的左侧 PVP 长条;活力太差及 TESA 来源精子一般只加入 ICSI 皿的最左侧配子体外操作液长条中。精子质量好的情况下可加 5~6 个卵子,精子质量太差可酌情减少加入卵子数量,每个配子体外操作液微滴中加一个卵子,尽量使卵子在外界停留时间不超过 5 min。

六、卵胞质内单精子显微注射

(1)调整显微操作针(固定针和 ICSI 注射针)内的液体和负压。在低倍镜下把显微操作针降入 PVP 滴中,在降落的过程中,显微操作针会吸入一定量的矿物油,然后旋转控制注射器的微调,吸入一定量体积的 PVP,再调试显微操作针内液体进出速度,待操作针前端的液面在没有给予负压的情况下仍是稳定的视为显微操作针已平衡。

(2)精子制动。在高倍镜下将视野调至左边 PVP 有精子的液面边缘,吸取一条活力好、形态正常的精子入显微注射针内,移至右边未加精的 PVP 滴;将精子按竖直方向吐出,调整注射针使其垂直放于活动精子尾部的中上段,慢慢下压,随即将针快速拉过精子尾部,将其制动(一般以明显可见的尾部折痕为宜),制动应尽量划破精子尾部质膜(图 4-4～图 4-7)。

(3)先尾后头将精子吸入注射针内,将视野转至放卵子的配子缓冲液液滴内。

(4)用固定针固定卵子,将显微注射针与卵子均调节至最清晰状态,使卵子的极体位于 6—7 点或 11—12 点位置(图 4-8)。

(5)将注射针内的精子向前推进至针尖位置,在卵子的 3 点方向刺入卵子,穿过透明带到卵子胞质内膜,进针深度一般在卵子中纵线靠左,轻轻回吸使胞浆膜破裂;破膜后将精子与少量 PVP 推入胞质内。在操作过程中,尽量减少注入卵母细胞的 PVP 的量(图 4-9～图 4~10)。

(6)注射完毕,轻轻撤出注射针,松开卵子固定针(图 4-11)。

(7)用细管将卵子移入已平衡的生长皿中培养,培养条件为 37℃、6% CO_2。

(8)依照上述操作注射完所有 MⅡ期卵子,去除显微操作针,显微镜调整为最小倍数,关闭显微镜及显微操作仪电源。

七、操作记录

详细记录去颗粒细胞时间、人员及核对人员、加精加卵操作人员及核对人员、ICSI 操作者、ICSI 操作起止时间、颗粒细胞是否去除完全、卵子形态、极体位置、极体形态、卵周间隙大小、破膜情况、精子制动及注射过程的每一个细节。总结总卵子数、MⅡ期卵子数、MⅠ期卵子数、GV 期卵子数、异常卵子数及未存活卵子数。如果有精子畸形率高、卵子异常等特殊情况,也应特殊记录。

ICSI 操作过程如图 4-4～图 4-11 所示。

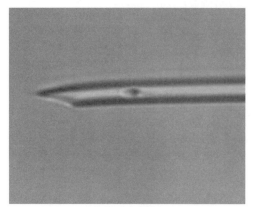

图 4-4　吸取形态好的精子(300×)

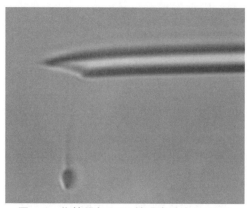

图 4-5　将精子与 ICSI 针垂直吐出(300×)

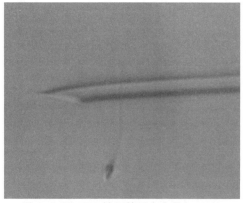

图 4-6　用 ICSI 针压精子中上段(300×)

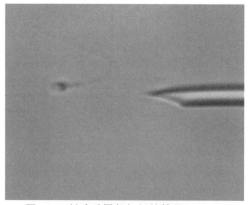

图 4-7　制动后尾部打折的精子(300×)

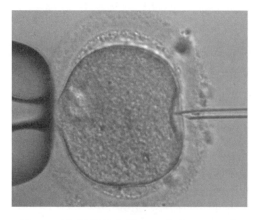

图 4-8　拨卵,极体位置 6—7 点或 11—12 点
(300×)

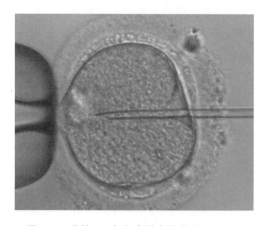

图 4-9　进针,深度为胞质中线偏左(300×)

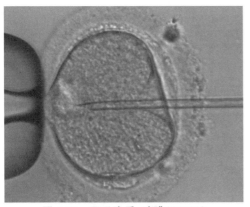
图 4-10　回吸胞质,破膜(300×)

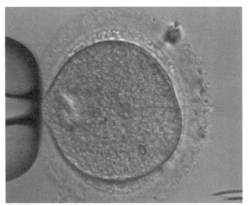
图 4-11　将精子注入胞质,退针(300×)

第四节　ICSI 受精不良及对策

一、ICSI 受精不良原因分析

目前卵胞质内单精子显微注射的受精失败发生率为 1%～3%,其原因主要与精子、卵子及操作人员技术、环境等因素相关,具体如下。

(一)精子因素与受精不良

60%～70% 源于精子头部异常会造成卵母细胞激活缺陷,在正常受精的过程中,精子穿过透明带与卵母细胞融合后,存在于精子的相关卵激活因子便释放到卵母细胞胞质中去,进而激活卵母细胞,而精子头部异常常伴有 DNA 碎片的增加、染色体结构的异常、不成熟染色质和非整倍体,因而精子头部的异常会直接影响显微受精的结果。有学者对头部异常精子进行研究,分别探讨顶体短小的精子、圆头精子及头部无定形的精子对卵胞质内单精子显微注射的影响,结果发现以上形态的精子均会导致较低的受精率,不利于受精。除此之外,精子头部解聚失败,精子染色质浓缩提前,纺锤体缺陷,精子星体缺陷等也影响显微受精的结果。除了精子头部异常影响受精外,不动的精子或者死亡的精子也影响受精,因为这种精子细胞膜可能已经受到严重的损害,精子中的精子相关卵激活因子由于细胞膜的损害已经流失,这种精子也存在中心粒缺陷影响精子核解旋和精星体的形成,从而导致卵母细胞受精不良。因此在进行卵胞质内单精子显微注射受精时需要对精子进行选择,尤其以精子头部的形态更为重要。

(二)卵子因素与受精不良

40%～70% 受精失败源于卵母细胞本身。卵子质量的好坏是获得高受精率和高质量胚胎的前提,而精子仅提供 DNA 和少量细胞质,因而在内部因素(如基因缺陷、年龄等)和外部因素(如获取方案及卵巢对方案的敏感性)的共同影响下,卵母细胞成熟过程中出现的胞质外和/或胞质内的任何发育异常均有可能导致卵子受精失败。卵母细胞核和浆的共同成熟是受精的必要条件,第 1 极体和 M II 纺锤体的存在是卵母细胞核的成熟标志。研究显示,成群线粒体散开及皮质颗粒向浆膜下迁移并沿质膜呈线性排列存在是卵母细胞胞浆成熟的重要标志,这种排列方式最有利于卵母细胞的充分成熟,当精子穿过透明带进入卵母细胞后,可以与卵母细胞迅速发生皮质反应和透明带反应,为卵母细胞完成减数分裂和原核发育提供能量。有研究人员利用电镜观察受精失败卵母细胞,发现卵子胞质基质中致密的电子沉淀物,颗粒细胞内线粒体增多。也有研究人员通过观察受精失败卵母细胞的超显微结构发现,细胞中细胞器异常分布与出现造成胞质不成熟,最终导致受精失败,因而胞质、胞核成熟障碍可能是导致受精失败的重要原因。而对于成熟卵子受精失败,有学者认为其原因可能是影响皮质颗粒转化和排出的钙离子依赖性标记物的缺乏。

(三)显微注射技术等因素与受精不良

除了精子和卵子因素外,一些显微注射技术等因素也与受精不良相关。

1. 试剂的影响

不同公司、不同批号的卵母细胞去颗粒细胞的液体,比如透明质酸酶和精子制动液体均可能会影响 ICSI 效果。

2. 耗材的影响

不同公司、不同批号的注射针均可能会影响 ICSI 效果,如注射针在制作过程中打磨不光滑,则在注射过程中容易将精子从胞质中带出,从而影响受精效果。

3. 操作人员的技术因素

不同的操作者所掌握的技能的熟练程度会影响卵胞质内单精子显微注射的受精效率和胚胎发育潜能,如操作过程中精子制动情况,精子注射进去后回吸卵胞质量的多少及用力的程度和速度,注射时纺锤体的所在位置等均可能影响 ICSI 效果。

4. 不同破膜类型

目前常用的破膜类型有 3 种:A 型,注射针穿刺卵膜过程中无须回吸卵胞质,直接进入胞质内;B 型,注射针穿刺卵胞质深部时,轻微回吸少许胞质即可破膜;C 型,注射针穿刺卵胞质深部时,用力回吸一定量胞质才可破膜。注射过程中 B 型破膜对细胞骨架损伤最小,更利于受精。

5. 环境的影响

显微操作仪的温控台面也需要及时检测,因为纺锤体等对注射时环境温度要求较高,温度的改变可能导致纺锤体不可逆的损伤。除此之外,室内的温度、湿度、有害气体含量、pH值及光照强度等也可能影响卵胞质内单精子显微注射卵子的受精效率和胚胎发育潜能。

二、受精不良的对策

针对卵胞质内单精子显微注射受精不良的原因可有以下对策。

1. 对于因精子因素和卵母细胞激活失败的患者可行辅助卵母细胞激活(assisted oocyte activation,AOA)

辅助卵母细胞激活技术是在体外人工模拟精子对卵母细胞激活的过程,从而克服受精失败并获得正常发育的胚胎。目前,辅助激活的方法主要有机械法、物理法和化学法三种,主要通过改变质膜的性质,激发胞质内 Ca^{2+} 脉冲式升高,或直接调节下游酶的活性,诱导卵母细胞活化。

1)机械法。

方法:在卵母细胞中央区域来回快速抽吸卵胞质,将精子注射到进针口对侧近卵膜处;或是在进针口对侧近卵膜处进行抽吸胞质,随后将卵子注射到卵子中央区域。

原理:抽吸胞质的机械刺激或破坏内质网内储存的 Ca^{2+}。

目前两种方法均有后代出生。

2)物理法(电激活)。

方法:ICSI 后 20～30 min 采用 1.5 kV/cm 100 μs 激活。

原理:在电场作用下,细胞膜的脂质双分子层的有些带电荷的蛋白发生迁移形成微孔,使得大量的 Ca^{2+} 进入细胞内。

目前有报道采用电激活使得 1 例圆头精子 ICSI 后获得 100％受精,并分娩一健康女婴。但此种方法卵子退化率高,有时可高达 12％。

3)化学激活方法。

(1)氯化锶($SrCl_2$)。

方法:ICSI 后 30 min 内使用 10 mM $SrCl_2$ 处理 60 min。

原理:进入卵母细胞中的 $SrCl_2$ 可以诱导内质网释放 Ca^{2+}。

(2)离子载体:离子霉素和钙离子载体 A23187(最常用)。

方案:①ICSI 后 30～60 min,5～10 μM A23187 处理 5～30 min。②ICSI 后 30 min 内,10 μM A23187 处理 10 min。③ICSI 后 10 μM 离子霉素处理 10 min,间隔 30 min 后,10 μM 离子霉素处理 10 min。④ICSI 注射的同时注入 5pl 0.1 mM $CaCl_2$,培养箱中继续培养 30 min 后,10 μM 离子霉素处理 10 min,培养箱中继续培养 30 min 后,10 μM 离子霉素处理 10 min。⑤ICSI 后 30 min,5～10 μM A23187 处理 5 min,再用 10 μg/ml 嘌呤霉素处理 4～5 h。

原理:脂溶性分子(DMSO 溶解),可镶嵌于细胞膜脂质双分子层形成离子通道,使得胞外 Ca^{2+} 进入胞内。

辅助卵母细胞激活技术对于多数 ICSI 完全不受精、精子畸形等还是非常有效的。此外,对于多次胚胎质量差、碎片较多的某些患者可以起到较好的效果,但其安全性值得考虑!

2. 对于显微注射技术等因素引起的受精不良要查明原因

查看试剂、耗材批号,对比不同人员操作的受精率和胚胎发育情况,查看实验室环境因素等。总之,要详细记录操作过程中所有试剂、耗材批号,记录操作时周围环境情况,做好技术人员的培训与考核工作,保持整个实验室的洁净、无菌,为胚胎发育提供一个良好的环境。

第五节　显微操作系统介绍

进行 ICSI 操作需要特殊的仪器,主要包括倒置显微镜和显微操作系统。

一、倒置显微镜

（1）一般倒置显微镜配备有×4、×10、×20、×40 放大倍数。

（2）显微镜平台需有恒温热板，因为纺锤体等对注射时环境温度要求较高。

（3）照片采集和闭路电视系统：可以采集特殊卵子和精子照片，也可提供监视、录像、培训和教学工作。

（4）减震台也是 ICSI 操作过程中必备的装置，在进行 ICSI 操作过程中工作台要平稳，不受外周环境振动的影响。

（5）精子放大系统、精子核形态对 ICSI 结局日受重视，常规 ICSI 技术是在 200 倍或 300 倍显微镜下进行的，采用精子放大系统可以在 6 000 倍显微镜下选择头部无空泡的精子进行 ICSI，从而提高临床妊娠率，降低流产率。

（6）液晶偏振光显微镜（polscope）成像系统可以评估活体卵母细胞质量与纺锤体和透明带等的相关性，借助 polscope 成像系统进行 ICSI 注射可以完全避开对纺锤体的损伤，减少卵母细胞死亡。

二、显微操作系统

显微操作系统是用以控制显微注射针在显微镜视野内移动的机械装置。目前比较流行的是三轴移动的显微操作器，主要有成茂（Narishige）、Eppendorf、Research Instruments 三种显微操作系统。每个显微操作臂都有一套控制系统，调节其在三维空间的活动，显微操作臂均需安装油压或者气压手动显微操作注射器或者固定器，以便安装注射针和固定针。无论使用油压或者气压注射器或者固定器，在装针的过程中均需要小部分拧松微量持针器尖部，以避免因持针器内皮垫磨损而造成操作过程中回吸。以下为常用显微操作系统的简单介绍。

（一）成茂（Narishige）显微操作系统

其持针器包括油压控制、气压控制注射器，并分别连接负压控制系统，调节注射针内液体量的进出，由活塞气压控制注射器每转体积改变量 88 μl，油压控制注射器每转体积改变量 9.8 μl。气压控制注射器由气体填充，油压控制注射器由矿物油填充。在安装时，显微操作臂的控制系统和操作针的负压控制系统应安装在显微镜的两侧，以便双手可以对注射针的位置和负压进行同时操作。成茂显微操作系统在操作和控制微量距离的移动均比较稳定，但其油压控制注射器存在漏油之弊，因而要做好仪器的日常维护工作。

（二）Eppendorf 显微操作系统

Eppendorf 显微操作系统由整合的压缩机独立地提供所需要的注射压力。程序性的注射参数保证了高度的重复性，其注射参数、注射压力、注射时间和补偿压力可以直接通过仪器上的控制键来进行方便快捷的设置。其传动动力主要来自步进马达，但这种电动式的传动方式存在一定的响应滞后性和不连续性，需要操作者熟练控制，同时由于其传动动力中马达的运用，会使操作过程中有一定的噪音。

(三)Research Instruments 显微操作系统

RI 显微操纵仪采用全集成整体结构,全机械传动,稳定、牢固、防震性能佳。其标准配置注射器一般为螺旋驱动空气注射器,使用空气注射器避免了漏油之弊,但存在漏气的风险,从而使注射器控制差。

总之,3 种显微操作系统各有自己的优点和缺点,每个中心可根据自己具体情况和习惯选择不同的显微操作系统。无论选择哪种显微操作系统,都要爱惜仪器,做好日常仪器的维护工作。

【参考文献】

[1] Palermo GD,Neri QV,Monahan D,et al. Development and current applications of assisted fertilization[J]. Fertil Steril,2012,97(2):248-259.

[2] 张文红,龙晓林,刘寒艳,等.体外受精和卵胞质单精子注射完全受精失败的临床因素分析[J].中山大学学报:医学科学版,2012,33(4):499-503.

[3] Swain JE,Pool TB. ART failure:oocyte contributions to unsuccessful fertilization[J]. Hum Reprod Update,2008,14(5):431-446.

[4] Virant-Klun I,Bacer-Kermavner L,Tomazevic T,et al. Slow oocyte freezing and thawing in couples with no sperm or an insufficient number of sperm on the day of in vitro fertilization[J]. Reprod Biol Endocrinol,2011,9:1-9.

[5] Rawe VY,OImedo SB,Nodar FN,et al. Cytoskeletal organization defects and abortive activation in human oocytes after IVF-ET and ICSI failure[J]. Mol Hum Reprod,2000,6(6):510-516.

[6] 唐志霞,章志国,邢琼,等.受精失败的卵母细胞超微结构的改变[J].基础医学与临床,2009,29(9):961-964.

[7] Patrizia Rubino,Paola Vigano,Alice Luddi,et al. The ICSI procedure from past to future:a systematic review of the more controversial aspects[J]. Human Reproduction Update,2016,22(2):194-227.

[8] Tesarik J,Rienzi L,Ubaldi F,et al. Use of a modified intracytoplasmic sperm injection technique to overcome sperm-borne and oocyte-borne oocyte activation failures[J]. Fertil Steril,2002,78(3):619-624.

[9] Ebner T,Moser M,Sommergruber M,et al. Complete oocyte activation failure after ICSI can be overcome by a modified injection technique[J]. Hum Reprod,2004,19(8):1837-1841.

[10] Egashira A,Murakami M,Haigo K,et al. A successful pregnancy and live birth after intracytoplasmic sperm injection with globozoospermic sperm and electrical oocyte activation[J]. Fertil Steril,2009,92(6):5-9.

[11] Gasca S,Reyftmann L,Pellestor F,et al. Total fertilization failure and molecular abnormalities in metaphase Ⅱ oocytes[J]. Reprod Biomed Online,2008,17(6):772-781.

(石森林　金海霞)

第五章　胚胎植入前遗传学诊断和筛查

第一节　胚胎植入前遗传学诊断和筛查发展史

胚胎植入前遗传学诊断/筛查(preimplantation genetic diagnosis/screening,PGD/PGS)是指在体外受精-胚胎移植过程中,对具有遗传风险患者的胚胎或配子进行植入前遗传学分析,以选择未受累胚胎植入宫腔,从而获得健康胎儿的方法,是辅助生殖技术的一个重要组成部分。在人类辅助生殖技术(ART)显微操作的基础上对发育早期的植入前胚胎进行遗传学检测,避免异常胚胎的移植和着床,使遗传缺陷携带夫妇或遗传缺陷生育高风险夫妇在怀孕前淘汰患病胚胎,避免遗传病患儿的出生,降低自然流产发生率,避免选择性流产和多次流产对妇女及其家庭带来的伤害及伦理道德观念的冲突,为更早期、更有效地预防遗传病发生,预防出生缺陷提供了方法。

一、PGD/PGS 发展历程

胚胎植入前遗传学诊断的思想最早由著名生殖医学家 Robert Edwards 提出。1968 年 Gardner 和 Edwards 在显微操作下对兔囊胚进行活检,取出少量滋养外胚层细胞分析染色质来选择雌性胚胎,同年,Edwards 首次成功地实现了人类卵子的体外受精。1978 年,Edwards 的研究成果震惊世界,世界上第一个试管婴儿 Louise Brown 诞生,为后续 PGD 技术的产生带来了可能。1985 年,Kary Mullis 发明了聚合酶链式反应(PCR)技术,1987 年,Verlinsk 提出四细胞期 PGD 模型,直到 1989 年,Handyside 等首次采用 PCR 技术对有 X 连锁隐性遗传病的夫妇成功地进行了 PGD,并于 1990 年诞生了世界上首例经 PGD 的健康婴儿,标志着 PGD 技术由技术探索进入临床应用阶段。1992 年,比利时的 Palermo 医师在人类成功应用了卵浆内单精子注射(ICSI),这项技术可以解决常规受精失败的问题。ICSI 对重度少、弱精及需睾丸取精的男性不育症患者的治疗,具有里程碑的意义,同时能够减少 PGD 检测时外源精子的污染。随着荧光原位杂交技术(FISH)的发展,FISH 逐渐应用于 PGD 检测胚胎染色体异常。1999 年,我国第 1 例由庄广伦教授主导的经 PGD 诊断的试管婴儿在中山大学第一附属医院诞生。2011 年,我国首例经单核苷酸多态性芯片(SNP array)技术进行胚胎全染色体检测的 PGD 试管婴儿在郑州大学第一附属医院由孙莹璞教授主导完成,并成功妊娠,诞下一名健康婴儿。2013 年,我国首例经二代测序技术进行 PGD 的试管婴儿在卢光琇教授主导下于中信湘雅生殖与遗传专科医院成功完成,并生下健康宝宝。

早期应用于 PGD 的检测技术主要包括单细胞 PCR 技术进行单基因病检测,FISH 技术进行胚胎染色体检测。但是由于单细胞 DNA 含量极少,单细胞 PCR 技术难度较大,以及 FISH 技术检测分辨率和检测染色体数目有限,限制了 PGD 和 PGS 的推广和发展。2007 年,*The New England Journal of Medicine* 发表的一篇多中心随机对照研究表明,基于 FISH 和卵裂球活检的 PGS 不仅不能提高妊娠率,反而降低妊娠率,使得 PGS 的临床应用降至冰点。

随着胚胎活检技术日趋成熟,全基因组扩增技术的革新与发展,基因芯片技术和二代测序技术的发明,使得 PGD 和 PGS 的发展能够应用更多新的技术来获取胚胎更多的遗传信息,来评判胚胎的遗传信息和发育潜能。CGH 技术和 SNP 芯片技术在 PGD/PGS 的应用,使得胚胎检测的分辨率更高,检测范围更广,提高了 PGD/PGS 的准确性和可靠性,提高了辅助生殖患者的妊娠率,有效避免出生缺陷。近年来,发展迅猛的二代测序技术也逐渐应用于辅助生殖领域,进行单基因病和染色体病的 PGD,同时进行生育遗传缺陷高风险患者的 PGS 检测,大大提高了 PGD/PGS 检测的通量,降低了检测成本。随着检测技术的发展,PGD/PGS 能够检测的遗传病种类逐渐增多,检测分辨率和准确性逐渐提高,在辅助生殖领域将为更多患者提高妊娠率,避免出生缺陷做出贡献。

二、PGD/PGS 的适应证

(一)PGD 适应证

1. 染色体病

染色体病是指染色体结构和数目的异常。染色体数目异常和非平衡的结构异常通常会造成患者严重的表型,例如智力障碍、发育迟缓等,甚至致死性疾病。平衡性的结构异常,主要包括染色体平衡易位、罗氏易位、倒位或插入,这些患者由于遗传物质并没有缺乏或增多,通常不会产生表型。但是在生育时,染色体平衡易位、罗氏易位、倒位或插入携带者会产生非平衡的精子和卵子,从而造成子代的染色体异常,包括染色体三体或单体,染色体部分缺失或重复等,引起患者反复流产或生育染色体缺陷患儿。通过 PGD 技术可对胚胎染色体进行检测,以解决患者的生育问题。

2. 单基因病

单基因病是指由于单个基因发生变异而引起的遗传病。人类基因组约含有 2 万个基因,目前明确致病基因的单基因病种类约 6 000 种,涉及身体的各个器官,某些单基因病甚至致残、致畸、致死。根据其遗传方式的不同,主要分为常染色体显性遗传病、常染色体隐性遗传病、X 连锁隐性遗传病、X 连锁显性遗传病和 Y 连锁遗传病。对于基因诊断明确单基因病患者和携带者,可利用产前诊断和 PGD 技术进行预防检测,避免单基因病患儿的出生。

(二)PGS 适应证

1. 高龄

女性随着年龄的增大,卵子中线粒体功能减退,过氧化物增多,卵子纺锤体功能异常,从而导致卵子染色体的异常。研究表明,高龄女性,尤其 35 岁后,卵子出现非整倍体的概率显著增加。高龄女性无论在自然受孕还是通过辅助生殖技术助孕,其妊娠率降低,流产率升高,与高龄女性的卵子染色体异常密切相关。应用 PGS 技术对高龄女性的胚胎进行非整倍体筛查,减少其移植异常胚胎的概率,可有效提高高龄女性的妊娠率,降低流产率。

2. 复发性流产

自然流产占到全部妊娠的 10%～15%,其中复发性流产是指连续发生 3 次或 3 次以上的自然流产,占全部妊娠的 1%。其中 80% 为发生在 12 周内的早期流产。其病因主要包括遗传因素、内分泌因素、解剖因素、感染因素、免疫因素等。通过对流产胎儿组织进行染色体检测发现,50%～60% 的自然流产组织存在染色体的异常。因此,在辅助生殖技术中,对于曾发生流产胎儿染色体异常的复发性流产患者,对其胚胎进行植入前遗传学筛查是非常必要的。

3. 反复 IVF-ET 种植失败

反复种植失败是指患者连续经过多次的胚胎移植均未临床妊娠。反复种植失败的定义目前没有统一的标准,一般认为连续 3 次有 1～2 个高质量胚胎的移植周期而不能获得妊娠,就可以诊断为反复种植失败。影响胚胎成功种植的因素可以体现在子宫和胚胎两方面。有些因素可能影响配子或者胚胎的发育而导致种植失败;有些因素可能直接或者间接影响子宫内膜的微环境而影响胚胎种植;而有些因素可能同时影响了胚胎的质量及子宫内膜的容受性而造成反复种植失败。对于胚胎因素而言,主要表现在高龄女性中较差的卵子质量而引起的胚胎染色体非整倍体。对于这类患者可应用 PGS 技术对胚胎进行筛查,选择发育较好的整倍体胚胎进行移植,以提高妊娠率。

4. HLA 配型

对于胚胎的 HLA 配型检测来讲,不是严格意义上胚胎植入前遗传学筛查。其应用主要是针对曾生育严重血液性疾病患儿的夫妇,患儿需要骨髓移植进行治疗,但是配型匹配的骨髓供体较难寻找。该类夫妇再生育时,可以选择对胚胎进行 HLA 配型的检测,选择与患儿配型匹配的胚胎进行移植,获得妊娠,从而治疗患儿。HLA 配型的植入前遗传学检测目前应用不多,同时也面临着伦理问题,例如 HLA 不匹配的胚胎废弃问题等。

三、PGD/PGS 的意义

出生缺陷是指婴儿先天性的身体结构、功能或代谢异常。出生缺陷可由染色体畸变、基因突变等遗传因素或环境因素引起,也可由这两种因素交互作用所致,通常包括先天畸形、染色体异常、遗传代谢性疾病、智力障碍等。

中国是人口大国,也是出生缺陷高发国家。据世界卫生组织估计,全球低收入国家的出生缺陷发生率为 6.42%,中等收入国家为 5.57%,高收入国家为 4.72%。我国出生缺陷发生率与世界中等收入国家的平均水平接近,但是我国人口基数大,每年新增出生缺陷患儿数量庞大。

出生缺陷是导致早期流产、死胎、围产儿死亡、婴幼儿死亡和先天残疾的主要原因。对于由遗传性因素导致的出生缺陷,例如染色体异常和单基因病,PGD/PGS是一种更早期的产前诊断方法和预防手段,可有效避免染色体病和单基因病患儿的出生,阻断遗传性疾病的垂直传递,减少人口群体的遗传负荷,减少因遗传异常妊娠而采取的人工流产终止妊娠,减轻患者的身心痛苦。通过PGD/PGS对胚胎的检测,选择遗传物质正常的胚胎植入子宫,有助于提高辅助生殖技术的妊娠率,降低流产率,从而达到优生优育的目的。

第二节　活　　检

一、活检前的准备

(一)囊胚培养皿的制备

配制囊胚培养液,放于四孔皿内,盖以矿物油,每个孔上标注阿拉伯数字序号,对应活检后相应的胚胎或囊胚,37℃、6％CO_2培养箱过夜平衡。如图5-1所示。

注意:为防止活检后胚胎晃动引起位置交叉,在制备囊胚培养皿时,应该用每个胚胎可以单独隔离放置的培养皿,如四孔皿。

用途:胚胎活检时,用于活检后胚胎的囊胚培养;囊胚活检时,用于活检后囊胚冷冻前的保存。

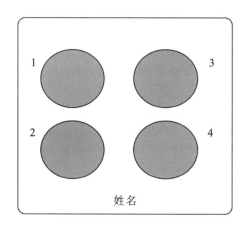

图 5-1　囊胚培养皿的制备

(二)无 Ca^{2+}/Mg^{2+} Hepes 培养液制备

用无 Ca^{2+}/Mg^{2+} Hepes 培养液在 Falcon3001 培养皿中制成 4 个 20～25μl 小微滴,盖以矿物油,每个微滴应标明序号,每个微滴可供放置一枚待活检胚胎,将做好的培养皿放于 37℃、不通 CO_2 气体的培养箱内过夜平衡。如图5-2所示。

用途:胚胎活检前使用,减少卵裂球之间的粘连。

(三)活检皿的制备

在每个 Falcon1006 皿内用配子体外操作液制上下两排微滴,上排 3 个,下排 3 个,标上序号,中间用 PVP 制 1 个小微滴,盖上矿物油,根据可供活检的胚胎数做相同的 Falcon1006 皿,1 个 Falcon1006 皿内同时放 2 个活检胚胎,将制好的活检皿放入 37℃、不通 CO_2 气体的培养箱内过夜平衡。如图 5-3 所示。

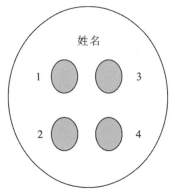

图 5-2　无 Ca^{2+}/Mg^{2+} Hepes 培养液制备

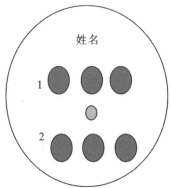

图 5-3　活检皿的制备

(四)卵裂球皿的制备

在每个 Falcon3001 皿用配子体外操作液制成 4 个小微滴,标上序号,盖上矿物油,用于放置活检胚胎的卵裂球,每滴一个。皿盖也相应标注患者姓名与序号。

将制好的卵裂球皿放入 37℃、不通 CO_2 气体的培养箱内过夜平衡。

(五)吸管的准备和 PCR 管的准备

由于活检后的卵裂球或者外胚滋养层细胞比较小,因此往 PCR 管中进行转移时一般用口径较细的拨卵针(如 135 μm),每转移完一个样本更换一只拨卵针。进行扩增用的 PCR 管的盖子上用记号笔标记患者的姓名及活检胚胎的序号。

(六)打孔

透明带打孔方法主要有机械法、化学法和激光法。

(1)机械法:机械法是通过显微操作针在透明带上做一个"一"形或"十"形切口,机械法打孔可以精确地控制透明带破口的部位和大小,同时会在透明带上形成一个活瓣,通常打孔结束后活瓣自动关闭,这样可以为胚胎创造一个相对稳定的培养环境,利于胚胎的继续发育。但操作过程中容易使胚胎受到挤压变形,导致胚胎细胞内压增大,打孔效果不好,同时此法对操作者技术要求高,且胚胎需要在培养箱外暴露时间长,对胚胎发育不利。

(2)化学法:化学法主要是喷酸降解透明带糖蛋白基质来进行打孔,但在实际操作中处理胚胎的时间难以控制。而且由于化学产生的开口为缺损型开口,容易造成卵裂球脱出。此外该法易造成卵母细胞的溶解、损伤并影响纺锤体的形成,还会影响胚胎发育潜能及影响胚胎局部的 pH 值,因而现已很少使用。

(3)激光法：激光法通常采用非接触式激光，通过水或者透明带人分子部分位点吸收激光能量产生热效应，使透明带基质发热溶解，达到打孔目的。激光打孔避免了机械法的损伤，也避免了化学法中酸性物质对胚胎的毒副作用，同时此法快捷、方便、安全，是目前进行打孔的主要方法。但是激光作为强烈的光束，其热效应可能对卵子或胚胎的进一步发育有潜在的影响。

以下为激光法打孔的具体操作过程。

(1)极体活检打孔(图5-4)：用固定针将卵子固定，将极体位置调整至11点或12点钟位置，激光打孔，使透明带缺口位于2点钟处。

(2)胚胎活检打孔(图5-5)：将胚胎置于事先制备好的活检皿内，选择卵裂球与透明带之间有空隙、卵裂球核明显处的透明带，用OCTAX激光软件系统行激光打孔，孔径以能吸取卵裂球为准，透明带上的孔要尽量打透，以免影响卵裂球的吸取。箭头所示为打孔位置。

(3)囊胚活检打孔(图5-6)：第3天或第4天用OCTAX激光软件系统在胚胎的透明带上打一小孔，孔径以一个连续的细线最好，直径要小，透明带尽量打透。箭头所示为打孔位置。

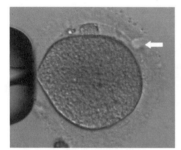 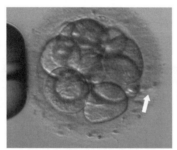 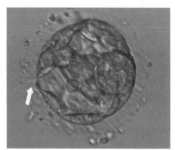

图5-4　极体活检打孔(200×)　　图5-5　胚胎活检打孔(200×)　　图5-6　囊胚活检打孔(200×)

二、活检材料

目前活检的材料主要有极体、卵裂球和囊胚的外胚滋养层细胞。

(一)极体的活检

主要在第1天活检第一极体，第2天活检第二极体，其优势在于取材方便，可间接推断染色体结构和数目是否异常，相对比较安全，极体的移除不减少胚胎的遗传物质，不影响受精，对胚胎发育潜能影响较小，诊断的时间充足，可进行鲜胚移植，但极体体积很小，容易降解，因而活检操作比较困难，且极体诊断仅用于母源性疾病。

(二)卵裂球的活检

主要在第3天进行，是临床上常用的PGD活检方法，与极体活检相比，该方法能够反映父母双方的遗传信息或单基因疾病，且活检效率较高，其优势还在于可选择的胚胎多，可进行鲜胚移植，但单个卵裂球并不能代表整个胚胎的情况，存在嵌合体的风险，因而可能会导致漏诊或者异常胚胎的移植。

(三)囊胚滋养层细胞的活检

主要在第 5 天、第 6 天进行,其优势在于嵌合比例低,准确性高,移植胚胎着床率高,且滋养层细胞活检操作比极体和卵裂球活检更简单,但因囊胚形成率的问题,限制了进行 PGD 诊断的胚胎数,且需要冷冻后解冻移植。近年来,随着玻璃化冷冻技术的开展,囊胚活检逐渐成为趋势。

三、活检方法

目前活检的方法主要有吸出法、挤压法、疝成形法。

(一)吸出法

在透明带上打孔以后,用活检针将极体或者卵裂球或者囊胚滋养外胚层细胞吸出,此方法为临床上最为广泛应用的方法。

(二)挤压法

指先在透明带上打一小孔,然后从另外一个位置插入微吸管,轻轻推注培养液,由于胚胎内压力增加,使卵裂球从开口处挤压出来,此法主要用于极体和卵裂球的活检。

(三)疝形成法

此法主要用于囊胚滋养外胚层细胞的活检,在透明带上打一小口,囊胚在培养过程中,由于囊腔压力的增加,使部分滋养外胚层细胞孵出,即疝的形成。

四、不同活检材料的活检方法及注意事项

(一)极体活检

极体活检方法主要分为两类:序贯活检和一步法活检。序贯活检是分别在显微受精时和受精后 18~22 h 时取出 1PB 和 2PB。一步法是在受精后同时吸出 1PB 和 2PB,一步法省时并减少卵细胞暴露于显微操作的时间及相关损伤,但原核期的 1PB 往往已降解。不同遗传学检测方法获取极体时应选用不同的策略。通常 FISH 法可用一步法极体活检,而 PCR 法则用序贯法活检。为更好区分第一、第二极体,一般在第 1 天活检第一极体,第 2 天活检第二极体。研究认为,对于第一极体活检,卵母细胞取出后 6 h 是最佳活检时间,此时极体染色体停留在分裂中期,有利于得到正确的染色体核型,活检时间越晚,停留于分裂中期的极体数目越少。

极体活检时一般选用内径约为 15 μm 的平口活检针进行活检。活检时将胚胎活检皿置于倒置显微镜的载物台上,用固定针将卵子固定,将极体位置调整至 11 点或 12 点钟位置,激光打孔,使透明带缺口位于 2 点钟处,活检针从打孔处进入,轻轻吸出极体。

活检后的极体若用 FISH 方法进行诊断,则将活检后的极体转移至干净的卵裂球皿,以便进一步的转移及固定。若用全基因组扩增的方法进行诊断,则可将活检后的卵子移走,极体暂时留在活检皿中,待活检结束后可将极体按序号转移至放有裂解液或者 PBS 的 PCR 管中。

极体活检注意事项:极体的形态可分为 3 级。Ⅰ级:极体圆或椭圆形,光滑平整;Ⅱ级:极体完整,表面粗糙;Ⅲ级:极体不完整。极体的形态影响极体的活检,尤其对于不完整的极体,应避免活检时碎裂极体的残留而影响诊断。活检时机也很重要,第一极体活检,一般在

卵母细胞取出后 6 h,第二极体活检,可在受精后 24 h 内进行。

(二)卵裂球活检

将胚胎活检皿置于倒置显微镜的载物台上,用固定针将胚胎固定,用活检针轻轻拨动胚胎,将透明带上有孔的地方调至 3 点钟左右位置(即活检针位置处),将活检针移近孔,轻轻地吸,卵裂球向活检针移动,边吸卵裂球边退活检针,直至卵裂球完全吸出,将吸取针从胚胎旁移开,轻轻排出卵裂球,检查核,拍照片。在胚胎活检记录上详细记录活检时间、胚胎序号、胚胎级别、活检卵裂球数目、活检后的卵裂球是否完整、核是否明显。活检后卵裂球的存放与活检后极体的存放相同。

卵裂球活检注意事项:ICSI 去颗粒细胞时,尽量将颗粒细胞去除干净,以免影响结果分析;活检过程中若卵裂球吸取困难,则将活检针轻轻地上下移动,使卵裂球松散,小心确保卵裂球黏附在吸取针上。若一个卵裂球在活检期间溶解,必须换活检针以降低污染的危险。一旦活检完成,胚胎立即放入事先制备好的放有囊胚培养液的四孔皿内,核对好序号,避免混淆。活检好的卵裂球留在活检皿中等待植入前遗传学诊断实验室工作人员转移并需要有培养室工作人员进行核对。6~8 细胞期胚胎可以吸取 1~2 个卵裂球,6 细胞期以下胚胎吸取 1 个卵裂球。

卵裂球活检过程如下(图 5-7~图 5-12)。

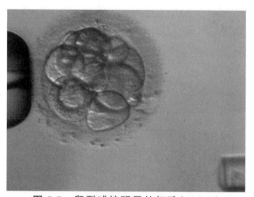

图 5-7　卵裂球核明显处打孔(200×)

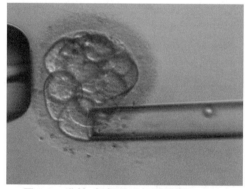

图 5-8　进针,轻轻吸目标卵裂球(200×)

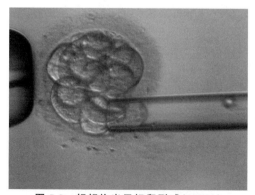

图 5-9　轻轻拖出目标卵裂球(200×)

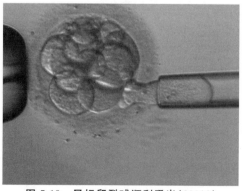

图 5-10　目标卵裂球顺利吸出(200×)

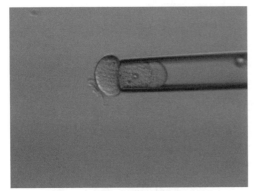

图 5-11 轻柔吐出卵裂球(200×)

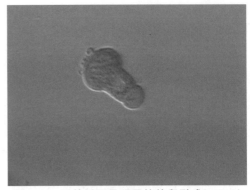

图 5-12 活检后可见明显核的卵裂球(200×)

(三)囊胚滋养外胚层细胞活检

将活检皿置于倒置显微镜的载物台上,用固定针将囊胚固定,用活检针轻轻拨动囊胚,将有滋养外胚层孵出的地方调至 3 点钟位置(即活检针位置处),将活检针移近孵出的滋养外胚层细胞并吸紧,同时用 OCTAX 激光软件激光切割滋养外胚层细胞之间的连接,直至完全吸出,将活检针从囊胚旁移开,轻轻排出滋养层细胞,检查核,拍照片。将活检后的囊胚迅速按序号转移至四孔板,放入 37℃、6% CO_2 培养箱等待冷冻。四孔板囊胚数字标号必须与活检皿编号一致。活检后的滋养层细胞留在活检皿中,并将活检皿放入 37℃、不通 CO_2 气体的培养箱,等待植入前遗传学诊断实验室工作人员转移活检的外胚滋养层细胞,转移外胚滋养层时,必须有培养室工作人员进行核对。在囊胚活检记录上详细记录活检时间、囊胚序号、原胚胎编号、囊胚级别、活检细胞数目、活检后的细胞是否完整、核是否明显。一般囊胚活检后多做全基因组扩增,因此滋养外胚层细胞活检后,应将囊胚尽快移至囊胚培养皿中待进一步冷冻,滋养层细胞可暂时留在活检皿中,待全部活检结束后将滋养层细胞按序号一一对应装入有裂解液或者 PBS 的 PCR 管中。

囊胚滋养外胚层细胞活检注意事项:活检过程中若内细胞团从打孔的地方孵出,可将内细胞团部分轻轻推进囊腔,并将其转离打孔位置;活检过程中,若有细胞溶解或黏着在活检针上,必须换活检针以降低污染;活检过程中不要吸取碎片或者未融合入囊胚的卵裂球,以避免误诊;活检过程激光能量不宜太大,若细胞组织不易断开,可将囊胚松开,活检针吸紧活检细胞去持卵针上进行剐蹭来割断细胞组织。

囊胚滋养外胚层细胞活检过程如下(图 5-13～图 5-18)。

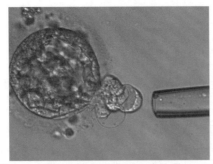

图 5-13 调整好孵出滋养层细胞位置(200×)

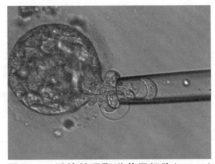

图 5-14 活检针吸取滋养层细胞(200×)

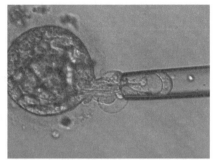

图 5-15 拉紧滋养层细胞,增加张力(200×)

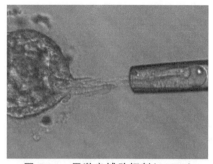

图 5-16 用激光辅助切割(200×)

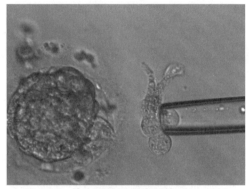

图 5-17 检查活检下细胞核情况(200×)

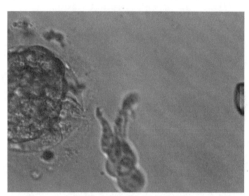

图 5-18 轻轻吐出活检好的细胞(200×)

五、活检后囊胚冷冻

由于囊胚活检后其诊断需要一定的时间,所以囊胚活检后需将所活检的所有囊胚进行冷冻。囊胚滋养外胚层细胞的活检,需提前在透明带上打一小孔,因而囊胚腔并不能充分扩张,因此对于囊胚冷冻标准相对可以更早期一些,华中科技大学同济医学院生殖医学中心一般冷冻 2BC 以上的囊胚。由于冷冻的囊胚有正常信号的,也有非正常信号的,所以每冷冻一个囊胚必须与活检时囊胚及送检的滋养外胚层细胞的编号绝对一致,否则会导致诊断或者是冷冻囊胚编号的错误,从而导致误诊。具体操作过程如下:在进行冷冻前需按活检的囊胚顺序在胚胎冷冻解冻记录本上依次编写 1 号囊胚、2 号囊胚、3 号囊胚……并记录囊胚级别,冷冻前编冷冻载杆时一个囊胚一杆,冷冻标签上注明患者姓名、病例号、第几号囊胚、冷冻日期;在进行冷冻时,每次冷冻一个囊胚,就在冷冻皿上注明患者姓名、病例号、第几号囊胚,严格与冷冻载杆一一对应。待活检信号出来后,在冷冻解冻记录本上每个囊胚后面注明囊胚是否正常,如果异常就废弃,正常则等待解冻。

活检后囊胚冷冻注意事项:为增加胚胎的可回溯性,在囊胚活检记录表上应记录所活检囊胚的原胚胎编号。冷冻前不需要再进行人工皱缩;冷冻时严格双人核对,绝对做到活检后培养皿上囊胚序号与冷冻皿上囊胚序号及冷冻载杆上囊胚序号一一对应。

第三节　活检物 DNA 扩增方法

胚胎植入前遗传学诊断/筛查(PGD/PGS)可以有效避免植入患有某种遗传缺陷的胚胎,从而预防出生缺陷,达到优生优育的目的。但是,由于胚胎本身细胞局限性,能够用于遗传检测的细胞较少。对于卵裂球活检,仅可活检1~2个卵裂球进行分析检测;对于囊胚期滋养外胚层活检,也仅可活检 3~5 个细胞进行分析检测。由于原始活检细胞 DNA 样本量太少,而不能适用于 DNA 芯片技术和二代测序技术等高通量分析方法。全基因组扩增技术(whole genome amplification,WGA)的出现和发展,使得单细胞或微量细胞的基因组 DNA 大量扩增,从而提供足够量的 DNA 样本进行下游分析,促进了 DNA 芯片技术和二代测序技术在 PGD/PGS 领域的应用,为染色体异常患者和致病基因携带患者的胚胎进行全染色体分析检测和致病基因位点突变检测,以及连锁分析提供强有力的支持。基于方法和原理的不同,全基因组扩增技术也在不断地发展和进步。

一、引物延伸预扩增法

引物延伸预扩增法(primer extension preamplification,PEP)是于 1992 年基于 PCR 技术发展而来的全基因组扩增技术。其主要原理是使用 15 个碱基的随机引物在 37℃ 的低退火温度下进行较长时间的退火,然后缓慢升温至 55℃ 进行长时间的引物延伸,如此反复多个循环。如图 5-19 所示。在 PEP 技术发展过程中,研究者对其进行了一定的改进,包括对模板 DNA 的提取方法、反应循环条件的优化及高保真聚合酶的使用等,可以获得较好的扩增产物用于后续的分析检测。但是由于引物延伸预扩增法使用的引物为随机引物,并且 PCR 扩增参数不严格,可能导致全基因组扩增产物存在扩增偏倚。

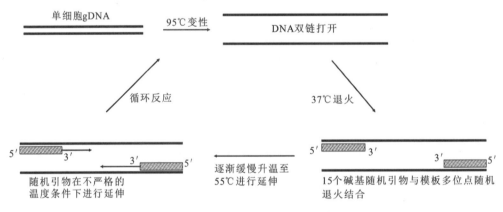

图 5-19　引物延伸预扩增原理示意图

二、简并寡核苷酸引物 PCR

简并寡核苷酸引物 PCR(degenerate oligonucleotide primed PCR,DOP-PCR)与引物延

伸预扩增法类似,也是 1992 年基于 PCR 技术发展而来的全基因组扩增技术。与普通 PCR 技术不同的是,普通 PCR 中的引物是针对已知的核苷酸序列设计的两条特异的引物,简并寡核苷酸引物 PCR 则是根据氨基酸密码子存在简并性设计两组带有一定简并性的引物库,从而扩增出未知的核苷酸序列。如图 5-20 所示。简并引物库是由一组引物构成的,这些引物有很多相同碱基,在序列的多个位置也有不同的碱基,这样才能和基因组多个位点的同源序列发生退火,以实现模板的扩增。DOP-PCR 以部分简并性的寡聚核苷酸作为引物,即 5′-CGACTCGAGNNNNNNATGTGG-3′,序列中间部分含有 6 个随机碱基,3′端的 ATGT-GG 序列是一种在基因组 DNA 中出现频率极高的 DNA 短序列,在低的退火温度下能引导引物与大多数基因组位点相结合,中间 6 个随机碱基加固引物与 gDNA 的结合,5′端的 CGACTCGAG 序列则主要修饰延伸产物末端。DOP-PCR 全基因组扩增反应分两步进行,在开始的 3~5 个循环使用 30℃低退火温度,使引物能够随机退火连接到全基因组的多个位点并延伸,产物片段两端分别是引物的 5′端 CGACTCGAG 序列和其互补序列,类似于产物两端添加了引物的接头;随后继续进行 25~35 个严格的 PCR 循环,退火温度使用较高的 62℃,引物进行特异性的连接延伸,从而均匀扩增整个基因组 DNA。DOP-PCR 相对于 PEP 法,使用了更为严格的 PCR 反应条件,但是引物与模板之间低温退火结合的不稳定性,以及

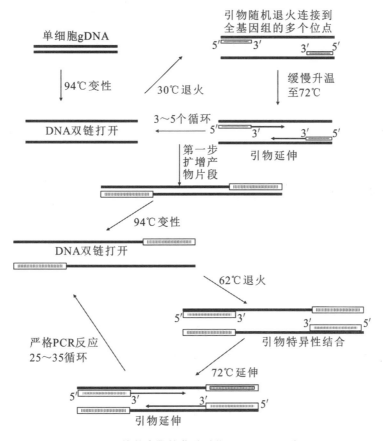

图 5-20　简并寡聚核苷酸引物 PCR 原理示意图

引物之间的相互作用,仍可能导致较低的扩增效率和较高的扩增错误率。

三、连接介导 PCR

连接介导 PCR(ligation-mediated PCR,LM-PCR)是指首先在 DNA 片段两端加上接头,以接头为引物结合位点进行 PCR 反应扩增的全基因组扩增方法。连接介导 PCR 实现全基因组扩增需要 3 个步骤。①单细胞基因组 DNA 片段化处理:使用物理方法或限制性内切酶酶切模板 DNA,将模板 DNA 打断为适合 PCR 扩增的片段。②片段化模板 DNA 连接接头:根据模板 DNA 片段类型,设计与之相匹配的接头,在 DNA 连接酶的作用下与模板 DNA 片段两端连接,接头中包括一段通用引物序列,可以作为下一步 PCR 反应扩增引物的结合位点。③全基因组扩增 PCR:连接上接头的模板 DNA 片段两端包括了通用引物结合位点,利用通用引物进行 PCR 扩增,可将模板 DNA 片段大量扩增。如图 5-21 所示。连接介导 PCR 全基因组扩增的优点是扩增效率极高,缺点是操作步骤比较烦琐,对于 GC 含量较高的 DNA 序列可能会出现扩增偏倚,并且在 DNA 片段化过程中,由于片段断端产生了相同的黏性末端或平末端,在接头连接过程中,可能会发生片段之间的自连接而产生较长的片段,导致扩增失败。

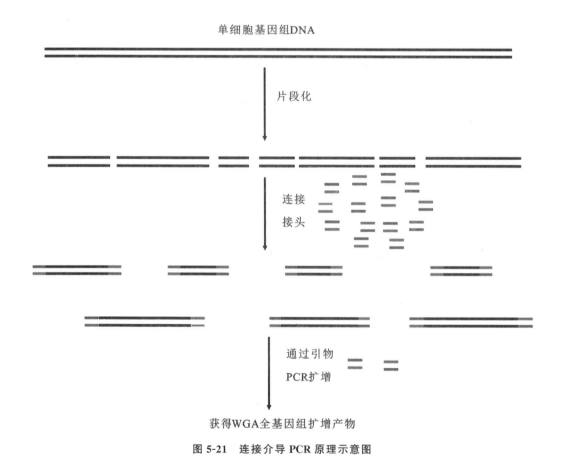

图 5-21 连接介导 PCR 原理示意图

四、多重置换全基因组扩增

多重置换扩增（multiple displacement amplification，MDA）是基于恒温和环状滚动扩增方法而发明的一种链置换扩增技术。MDA 基本原理为使用经过硫代磷酸修饰的六核苷酸随机引物，该随机引物具有抗核酸内切酶活性，可在多个位点与基因组模板 DNA 退火结合，在恒温 30℃ 下，在具有强链置换活性的 phi29 DNA 聚合酶作用下，在多个位点同时发生链置换扩增反应，被置换出的新的 DNA 链又成为模板进行扩增，从而扩增出大量的 DNA。如图 5-22 所示。MDA 扩增主要依赖于 phi29 DNA 聚合酶，其在恒温 30℃ 条件下，具有很强的 DNA 模板结合能力和高效的持续合成能力，因此 MDA 具有较高的扩增效率和较长的扩增产物，MDA 扩增产物平均长度大于 10kb；同时，phi29 DNA 聚合酶具有 3′-5′ 核酸外切酶校读活性，能够将 DNA 合成的错配率降至 $10^{-6} \sim 10^{-7}$，保证 MDA 扩增的高保真性。MDA 具有扩增产量高、扩增产物片段长、扩增特异性高、扩增产物高保真性、扩增效率高、扩增基因组覆盖度高，以及操作简单等优点，使其成为目前使用较为广泛的全基因组扩增方法。

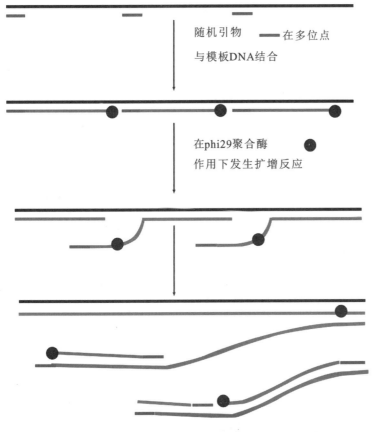

随机引物 ——在多位点
与模板DNA结合

在phi29聚合酶
作用下发生扩增反应

在phi29聚合酶
作用下发生链置换
扩增反应

图 5-22　多重置换扩增原理示意图

五、基于引物酶的全基因组扩增

基于引物酶的全基因组扩增（primase-based whole genome amplification，pWGA）是由 T7 细菌噬菌体核酸复制演化而来的一种恒温全基因组扩增方法。扩增过程中所需的 T7gp4 蛋白同时发挥引物酶和解旋酶的作用，蛋白的 N 端发挥引物酶的作用，可以特异性识别 3′-CTGG (G/T)-5′和 3′-CTGTG-5′并产生短 RNA 作为扩增引物；蛋白的 C 端可以利用 dTTP 水解产生的能量将 DNA 双链解旋，发挥解旋酶的作用。引物合成后在 T7 DNA 聚合酶全酶的作用下进行扩增反应，在解旋酶/引物酶、聚合酶与 T7gp2.5 基因编码的单链 DNA 结合蛋白结合解旋的单链 DNA 共同参与下完成整个全基因组扩增过程。如图 5-23 所示。除了上述参与反应的几种蛋白酶外，反应还需要 ATP 生成系统的核苷二磷酸激酶、无机焦磷酸酶、肌酸激酶和磷酸激酶，以提高扩增效率。与其他全基因组扩增方法相比，pWGA 扩增仅需要 1 h 即可完成反应，但是反应需要较多的蛋白（酶）和试剂组合而限制了其推广应用。

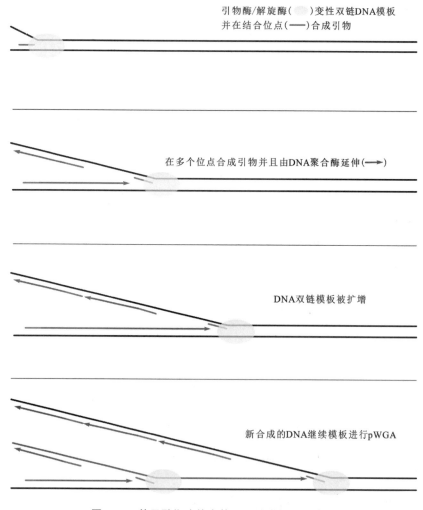

图 5-23　基于引物酶的全基因组扩增原理示意图

六、多次退火环状循环扩增技术

2012 年底，*Science* 杂志连续发表了 2 篇美国国家科学院院士谢晓亮教授团队研发的一种新的 WGA 方法，并利用这种方法进行单细胞测序研究的文章。文章阐述了一种全新的 WGA 方法——多次退火环状循环扩增技术(multiple annealing and looping-based amplification cycles，MALBAC)，并应用 MALBAC 实现了单细胞水平的单核苷酸变异(SNVs)和拷贝数变异(CNVs)的检测。MALBAC 同时利用了 MDA 和 PCR 的特点，使用 35nt 的引物进行扩增，该 35nt 引物包括一段固定的 27nt 的通用引物序列和 8nt 随机引物序列。在 0℃时 8nt 随机引物序列可与模板退火结合，梯度升温至 65℃后，在具有链置换活性的 DNA 聚合酶作用下发生链置换聚合反应，产生一系列长度不等(0.5～1.5 kb)的半扩增子(semi-amplicons)，在 94℃变性、0℃退火和 65℃延伸循环后，上一循环中半扩增子形成了两端具有互补序列(27nt)的全扩增子，随后当温度降至 58℃时，全扩增子两端的互补序列可互补形成环状结构，以避免引物与其结合，使得全扩增子扩增而导致不均衡扩增，从而可以很大程度上保证引物以原始 DNA 为模板进行线性扩增。经过 5 个线性扩增循环后，可获得数量可观的全扩增子，并作为下一步 PCR 反应的模板，以 27nt 通用引物序列为引物进行指数 PCR 反应，从而实现对整个基因组高效均衡的扩增，获得大量的全基因组扩增产物。如图 5-24 所示。MALBAC 对单细胞全基因组扩增后表现出了很好的覆盖率和均衡性，但是对单细胞基因型分析时，与 MDA 比较，存在较高的假阳性率。MALBAC 结合 NGS 技术在肿瘤检测和胚胎植入前遗传学诊断等领域有着广阔的应用前景。

综上所述，DNA 芯片技术(aCGH、SNP 芯片)和单细胞测序技术的发展大大促进了基因组变异研究领域的进展，在胚胎植入前遗传学诊断领域对单细胞基因组的检测，关键在于对单细胞基因组的全基因组扩增，需要根据检测需求的不同情况和不同全基因组扩增方法的特点，选择适合检测需求和检测平台的全基因组扩增方法。

第四节　遗传学诊断技术

胚胎植入前遗传学诊断是辅助生殖技术领域中的新兴技术，用于对植入前的胚胎进行遗传学检测。1990 年，Handyside 等通过胚胎活检和单细胞分析首次完成了针对体外受精中植入前胚胎的遗传学检测。随着遗传学分析技术的发展，包括 FISH、微阵列技术和二代测序技术的出现，胚胎植入前遗传学检测技术也在不断地发展和完善，新技术的出现也为胚胎植入前遗传学诊断技术的发展带来了机遇和挑战。

一、FISH 技术

荧光原位杂交(fluorescence in situ hybridization，FISH)技术是用荧光标记的 DNA 探针在变性后与已变性的靶核酸序列在退火温度下复性杂交，再通过荧光显微镜观察杂交的荧光信号，可在不改变分析对象(即维持其原位)的前提下对靶核酸进行分析。FISH 技术是一种具有

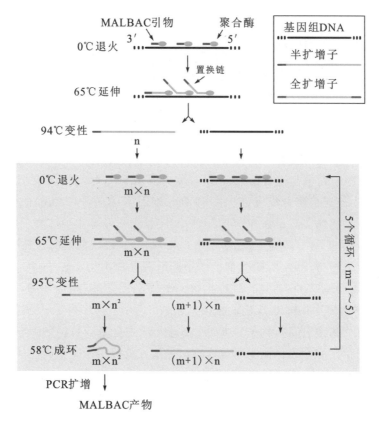

图 5-24　多次退火环状循环扩增技术

特殊用途的原位杂交技术,可用于性别诊断、染色体非整倍体诊断、染色体结构异常诊断、基因定位、间期细胞遗传学及肿瘤遗传学方面的研究。为了扩大 FISH 的应用范围,在单色 FISH 技术的基础上发展了多色 FISH 技术,即采用两种以上不同颜色的荧光标记的 DNA 探针,与靶细胞中染色体或间期细胞核杂交后,用相应的免疫荧光技术(IFT)对杂交信号进行放大和检测,通过不同的滤光片组合或特异的一种滤光片观察,杂交信号呈不同颜色。

运用 FISH 技术对胚胎进行 PGD,主要应用于性连锁疾病和染色体疾病的诊断,防止遗传疾病的发生,具有重要临床价值和深远的社会意义,对出生缺陷干预工程也有巨大的贡献。虽然 FISH 技术操作相对简单,无须 DNA 扩增,但是 FISH 可以检测的染色体条数有限(最多 10～12 条),需要根据待检测的染色体选择不同的探针,而且有时信号判断困难。FISH 技术进行 PGD 时受时间和卵裂球数目的限制,用单卵裂球进行 FISH 时,3% 的卵裂球会没有信号及出现 5% 的错误结果。如图 5-25 所示。近年来,FISH 技术逐渐被基因芯片技术和二代测序(next generation sequencing,NGS)技术所取代。

二、array CGH 技术

比较基因组杂交(CGH)是 20 世纪 90 年代在荧光原位杂交(FISH)技术基础上发展而来的分子细胞遗传学检测技术,CGH 基本原理是使用 2 种不同荧光信号标记正常对照

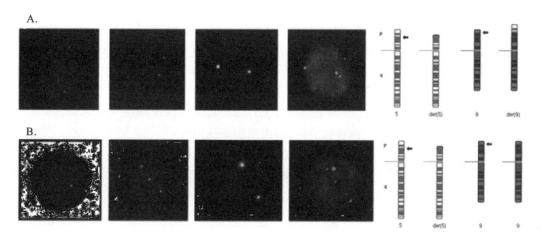

图 5-25 46,XY,t(5;9)(p14.3;p24.1)患者 D3 胚胎卵裂球 FISH 检测信号

红色信号为 5p14.3→5pter 区域内探针;绿色信号为 9p24.1→9pter 区域内探针;蓝色信号为 9p24.1→9pter 区域内着丝粒探针;其中 A 图为正常或平衡易位携带者信号胚胎,B 图为红色信号缺失,即 5p14.3→5pter 区域缺失胚胎。

DNA 和待检测 DNA,将标记好的待测 DNA 与对照 DNA 等量混合,与正常的有丝分裂中期染色体进行竞争性杂交,通过检测中期染色体上 2 种不同荧光信号的相对强度来确定待测 DNA 拷贝的增加或缺失。CGH 不需要制备特异区域探针,待测细胞直接抽提 DNA 无须培养,可在整条染色体或染色体区带水平对基因组 DNA 序列拷贝数变异进行检测,可检测出三体、单体或染色体较大亚区拷贝数变异。

随着分子生物学技术的发展,微阵列比较基因组杂交技术(array CGH)应运而生,array CGH 技术是将基因芯片技术和 CGH 相结合而发展起来,并随之取代传统 CGH 而得到更广泛应用。array CGH 技术使用微阵列取代传统 CGH 的中期分裂象,将使用不同荧光标记的待测 DNA 和参照 DNA 等量混合并竞争性地与微阵列上的短片段靶序列探针杂交,通过微阵列扫描仪检测微阵列上 2 种荧光信号的相对强度,从而检测 DNA 拷贝数的增加或缺失。array CGH 技术为基因组疾病研究和遗传病诊断提供了一个高通量、高分辨率的分子细胞遗传学平台。array CGH 技术可检测染色体非整倍体,微缺失或微重复,以及亚端粒或其他不平衡的染色体 CNV 变异,具有分辨率高、操作简便、重复性好、自动化程度高等优势,可应用于临床疾病诊断、产前诊断和胚胎植入前遗传学诊断。

在应用中,array CGH 技术也存在一些局限。由于多倍体没有染色体片段间的非平衡数量变化,所以 array CGH 无法检测出多倍体,尤其是三倍体。array CGH 也无法检测染色体片段平衡易位或染色体片段倒位等 DNA 拷贝无数量变化的变异。

三、SNP array

单核苷酸多态性(single nucleotide polymorphism,SNP)是指基因组 DNA 序列同一位点上的单核苷酸存在差异。一般而言,这种变异频率大于 1% 的单核苷酸变异称为单核苷酸多态性(SNP)。在人类基因组中大概每 1 000 个碱基就有 1 个 SNP,人类基因组上存在的 SNP 位点超过 1 000 万个。

微阵列(microarray)是指固定在固相载体上的按特定排列方式排列的大量 DNA 探针

序列的基因芯片。这些 DNA 探针由微阵列器或机器人点样于尼龙膜或硅晶片上,制备成基因芯片,其原理仍然是核酸杂交理论,检测的样本 DNA 与 DNA 微阵列进行杂交、延伸反应,随后将芯片上未互补结合反应的片段洗去,再对基因芯片进行激光共聚焦扫描,通过一定的数据处理分析软件,可以将不同的荧光信号强度转化成不同基因的丰度,最后推算出待测样品中各种基因的信息。SNP array 是应用已知的核苷酸序列作为探针与待测 DNA 序列进行杂交,通过对信号的检测进行定性与定量分析。因此,相比较传统的单细胞诊断方法,SNP array 技术属于高通量的检查方法,具有更多的优点。

与 FISH 技术相比,SNP array 技术可以同时检测 23 对数目或结构异常的染色体,且较 FISH 有较高的分辨率。FISH 技术最多只能诊断 10～12 条染色体,同时需要针对特定的染色体异常而选择特定的探针,因此对于部分染色体易位携带者,如果没有相应的探针则无法进行 PGD 检测。另外单细胞固定技术要求高,如果细胞固定质量较差,则易导致信号丢失或信号读取困难等,从而导致误诊。

SNP array 技术分析优点有可以追溯种植胚胎或者异常胚胎额外染色体来源和检测单亲二倍体(uniparental disomy,UPD)、三倍体等。通过 SNP array 结合父母基因型信息,可以追溯到染色体的来源和非重组染色体及重组染色体的类型,从而追溯非整倍体胚胎中多余的染色体来源于父方还是母方,通过对种植胚胎的资料数据进行回顾性分析及比较,可以为以后的移植胚胎选择及临床方案的调整提供指导。SNP array 可以检测 UPD。UPD 是指同源染色体均来自同一个亲本,某些特定染色体的 UPD 可以引起智力障碍、发育迟缓,甚至可以导致胚胎死亡,传统的 FISH 和 CGH 技术都无法诊断 UPD。SNP 微阵列缺点主要有无法区分完全正常及染色体平衡易位或倒位携带胚胎,诊断仍存在 2%～4% 的误诊率(胚胎嵌合)。另外检测需要昂贵的设备、耗材,增加了患者经济负担。

四、二代测序

二代测序技术(next generation sequencing,NGS)又称高通量测序,在 DNA 测序技术的发展过程中,其诞生具有划时代的意义。NGS 技术的发展使得 DNA 测序成本与耗时急剧下降,从而在基础研究领域和临床实践中得到了广泛的应用。结合单细胞扩增技术的发展,NGS 技术在植入前遗传学诊断/筛查(PGD/PGS)发展中,将发挥重大的应用潜能。

1977 年 Sanger 等发明了基于末端终止法的 DNA 测序技术,标志着 DNA 测序时代的来临,利用 Sanger 测序,人类基因组计划花费 3 亿美元完成了人类基因组 30 亿个碱基对的测序。二代测序技术是相对第一代 Sanger 测序而言,NGS 主要革新点包括:①边合成边测序,测序速度大幅提高。②不再使用电泳技术,使得测序成本降低。③采用矩阵分析技术,实现了大规模并行化。与 Sanger 测序相比,NGS 技术的主要优点是通量高、成本低、耗时短。随着单细胞全基因组扩增技术的发展和进步,二代测序技术实现了对单细胞基因组的检测。随着二代测序成本的持续降低,二代测序技术逐渐应用于临床遗传和辅助生殖领域。2013 年以来,已有学者将 NGS 技术应用于染色体病的 PGD 诊断中,目前运用 NGS 技术进行 PGD 诊断的染色体病适应证主要有相互易位携带者、罗氏易位携带者、倒位携带者等。当夫妇双方中有一方存在染色体易位或倒位平衡携带时,其在生育时,由于不平衡染色体配子的产生,会导致反复流产、畸形儿出生、生育力下降等问题。应用 NGS 技术进行染色体病

PGD,不仅可以检测易位或倒位相关染色体,也能同时筛查其他染色体非整倍体。利用同样的 NGS-PGD 平台,可对高龄、反复植入失败、反复流产、染色体异常胎儿妊娠史等进行 PGS 筛查,对胚胎发育过程中发生的染色体非整倍体进行筛查,以提高临床妊娠率。但是目前 NGS-PGD 平台的分辨率为 10M 左右,对于小于 10M 的小片段染色体易位或胚胎染色体微小拷贝数异常,NGS-PGD 可能由于检测分辨率限制而引起误诊。另外 NGS-PGD 检测平台不能检测三倍体和单亲二倍体,有待测序深度的增加和生物信息分析方法的改进来进一步解决 NGS 技术在染色体病 PGD 应用所遇到的问题。

通过分析单体型与深度捕获测序结合,应用 NGS 技术同样能够对单基因病进行 PGD 诊断。单基因病 PGD 技术难度较大,误诊风险较高,NGS 技术应用于单基因 PGD 诊断处于临床试验阶段,尚未大规模应用于临床。在单基因病的 PGD 过程中,需要大大增加 NGS 的测序深度,以获得胚胎基因组信息和 SNP 单体型,通过胚胎基因组信息获得基因突变位点准确的 DNA 碱基序列信息来确定基因突变携带情况,通过建立胚胎 SNP 单体型来进行连锁分析进行双验证。由于单细胞全基因组扩增技术的局限性,单细胞基因组存在扩增偏倚和等位基因脱扣,因此需要足够的测序深度来保证基因组信息的准确性,同时需要建立可靠的 SNP 单体型来验证基因突变信息的遗传携带状态。另外,也可利用测序数据对胚胎非整倍体进行筛查。由于在单基因病的 PGD 诊断中,需要足够的测序深度,其测序成本将大大增加,同时由于单细胞全基因组扩增技术的局限性,因此其 NGS 应用于单基因病 PGD 的准确性和可靠性需要进一步通过扩大临床样本量进行验证。

不同检测技术的适应证及优缺点如表 5-1 所示。

表 5-1　不同检测技术的适应证及优缺点

遗传病筛查/诊断	FISH	CGH	aCGH	SNP	NGS
23 对染色体非整倍体	仅可检测 10～12 条染色体	是	是	是	是
拷贝数变异(CNVs)	否	受限	是	是	是
单核苷酸全基因组扫描	否	否	否	是	是
父亲/母亲提供了额外的染色体	否	否	否	是	是
单基因病	否	否	否	是	是
线粒体突变	否	否	否	否	是
单亲二倍体	否	否	否	是	否
三倍体	否	否	否	是	否

NGS 技术的发展日新月异,目前 NGS 技术主要应用于分析染色体非整倍体和大片段拷贝数异常,利用 NGS 技术同时进行染色体筛查和单基因病分析正在逐步发展。NGS-PGD 技术的发展也面临着一些问题。首先 NGS 技术依赖于全基因组扩增技术,而全基因组扩增技术引起的扩增偏倚和等位基因脱扣会给数据和结果分析带来困惑。再者,NGS 不能对拷贝数没有改变的结构异常做出判断,不能对平衡易位携带者和正常胚胎进行区分,不能判断单亲二倍体和三倍体。随着 NGS 技术的发展和进步,NGS 技术在应用过程中,将逐步发挥越来越多的作用。

第五节 常见的需要遗传检测的遗传疾病

遗传病是由于遗传物质的改变,包括染色体畸变及在染色体水平上看不见的基因突变而导致的疾病。目前常见的遗传性疾病主要包括染色体病、单基因病、多基因病和线粒体遗传病。染色体病是由于染色体数目或结构异常所致的疾病。单基因病是指那些由于单个基因的突变而引起的遗传病。多基因疾病在人群中常见,具有重要的医学和公共卫生学意义,遗传模式复杂,不能归因于单一遗传缺陷或环境因素。

随着细胞遗传学、分子细胞遗传学和分子生物学技术的发展和革新,越来越多的遗传病可以进行检测,获得明确的遗传学病因,从而极大地推进了遗传病的诊断和预防工作,为提高人口质量,预防出生缺陷和优生优育提供了保障。

一、染色体病

(一)常见染色体病及检测

染色体数目或结构异常所致的疾病称为染色体病。染色体是组成细胞核的基本物质,是基因的载体。现已发现人类染色体数目异常和结构畸变近万种,染色体病综合征 100 余个,其中除携带者和少数性染色体异常者外,智力低下和生长发育迟缓几乎是染色体异常者的共同特征。染色体病在人群中最常见的类型包括携带者、常染色体病和性染色体病。

携带者(carrier)是带有染色体结构异常但表型正常的个体。可分为平衡易位、罗氏易位和倒位三大类,几乎涉及每号染色体的每个区带。其共同的临床特征是:在婚后引起流产、死产、新生儿死亡、生育畸形或智力低下儿等妊娠、生育疾患。

常染色体病(autosomal disease)是由于 1～22 号染色体先天性数目异常或结构畸变所引起的疾病。由于它涉及数十、数百、甚至上千个基因的增减,故常表现严重多发的先天性异常或畸形。常染色体病共同的临床表现为:先天性非进行性的智力异常,生长发育迟缓,常伴有五官、四肢、内脏等方面的畸形。按照染色体畸变的特点可分为单体综合征、三体综合征、部分单体综合征和部分三体综合征四大类,即某号染色体仅含 1 条所导致的疾病谓单体综合征,某号染色体有 3 条所导致的疾病谓三体综合征,某一条染色体的某一区带有缺失所导致的疾病谓部分单体综合征,某一条染色体的某一区带有 3 份所引起的疾病谓部分三体综合征。

性染色体病(sex chromosomal disease)是由于 X 和 Y 染色体先天性数目异常或结构畸变所引起的疾病。主要包括 turner 综合征、超雌综合征、超雄综合征、Klinefelter's(克氏)综合征及嵌合体。性染色体综合征的共同临床特征是:性发育不全或两性畸形,有的患者仅表现出生殖力下降、继发性闭经、智力稍差、行为异常等。

染色体病检测和诊断的主要方法是染色体和染色质检查。由于显带技术(特别是高分辨染色体显带技术)和染色体原位杂交技术的出现,我们能更准确地诊断更多的染色体数目和结构异常综合征,随着芯片技术和高通量测序技术的发展,还可以发现新的微畸变综合征,使染色体病的诊断和定位更加准确。染色体检查的标本来自外周血、绒毛、羊水中脱落细胞、脐血和皮肤等组织。通过细胞遗传学和分子细胞遗传学技术对染色体病的诊断和产前诊断,可明确染色体病病因和有效预防染色体病缺陷患儿的出生。

(二)染色体病的胚胎植入前遗传学检测

对于需要进行胚胎植入前遗传学诊断的染色体病,常见的需要检测的是平衡易位、罗氏易位和倒位携带者夫妇。由于检测材料的特殊性,胚胎可供检测的细胞极为有限,进行细胞染色体核型检查难度较大,因此可以进行检测的方法主要是单细胞 FISH、array CGH、SNP array 和二代测序技术。由于单细胞 FISH 分辨率有限且不能检测全部染色体,目前采用较多的检测方法是 array CGH、SNP array 和二代测序技术,这些技术不仅能够检测易位染色体相关的异常,同时可以检测其他染色体出现的异常,从而提高妊娠率,降低出生缺陷。如图 5-26～图 5-33 所示。

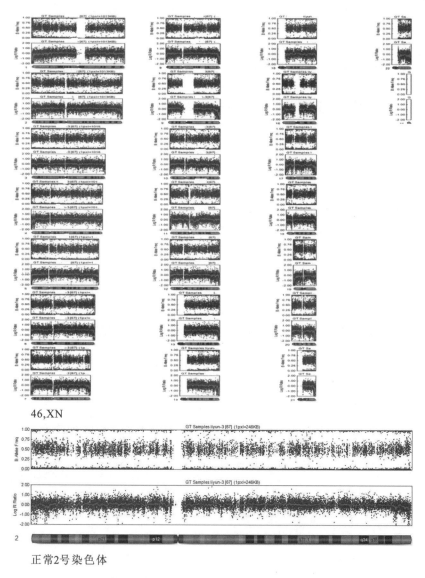

46,XN

正常2号染色体

图 5-26　囊胚滋养外胚层细胞 SNP array-PGD 检测正常结果

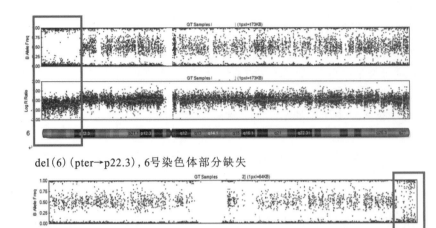

del(6)(pter→p22.3),6号染色体部分缺失

del(20)(q13.33),20号染色体部分缺失

图 5-27　46,XX,t(6;20)(p23;q13.3)平衡易位患者囊胚滋养外胚层细胞

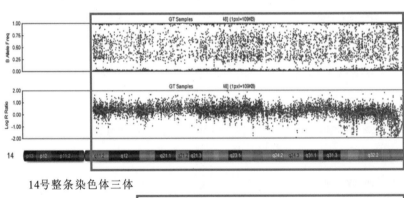

14号整条染色体三体

21号整条染色体单体

图 5-28　45,XX,rob(14,21)(q10,q10)罗氏易位患者囊胚滋养外胚层细胞

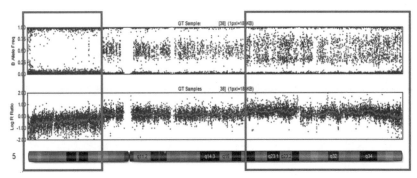

del(5)(p13.5→pter),dup(5)(q21.3→qter),5号染色体部分缺失和重复

图 5-29　46,XY,inv(5)(p13q22)倒位患者囊胚滋养外胚层细胞

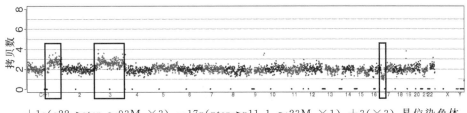

+1q(q22→qter,~93M,×3),−17p(pter→p11.1,~23M,×1),+3(×3),易位染色体

相关缺失和重复,3号染色体三体

图 5-30　46,XX,t(1;17)(q24;p12)平衡易位患者囊胚滋养外胚层细胞

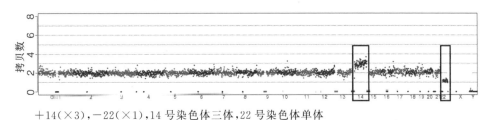

+14(×3),−22(×1),14号染色体三体,22号染色体单体

图 5-31　45,XY,rob(14;15)(q10;q10)罗氏易位患者囊胚滋养外胚层细胞

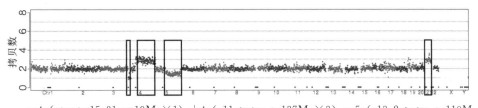

−4p(pter→p15.31,~19M,×1),+4q(q11→qter,~137M,×3),−5q(q13.2→qter,~110M,

×1),+21(×3),4号染色体部分缺失和重复,5号染色体部分缺失,21号染色体三体

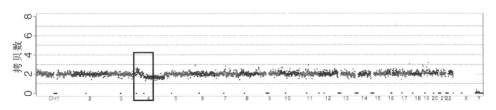

−4q(q11→qter,~138M,×1,mos,~30%),4号染色体部分嵌合缺失

图 5-32　女方 46,XX,inv(4)(p16q12)倒位患者囊胚滋养外胚层细胞

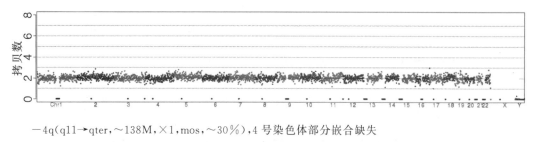

－4q(q11→qter,～138M,×1,mos,～30％),4号染色体部分嵌合缺失

图 5-33 囊胚滋养外胚层细胞 NGS-PGD 检测正常结果

二、单基因病

(一)单基因病概况

单基因病是指那些由于单个基因的突变而引起的遗传病。单基因病的发生基本上受一对等位基因的控制,其遗传方式符合孟德尔定律,故单基因病又称为孟德尔遗传病。人类的 46 条、24 种染色体包括 22 对常染色体(1～22 号)和一对性染色体(X 和 Y)。常染色体均成对存在,女性性染色体也成对存在(XX),而在男性,性染色体是不成对的(XY)。因此,对于性染色体而言男性均为半合子。根据基因所在的染色体的不同,单基因病的遗传方式可分为常染色体遗传和性染色体遗传。性染色体遗传又可分为 X 连锁遗传和 Y 连锁遗传。

单基因病的表达方式有两大类型,一种类型为两个等位基因的任何一个发生突变,即使另一个正常,也可引起疾病,这种类型称为显性遗传。另一种类型为两个等位基因必须都发生突变,而不存在正常基因的情况下引起疾病,这种类型称为隐性遗传。由于在男性 X 和 Y 染色体上的基因呈半合状态,任何一个基因突变均可导致正常基因功能的缺失,故与性染色体连锁的隐性遗传病在男性只需要单个突变即可致病。

人类的单基因病中,一半以上的属于常染色体显性遗传病,典型的常染色体显性遗传具有下述特征:①由于致病基因位于常染色体上,它的遗传与性别无关,男女均有相同的概率获得致病基因,故男女患病的机会均等。②致病基因在杂合状态下即可致病。③患者的双亲中,有一个患者,患者的同胞中,有 1/2 的可能性为患者。④无病患的个体的后代不会患此病。⑤在系谱中,疾病连续相传,无间断现象。⑥相当一部分散在病例起因于新产生的突变,疾病的适合度越低,来源于新突变的比例越高。

对于常染色体隐性遗传病而言,只有在同源染色体上的两个基因同时发生突变即纯合状态时,才会致病。而在杂合状态时并不表现出相应的疾病,其表型与正常人相同,这种表型正常但带有一个致病基因的个体称为携带者。携带者可将突变的致病基因传递给后代。如双亲均为携带者,并同时将突变的致病基因传给同一后代个体,则可导致该个体发病。典型的常染色体隐性遗传具有下列特征:①由于致病基因位于常染色体上,它的遗传与性别无关,男女均有相同的概率获得致病基因,故男女患病的机会均等。②致病基因只有在纯合状态下才会致病。③患者的双亲表型正常,但均为携带者,患者的同胞中有 1/4 的可能性为患者。④近亲婚配时,发病率升高。⑤在系谱中,患者的分布是散在的,通常看不到连续传递的现象。

X 连锁显性遗传病较少见,由于致病基因位于 X 染色体上,故其传递方式具有下列特征:①由于女性有两条 X 染色体,而男性只有一条,故女性的发病率为男性的两倍,女性患者的病情程度通常比男性要轻,且女性患者的病情程度可有较大的差异,这可能与另一个正常 X 染色体的存在及 X 染色体的失活机制有关。②女性患者的子女有 1/2 的可能性发病,男性患者的所有女性后代均发病,男性患者的男性后代均不发病。③在系谱中,疾病连续传递,无间断现象。某些罕见的 X 连锁的显性遗传病几乎只见于女性患者,而不见男性患者,这是由于这种疾病在男性中具有早期的致死效应所致。

X 连锁隐性遗传病较常见,X 连锁隐性遗传基本上见于男性,因为男性为 X 染色体的半合子。在男性只要唯一的 X 染色体上带有隐性遗传的致病基因,即可引起疾病。而女性则需两条 X 染色体同时带有致病基因,这种情况较少见。但也有个别例外,女性在杂合状态下也可患病,但症状较轻,这可能与 X 染色体的失活有关。典型的 X 连锁隐性遗传具有下述特征:①人群中男性患者远多于女性患者,对于单个系谱而言,往往只见到男性患者。②双亲无病时,女儿不会发病,但儿子可能发病,儿子如果发病,母亲则是携带者,女儿亦有 1/2 的可能性为携带者。③男性患者的兄弟、外甥、外孙及母方的血缘男性亲属如外祖父、舅父、姨表兄弟等也可能是患者。④女性患者的父亲亦为患者,母亲为携带者。⑤相当一部分散发病例起因于新产生的突变,疾病的适合度越低,来源于新突变的比例越高。

利用分子遗传学技术在 DNA 或 RNA 水平上对某一基因进行突变分析,从而对特定的疾病进行诊断称为基因诊断。传统的遗传病的诊断(临床诊断、生化诊断)都是从疾病的表型方面着手的。从表型诊断疾病有两个缺点:①有时疾病的表型缺乏特异性,不同的疾病往往有共同的表型,给诊断带来困难。②有些疾病只有发展到一定程度才有可以察觉的表型,在疾病早期,尤其是在症状前期,无法通过表型的途径来诊断。基因诊断弥补了表型诊断的不足,与传统诊断方法相比,基因诊断有以下特点:①直接对基因诊断。②高特异性、灵敏性。③早期诊断性。④应用的广泛性。它不仅可以对患者做出明确诊断,而且能对就诊者做出发病前的诊断和预测;通过羊水或脐血可在产前诊断胎儿是否有某种遗传缺陷,出生后是否会发病,从而决定继续妊娠或终止妊娠。更早期的预防可在辅助生殖技术中对植入前的胚胎进行遗传学诊断,以阻断遗传病的垂直传递。越来越多的研究证明,遗传病的发生不仅与基因的结构有关,而且与转录水平或翻译水平上的变化密切相关。因此,遗传病的基因诊断包括 DNA 水平上的诊断和 RNA 水平上的诊断两大部分,前者分析基因的结构,后者检测基因的表达。明确了孟德尔遗传病的致病基因和致病机制,才能更好地在产前诊断和植入前诊断工作中预防遗传缺陷。

(二)单基因病的胚胎植入前遗传学检测

单基因病的胚胎植入前遗传学检测需建立在致病基因诊断明确的基础上,但是与基因诊断和产前诊断相比,胚胎植入前遗传学检测的最大困难是可供检测的遗传物质极少,限制了常规分子诊断方法的应用。单细胞 PCR 是单基因病胚胎植入前遗传学检测的主要手段,但是由于受到检测材料的限制,其扩增效率受到影响,同时受到扩增时等位基因脱扣(ADO)和外源细胞(精子、颗粒细胞等)污染的影响,其检测灵敏性和准确性降低。同时检测与致病基因上下游紧密连锁的多态性遗传标记,短串联重复(short tandem repeat,STR)或单核苷酸多态(single nucleotide polymorphism,SNP),分析胚胎的单体型,同时添加家系成员检测进行连锁分析,可检测致病基因的携带状态,并能够判断胚胎样本是否存在污染和单细胞扩增 ADO 情况,提高检测的准确性。随着单细胞全基因组扩增技术的发展,结合高通量检测技术基因芯片和二代测序技术的应用,例如基于 PCR 技术的 STR 检测和扫描技术,基于 SNP array 芯片的核型定位(karyomapping)技术和基于二代测序技术的 MARSALA 分析等,单基因病的胚胎植入前遗传学检测技术的难点和瓶颈正在逐步得到解决,并造福于更多的单基因病患者和携带者。如图 5-34~图 5-36 所示。

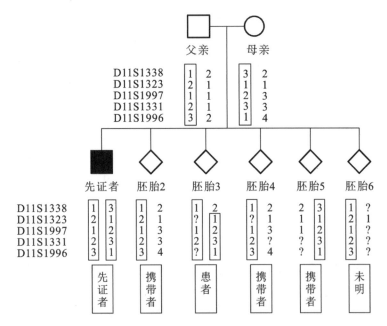

图 5-34　STR 单体型连锁分析检测胚胎致病基因携带状态

注:NCL2 晚期婴儿型神经元蜡样质脂褐质沉积致病基因 TPP1 携带者(常染色体隐性遗传),其胚胎 TPP1 基因上下游紧密连锁 STR 位点信息,胚胎单体型连锁分析。

三、多基因病

多基因病在人群中常见,具有重要的医学和公共卫生学意义,其遗传模式复杂,不能归因于单一遗传缺陷或环境因素。这些疾病的形成除了受微效(或寡基因)等位基因调节外,同时受多种环境因素影响,所以称之为多基因疾病,严格地说应称为多因子疾病或复杂性疾病。寡基因是指对疾病性状有中等作用的基因,若影响更弱,则称之为微效基因。多个寡基因或微效基因的作用累积整合起来,可以形成明显的表型效应,与环境因素相互作用会对性

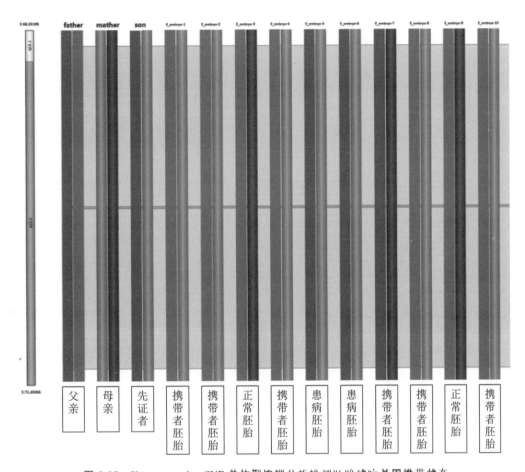

图 5-35 Karyomapping SNP 单体型连锁分析检测胚胎致病基因携带状态

注:SMA 脊肌萎缩症致病基因 SMN1 携带者(常染色体隐性遗传)胚胎 SMN1 基因上下游 SNP 单体型连锁分析。

状的最终表现产生重要影响。个体遗传因素包括使多基因病发病危险增加的遗传危险因素和减少发病的遗传保护因素,环境因素也可分为危险和保护两种,每个因素增加或减少个体发病风险。目前严重危害人类健康、导致死亡或伤残的许多重大疾病均属于多基因疾病,如心血管疾病中的高血压、冠心病,代谢性疾病中的肥胖和糖尿病,神经系统疾病中的老年痴呆和帕金森综合征。

多基因病是遗传因素和环境因素共同作用的结果,由于其遗传规律远比单基因病复杂,因此不能像单基因病那样通过孟德尔理论来计算其再现风险,而只能依据遗传流行病学调研得到的群体患病率和先证者各级亲属患病率等经验危险率来估计其再现风险。多基因遗传病再现风险的高低与下列因素有关。①群体发病率:常见病的亲属患病率较高,少见病较低。②亲缘关系:亲缘关系越密切,其再现风险也越高。③家系中已患病人数:患者数越多,再现风险也相对越高。④遗传度:遗传度越高,再生子女的发病机会也越大。此外,再现风险还与先证者的性别、病情严重程度等因素有关。因多基因病的发病存在不确切性,目前尚无有效的预防手段和措施。

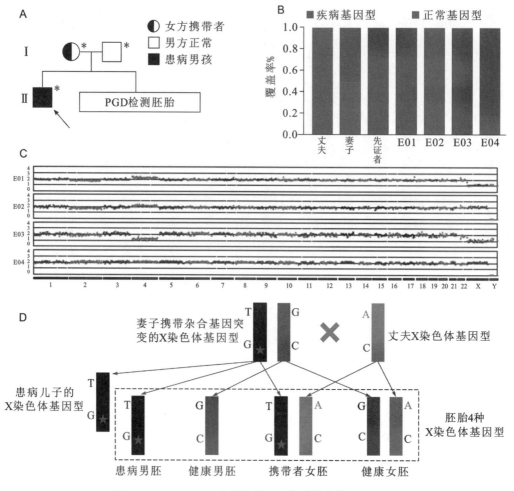

图 5-36　MARSALA 方法检测 X 连锁隐性单基因病 PGD

注：MARSALA 方法利用高通量测序技术在检测胚胎 SNP 单体型的同时，可检测胚胎非整倍体状况。

　　随着复杂性疾病遗传学研究的深入，越来越多的疾病易感基因被鉴定和识别，为复杂性疾病的治疗和预防提供了更好的理论基础。随着研究的深入和检测技术的更新发展，将来在复杂性疾病的产前和植入前检测方面，一定会为患者提供更多更全面的疾病发生预测信息。

第六节　遗传学诊断技术的安全性

　　1989 年，Handyside 等报道了世界首例通过 PGD 技术助孕成功妊娠案例，并于次年诞生一名健康婴儿。随着胚胎培养技术、胚胎活检技术和遗传学技术的发展，PGD 技术在辅助生殖技术中得到越来越广泛的应用。随之通过 PGD/PGS 技术助孕出生的婴儿也越来越多。PGD 将辅助生殖技术与遗传学技术相结合，将预防遗传缺陷提前到胚胎植入宫腔之前，避免了孕期因遗传缺陷引产给孕妇和家庭带来的伤害。另外，对于复发性流产、遗传缺陷孕产史和反复种植失败的夫妇,可以利用植入前遗传学筛查(PGS)技术选择诊断染色体正常的胚胎进行移植,以改善临床结局。

目前 PGD 的临床适应证主要包括染色体病或染色体易位倒位携带者、单基因病和致病基因携带者夫妇及性连锁遗传病等。PGS 的临床适应证主要包括高龄、反复流产、反复种植失败、遗传病患儿出生高风险夫妇等。近年来,随着胚胎卵裂球活检、卵子极体活检和囊胚滋养层细胞活检技术的建立,不同遗传性疾病的致病基因克隆和病因阐明,单细胞全基因组扩增和 PCR 技术的改良和进步,FISH 的应用,array CGH 技术、SNP array 技术和高通量测序技术的革新,PGD 的诊断范围不断扩大,周期数日益增多,PGD/PGS 的安全性问题日益受到关注,包括 PGD/PGS 活检技术的安全性、PGD/PGS 遗传学诊断技术的安全性,以及 PGD/PGS 出生子代的安全性等。

一、PGD/PGS 活检技术的安全性

胚胎活检是提供 PGD、PGS 检测胚胎样品的关键步骤,主要包括胚胎透明带开孔和胚胎细胞活检。根据胚胎透明带开孔方法的不同,分为机械法、化学法和激光法。一般认为化学法和激光法的囊胚形成率和囊胚质量无差异,而激光法活检后的胚胎完整性好于化学法。由于激光法简便、快速和精准,因此成为 PGD 活检的主要方法。目前不同的透明带开孔方法的安全性尚缺乏大样本可靠的数据和结论。

根据胚胎活检的时机,胚胎活检可以分为极体活检、卵裂期卵裂球活检和囊胚期滋养外胚层活检。极体活检指对第一极体和第二极体进行活检并进行后续遗传学分析,通过分析极体的遗传信息来推测卵子的遗传物质是否正常或者是否携带致病基因。在对胚胎活检有严格限制的国家,极体活检是胚胎活检唯一的替代方法。目前极体活检是否对胚胎发育造成影响仍存在争议,不同的研究者观点不一。极体活检的缺陷是无法分析来源于父方的缺陷基因或染色体,不能诊断发生在受精期间或受精以后的遗传异常,会造成诊断结果的假阴性,不能进行性别诊断等。联合卵裂球活检可扩大诊断范围,提高诊断的可靠性。

卵裂期卵裂球活检是在第 3 天 6~8 细胞期活检 1~2 个卵裂球,此时卵裂球具有全能性,且尚未致密化,理论上活检 1~2 个细胞不会影响胚胎的发育潜能。目前卵裂期卵裂球活检是应用较为广泛的胚胎活检方法。但是 Kirkegaard 等的研究显示,通过 time-lapse 实时观测经过卵裂球活检的胚胎,较未经活检的胚胎,其致密化和桑葚胚、早期囊胚等形成时间明显延长,同时活检后胚胎形成囊胚的直径明显减小,透明带厚度明显增加。说明卵裂球活检对胚胎发育潜能仍存在一定的影响。在胚胎卵裂期阶段,胚胎基因组尚未被激活,细胞分化重编程尚未启动,此时取出 1~2 个卵裂球细胞,可能会打乱胚胎发育的进程,从而影响囊胚形成率。Scott KL 等的研究表明,卵裂期活检会降低胚胎的种植潜能。胚胎卵裂期卵裂球之间的核型存在较高比例的嵌合,此时对胚胎进行检测可能会导致假阳性或假阴性而引起误诊。

随着体外胚胎培养系统的完善和囊胚冷冻解冻技术的提高,囊胚期滋养外胚层细胞活检逐渐发展起来。囊胚期滋养外胚层活检能够提供较多的细胞进行分析,增加了诊断的可靠性,同时滋养外胚层活检不损伤发育成胎儿的内细胞团,理论上不影响胎儿的正常发育。

但是由于诊断时间的限制,囊胚期滋养外胚层活检需要对囊胚进行冷冻保存,胚胎的冷冻解冻可能会导致胚胎损伤。同时,由于受到受精率、囊胚形成率和 PGD 诊断后正常胚胎率的影响,囊胚期活检适用于获卵数较多的人群。滋养外胚层活检较卵裂球活检显示出高着床率、低流产率、低双胎率的优点,随着冷冻解冻技术的提高,囊胚期胚胎活检技术在 PGD/PGS 中发挥越来越重要的作用。

二、PGD/PGS 常用遗传学检测技术的安全性

在 PGD/PGS 检测过程中,使用何种检测技术,以及使用检测技术的敏感性和可靠性是保证 PGD/PGS 检测结果准确性的关键。传统的 PGD/PGS 检测技术主要是基于 FISH 的非整倍体检测和基于 PCR 技术的单基因病检测,随着单细胞全基因组扩增技术的发展,微阵列技术包括 array CGH 和 SNP array 技术逐渐应用于 PGD/PGS 领域。近年来,二代测序技术的迅速发展,其在 PGD/PGS 领域开始崭露头角。各种技术的发展和应用都发挥了其独特的优势,但也存在着技术本身固有的缺陷。其技术缺陷可能在 PGD/PGS 检测结果中存在误诊的隐患。

FISH 技术操作相对简单,无须 DNA 扩增,但是 FISH 可以检测的染色体数量有限(最多 10~12 条),需要根据检测的染色体选择不同的探针,同时探针的杂交失败和信号的重叠、分离等都影响诊断结果而导致信号判断困难。欧洲人类生殖与胚胎学学会 PGD 协会报道,欧洲基于 FISH 的 PGD/PGS 误诊率为 0.06%(21/34 855),但是由于很多误诊发生于不能证实的未着床胚胎,实际的误诊率可能要高于数据统计的误诊率。FISH 检测技术误诊发生的原因主要是:①FISH 检测范围有限,可能发生检测范围外的非整倍体。②胚胎嵌合体的存在导致检测结果的假阳性或假阴性。③单细胞 FISH 检测信号的读取困难,导致结果误读。

基于 PCR 的检测技术主要用于单基因病 PGD,同时也用于 HLA 配型、性连锁基因和性别鉴定等。但是单细胞 PCR 在扩增单细胞基因组时容易发生等位基因脱扣(allele dropout,ADO)和等位基因偏向性扩增(preferential amplification,PA),发生率可达 10%~25%,严重影响分析结果的准确性和可靠性。欧洲人类生殖与胚胎学学会 PGD 协会报道,欧洲基于 PCR 的 PGD 误诊率为 0.1%(13/9 317),Dreesen J 等对 1 000 个经过单基因病 PGD 检测的胚胎进行重新分析,其准确率达到 99.2%。

随着近年来单细胞全基因组扩增技术(whole genome amplification,WGA)的发展,微阵列技术(array CGH&SNP array)和二代测序技术(NGS)逐渐应用于 PGD/PGS 检测,相较于传统的 FISH 技术,微阵列技术和二代测序技术具有高通量的特性,可筛查全部 23 对染色体的非整倍体,尤其是二代测序技术,其提供的数据量巨大,在非整倍体检测和单基因病检测领域表现出色,能够提供更多信息用于遗传变异的检测。但是由于单细胞全基因组扩增技术仍然存在等位基因脱扣(ADO)和扩增偏倚(PA)的问题,单细胞全基因组扩增产物较基因组 DNA 仍然存在 DNA 信息不完整和扩增片段长度受限的问题。微阵列技术和二代测序技术用于检测 WGA 产物,仍然存在误诊的风险。SNP array 与 array CGH 和 NGS 相比,可检测到胚胎的单亲二倍体和三倍体,但是目前尚未见 SNP array 的误诊率报道,其结果的可靠性依赖于活检细胞的质量和 WGA 产物 DNA 的质量,活检细胞少或细胞核受

损、WGA 产物 DNA 片段短、扩增产量低,都会影响胚胎 SNP 结果的敏感性和可靠性。Colls P 等分析了 array CGH 诊断结果和再次 FISH 结果的一致性,显示 array CGH 与 FISH 的不一致率为 1.9%(1/54)。Vera-Rodríguez 等的研究显示,在 PGS 患者的植入前胚胎遗传学检测结果中,染色体片段的非整倍体检测中,NGS 与 array CGH 的检测不一致率为 1.6%(2/126);在整条染色体的非整倍体检测结果中,NGS 与 array CGH 的检测不一致率为 4%(2/50);使用 FISH 技术重新检测经 array CGH 和 NGS 检测存在染色体片段异常的 26 个囊胚,其诊断不一致率为 7.1%(2/28)。除了技术本身的检测敏感性和特异性可能导致检测结果的不一致之外,胚胎细胞之间存在的嵌合现象和活检细胞所处的不同复制分裂时期(可能导致 DNA 含量不同),以及外来细胞(卵丘颗粒细胞和精子)的污染,也是导致 PGD/PGS 诊断结果误诊的重要因素。

PGD/PGS 误诊的后果主要包括胚胎停育、出生遗传病患儿和终止妊娠等,这些都给患者身心和家庭带来较严重的影响。因此,PGD/PGS 误诊情况需要得到足够重视,对于 PGD/PGS 助孕成功的患者,强烈建议患者妊娠中期进行产前诊断,抽取孕妇羊水,对胎儿的羊水细胞再次进行遗传学检测确认,最大限度地降低 PGD/PGS 误诊带来的风险。

三、PGD/PGS 出生子代的安全性

行 PGD/PGS 检测的胚胎在植入前经历卵胞质单精子注射、胚胎活检等有创性的操作。对胚胎的创伤性操作是否会影响胚胎的发育和子代的健康,是需要重视的问题。I. Liebaers 等比较了 581 名经 PGD/PGS 出生的婴儿,其孕周、出生体重和出生缺陷畸形率与 2 889 名经 ICSI 而未活检出生婴儿相比,无统计学上的差异,但是 PGD/PGS 周期围生期胎儿死亡率与 ICSI 周期相比,单胎妊娠围生期胎儿死亡率相似,多胎妊娠围生期胎儿死亡率 PGD/PGS 周期明显增高。Schendelaar P 等进行了一项随机对照研究来分析 PGS 活检是否会影响经 PGS 出生后 4 岁子代的神经、认知和行为学发育,49 名(31 名单胎、9 对双胎)经 PGS 出生的儿童与 64 名经 IVF-ET 而未活检出生的儿童相比,在单胎子代中,PGS 与对照组相比,其在神经、认知和行为学发育方面并无差异,但是在双胎子代中,PGS 活检与神经发育的改变相关联。Beukers F 和 Middelburg KJ 的两项研究也认为 PGS 对子代的神经发育有一定影响。Strom CM 等统计数据表明,极体活检或胚胎活检后与自然妊娠相比,孕龄、新生儿死亡率、出生时新生儿体重和身长、出生缺陷发生率及出生后发育状况,差异均无统计学意义。PGD/PGS 是否会对子代的健康造成影响及造成什么样的影响,目前仍然存在争议,其长期效应仍需要大样本、大规模的对照研究来证实。

综上所述,PGD/PGS 可在植入前对胚胎进行遗传学检测,为遗传病患者和遗传缺陷携带者提供了更早期的产前诊断模式。但是由于胚胎阶段需对细胞数量有限的胚胎进行有创性的活检,且能够提供的检测材料微量,以及受到检测技术的限制等,其临床应用仍面临着诸多的问题,如活检安全性、误诊率、子代健康等。总之,PGD/PGS 作为辅助生殖领域的前沿技术,仍然是把"双刃剑",在临床应用的过程中,需谨慎使用,充分认知其局限性和安全性,权衡利弊,合理使用,为辅助生殖患者提供更多福祉。

第七节　无创性植入前筛查的发展

PGD/PGS 活检对胚胎来讲具有机械侵入性的创伤,在临床应用中仍然是把"双刃剑",其安全性问题日益受到关注。近年来,通过无创伤性的方式对胚胎进行植入前检测和评估成为技术发展的创新和趋势,包括胚胎形态学评估的革新,胚胎代谢组学分析,胚胎游离DNA 检测等。

一、胚胎形态学评估

现行的较为普遍的胚胎形态学评估是在固定时期观测胚胎的形态指标来评估胚胎的发育潜能。胚胎发育是一个持续的动态过程,单纯的原核评分、卵裂期胚胎评分及囊胚评分都是在固定的时间点来评估胚胎的发育状况,但是时间点之外的胚胎发育和分裂情况就不太清楚,胚胎可能发生异常卵裂不得而知。近年来,发展起来的 Time-lapse 影像系统能够动态观测并记录不同时间段的胚胎发育形态和分裂。通过 Time-lapse 获取的胚胎发育信息要远远大于单纯的定时形态评估,包括从受精卵到卵裂期胚胎或囊胚的一系列生物学变化,如原核的形成及消失、卵裂时间特点及同步性、卵裂过程有无异常行为、胚胎碎片的产生及重吸收等。Time-lapse 独特的将胚胎的形态和分裂时间相结合进行评价的方法,不仅更加全面,量化的信息还减少了观察者的主观性,比传统方法更加客观。Time-lapse 相机与胚胎培养系统相整合,观察胚胎时不需要将胚胎取出,随时可在与摄像机相连接的外部电脑上观看采集到的胚胎图像及图像生成的录像,保证了胚胎处于稳定、可调控的培养环境中。Time-lapse 动态监测胚胎形态动力学指标能够帮助胚胎学家更有效地评估胚胎质量,并提高临床妊娠率。

二、胚胎代谢组分析

形态学评估具有直观、简便的特点,便于迅速选择胚胎,但仍缺乏足够的准确性并有一定的主观性,不能真实反映胚胎的质量及其发育潜能。近年研究表明,体外胚胎培养液代谢成分分析结合胚胎形态学评估可更有效地选择有发育潜能的优质胚胎。通过检测胚胎代谢产物来评估胚胎发育潜能,因具有非侵入性、低风险等优点而成为目前研究热点。多项研究结果显示,检测胚胎培养液中的丙酮酸摄入量、脂肪酸摄入量、氨基酸和葡萄糖等代谢产物,可以作为评估胚胎发育潜能的新参考。

Seli E 等应用红外光谱技术与遗传学算法,建立了一套可准确获得不同发育阶段的胚胎的代谢谱和活力指数的预测软件模型,认为活力指数高的妊娠结局明显好于活力指数低的胚胎,且与胚胎形态学评分无关。进一步的研究表明,胚胎代谢组活力指数结合形态学评估方法比单用胚胎形态学评估方法预测妊娠结局准确性更高。一项多中心参与的前瞻性研究表明,应用红外光谱分析技术测定第 3 天胚胎移植后的培养基中的胚胎代谢成分与妊娠率相关。

目前,胚胎代谢组学评分方法的相关技术并不十分完善,仅有限的几种代谢物可以进行检测并作为评估胚胎发育的指标。只有当多种代谢物可以同时进行检测并全面反映胚胎代谢组学图谱的时候,胚胎代谢组学分析评估胚胎发育潜能才更有应用价值。

三、胚胎游离 DNA 检测

在胚胎培养液和囊胚腔液中存在游离的 DNA,目前其来源及释放机制尚不十分明确,多数认为是由于细胞凋亡而释放的游离的 DNA 碎片和线粒体 DNA。

多人的研究证实,在囊胚腔液中存在游离的 DNA,并且能够将囊胚液中 DNA 分离出来并进行扩增,从而对胚胎进行后续的遗传学分析。通过对囊胚腔液中的游离 DNA 进行靶向富集扩增或全基因组扩增,可增加检测的敏感性,并在一定程度上评估胚胎的遗传信息正常与否和发育潜能。但是由于囊胚腔液中游离 DNA 质量和数量较低,其扩增成功率并不理想,而且后续分析结果与对应囊胚活检细胞或极体遗传分析结果并不完全一致,所以并不能完全准确的代表胚胎的遗传信息。

早在 2013 年,研究者就发现胚胎培养液中存在游离的 DNA(gDNA)和线粒体 DNA(mtDNA),Stigliani 等发现,人卵裂期胚胎培养液中 mtDNA/gDNA 的比率与胚胎质量和碎片化程度相关。Stiglianiet 等的进一步研究发现,培养胚胎 3 d 的培养液中,高 mtDNA/gDNA 比率与优质胚胎成功植入相关。通过检测胚胎第 3 天分泌物中 mtDNA/gDNA 的比率,结合形态学分级,有可能将其作为一种新的非侵入性的生物标志物,来提高识别早期胚胎活力与发育潜力。2015 年,Wu 等的研究显示,利用胚胎培养液中存在游离的 DNA,可对胚胎进行 α-地中海贫血基因检测。2016 年,Xu 等报道,对胚胎培养液中的游离 DNA 进行全基因组扩增,并利用 NGS 技术对其检测,可对胚胎的 24 条染色体进行筛查,并成功诞下健康婴儿,开创了无创性胚胎植入前遗传学诊断的新时代。但是相比囊胚腔液,胚胎培养液中的游离 DNA 存在更大的外源 DNA 污染风险,例如来自卵丘颗粒细胞、残留精子、极体等的 DNA。

胚胎培养液和胚胎囊胚腔液中存在游离 DNA,为无创性植入前遗传学检测提供了材料和可能,研究者也在不断地开发新技术、新方法对其进行检测,但是游离 DNA 极低产量和较差的完整性也为其临床应用带来了困难和挑战,其灵敏度和准确性仍需要进一步研究,其临床应用推广需要大量的数据验证,仍有很长的路要走。

(牛文彬 石森林 金海霞)

【参考文献】

[1] Handyside AH,Pattinson JK,Penketh RJ,et al. Biopsy of human preimplantation embryos and sexing by DNA amplification[J]. Lancet,1989,1(8634):347-349.

[2] Telenius H,Carter NP,Bebb CE,et al. Degenerate oligonucleotide-primed PCR:general amplification of target DNA by a single degenerate primer[J]. Genomics,1992,13(3):718-725.

[3] Pfeifer GP,Steigerwald SD,Mueller PR,et al. Genomic sequencing and methylation analysis by ligation mediated PCR[J]. Science,1989,246(4931):810-813.

[4] Zong C,Lu S,Chapman AR,et al. Genome-wide detection of single-nucleotide and copy-number varia-

tions of a single human cell[J]. Science,2012,338(6114):1622-1626.

[5] Lu S,Zong C,Fan W,et al. Probing meiotic recombination and aneuploidy of single sperm cells by whole-genome sequencing[J]. Science,2012,338(6114):1627-1630.

[6] Harton GL,Harper JC,Coonen E,et al. ESHRE PGD consortium best practice guidelines for fluorescence in situ hybridization-based PGD[J]. Hum Reprod,2011,26(1):25-32.

[7] Stumm M,Wegner RD,Bloechle M,et al. Interphase M-FISH applications using commercial probes in prenatal and PGD diagnostics[J]. Cytogenet Genome Res,2006,114(3-4):296-301.

[8] Hu DG,Webb G,Hussey N. Aneuploidy detection in single cells using DNA array-based comparative genomic hybridization[J]. Mol Hum Reprod,2004,10(4),283-289.

[9] Colls P,Escudero T,Fischer J,et al. Validation of array comparative genome hybridization for diagnosis of translocations in preimplantation human embryos[J]. Reprod Biomed Online,2012,24(6):621-629.

[10] Treff NR,Northrop LE,Kasabwala K,et al. Single nucleotide polymorphism microarray-based concurrent screening of 24-chromosome aneuploidy and unbalanced translocations in preimplantation human embryos[J]. Fertil Steril,2011,95(5):1606-1612.

[11] Handyside AH. PGD and aneuploidy screening for 24 chromosomes by genome-wide SNP analysis: seeing the wood and the trees[J]. Reprod Biomed Online,2011,23(6):686-691.

[12] Tan Y,Yin X,Zhang S,et al. Clinical outcome of preimplantation genetic diagnosis and screening using next generation sequencing[J]. Gigascience,2014,3(1):30-32.

[13] Gui B,Yao Z,Li Y,et al. Chromosomal analysis of blastocysts from balanced chromosomal rearrangement carriers[J]. Reproduction,2016,151(4):455-464.

[14] 夏家辉,刘德培. 医学遗传学[M]. 北京:人民卫生出版社,2004.

[15] Kirkegaard K,Hindkjaer JJ, Ingerslev HJ. Human embryonic development after blastomere removal: a time-lapse analysis[J]. Hum Reprod,2012,27(1):97-105.

[16] Colls P,Escudero T,Fischer J,et al. Validation of array comparative genome hybridization for diagnosis of translocations in preimplantation human embryos[J]. Reprod Biomed Online,2012,24(6):621-629.

[17] Vera-Rodriguez M,Michel CE,Mercader A,et al. Distribution patterns of segmental aneuploidies in human blastocysts identified by next-generation sequencing[J].Fertil Steril,2016,105(4):1047-1055.

[18] Schendelaar P,Middelburg KJ,Bos AF,et al. The effect of preimplantation genetic screening on neurological,cognitive and behavioural development in 4-year-old children:follow-up of a RCT[J]. Hum Reprod,2013,28(6):1508-1518.

[19] Beukers F,van der Heide M,Middelburg KJ,et al. Morphologic abnormalities in 2-year-old children born after in vitro fertilization/intracytoplasmic sperm injection with preimplantation genetic screening:follow-up of a randomized controlled trial[J]. Fertil Steril,2013,99(2):408-413.

[20] Middelburg KJ,van der Heide M,Houtzager B,et al. Mental,psychomotor,neurologic,and behavioral outcomes of 2-year-old children born after preimplantation genetic screening:follow-up of a randomized controlled trial[J]. Fertil Steril,2011,96(1):165-169.

[21] Palini S,Galluzzi L,De Stefani S,et al. Genomic DNA in human blastocoele fluid[J]. Reprod Biomed Online,2013,26(6):603-610.

[22] Zhang Y,Li N,Wang L,et al. Molecular analysis of DNA in blastocoele fluid using next-generation

sequencing[J]. J Assist Reprod Genet,2016,33(5):637-45.

［23］ Stigliani S,Anserini P,Venturini P L,et al. Mitochondrial DNA content in embryo culture medium is significantly associated with human embryo fragmentation［J］. Hum Reprod，2013，28（10）：2652-2660.

［24］ Stigliani S,Persico L,Lagazio C,et al. Mitochondrial DNA in Day 3 embryo culture medium is a novel,non-invasive biomarker of blastocyst potential and implantation outcome[J]. Mol Hum Reprod，2014,20(12):1238-1246.

［25］ Xu J,Fang R,Chen L,et al. Noninvasive chromosome screening of human embryos by genome sequencing of embryo culture medium for in vitro fertilization[J]. Proc Natl Acad Sci USA,2016,113(42):11907-11912.

第六章 冷冻复苏技术

第一节 冷冻复苏技术概述

冷冻复苏技术已经存在了数百年,无数的物理学家和生物学家进行了大量的工作,才有了现在的配子和组织的冷冻复苏技术。

Spallanzani(1776)最早发表了"冷处理"对"细胞"生命活动影响的报道,他用雪冷冻玻璃瓶中的马精子10多分钟之后,再将玻璃瓶放回室温下,发现了一个令人惊奇的现象,那些原本已经不动了的精子又"复活"了,就好像是刚从输精管排出来的一样,冷处理延长至数十分钟,情况依然如此。于是,他认为冷不能杀死精子。大约100年以后,许多早期的学者重复了低温处理精子实验,同样得出了相似的结论。到1900年前后,科学家基本上肯定了如精子和一些生物化学物质能够在零下温度贮存的事实。

Shettles(1940)证明人类的精子也能抵抗温度的突然变化,他将人的精液封闭在小管内,在−79～−196℃的低温条件下进行冷处理,发现有10%的精子仍然能够存活。此后,冷冻处理研究材料的范围大大拓展。

Polge等(1949)发现了甘油对低温下贮存的细胞具有保护作用,他们仍然以精子进行研究发现,加入甘油能够大大提高贮存于−79℃下精子的存活率。接下来的重大进展是Luyet(1951)与Lovelock(1953)等多位学者发现了电解质浓度对贮存细胞的影响作用。他们的结论是,电解质浓度增大是造成贮存细胞损伤的主要原因。冷冻理论后来得到Merryman(1956)、Rey(1957)及Smith(1961)等学者的继续发展。

1949—1960年可以被称为冷冻保存的"甘油时期",这一时期对生物材料的冷冻保存一般都是以甘油作为保护剂。Lovelock(1959)等发现了一种新的化学保护剂,这就是人们熟悉的二甲基亚砜(DMSO)。目前,冷冻保存理论和保存与复苏技术都已十分成熟和完备。

人类IVF-ET技术是建立在动物研究基础之上的,冷冻复苏技术也不例外。1983年,Trounson和Mohry采用DMSO作为冷冻保护剂成功冷冻并复苏了胚胎,移植后获得妊娠。之后很长一段时间,人类胚胎的程序化冷冻方法在辅助生殖技术中占据了重要地位。

现在人类冷冻技术已经比较成熟,经过了近30年的发展,出现了不同的冷冻方法。冷冻方法因不同的冷冻剂、冷冻速率和冷冻程序也有不同的解冻方法。

一、低温损伤原理

细胞在低温保存过程中将经历剧烈的温度变化和物理变化,这容易造成细胞的损伤和死亡。这些致损性变化主要表现在渗透性损伤与休克、过冷现象和冰晶的形成等几个方面。

(一)渗透性损伤与休克

细胞膜是一种选择通透性的生物膜,它能够选择性地摄入和排出某些物质,如 O_2、CO_2、Na^+、Ca^{2+}、K^+、Cl^-、水和乙醇等。扩散的速度与方向取决于膜两侧的浓度差(渗透压)和膜对该物质的选择通透性。

在冷冻过程中,冷冻液中的水会随着温度的进一步降低而不断地结冰,造成胚胎外的溶质浓度升高,进而导致渗透压升高;当胚胎内的渗透压低于胚胎外的渗透压时,胚胎内的水分向外渗透,即胚胎脱水。当细胞或胚胎脱水到一定程度,细胞或胚胎皱缩并暴露于高浓度的溶质和离子中(Na^+、Ca^{2+}、K^+、Cl^- 及其他冷冻保护剂释放的离子)导致损伤,即细胞内渗透性损伤(intracellular osmotic injury)。胚胎的渗透性损伤程度和皱缩程度与胚胎外液离子的浓度、渗透压、pH 值、溶质黏稠度和冷冻速度等有关。冷冻速度越慢,高浓度的溶质对于胚胎的损伤越严重,胚胎的存活率越低。在解冻的过程中,由于温度的升高,细胞或胚胎中的冷冻保护剂的渗透压要高于胚胎外液的渗透压,胚胎外液中的水分会通过细胞膜向胚胎内快速渗入,当细胞内渗入的水超过细胞膜膨胀限度时,细胞膜被胀破,造成细胞的损伤和死亡,即渗透性休克(osmotic shock)。因此,在冷冻和解冻过程中,要尽量选择合适的冷冻保护剂和冷冻解冻程序,以尽量避免在冷冻和解冻过程中的渗透性损伤和休克的发生,减少胚胎的损伤和死亡。

(二)过冷现象

过冷现象是指水或溶质结晶时的实际结晶温度低于理论结晶温度的现象。具体表现为在一定压力下,水或溶液的温度低于该压力下溶液的结晶温度,而溶液依然不结晶凝固的现象,此时的液体成为过冷液体。这是一个不稳定的状态,过冷液体要结晶需要先在溶液中的任何一个区域内形成一个小的冰核,此时才开始触发结晶。结晶一旦触发会骤然结冰,其结冰的速度与降温的速度呈正相关。如果没有这个小冰核,即使温度降低到结晶温度,依然没有启动结晶的程序,溶液只好继续降温。例如,水在标准大气压下,在 0℃ 结冰,而实验发现,超纯水会在 −42℃ 才开始结冰。

在冷冻过程中,冷冻液体中常常含有不同种类的冷冻保护剂,往往形成过冷液体现象。过冷现象对胚胎的损伤主要表现在两个方面,一方面是过冷液体的自发结晶所释放的能量,会使周围的液体温度发生大幅度的变化,对胚胎产生损害;另一方面是非控制性无规律结冰,造成细胞或胚胎内水分形成大的冰晶,造成胚胎的损伤和死亡。因此在冷冻过程中,应根据冷冻液的溶质计算出液体冷冻结晶点的降低数值,人为诱导结晶(植冰,seeding)以减少过冷现象对细胞或胚胎的损伤。

植冰就是用人工的方法,诱导溶液内冰晶形成,以减少过冷现象对胚胎的损害。具体是用止血钳夹住棉签的一端,将棉签的另一端浸入液氮中,然后迅速拿出棉签并停靠在远离胚胎的冷冻麦管管壁或冷冻管管壁上数秒,使接触部位区域结冰。冰晶一旦形成就会启动结晶程序,避免了过冷现象,并从植冰部位向外扩散。在扩散的过程中,胚胎外液渗透压逐渐升高,促进了胚胎逐步向外脱水和减少胚胎内部冰晶的形成,进而降低了冰晶对胚胎的损伤。

(三)冰晶的形成

在冷冻过程中,胚胎内的水和胚胎外的溶质会随着温度的降低,由液态变为固体状态(即结冰)。随着温度降低,胚胎内部的水或溶质内部的水会首先形成树枝状(尖锐)的冰晶,冰晶会随着温度的进一步降低而不断地生长和相互融合,形成一个较大的冰晶,冰晶和冰晶融合,最后形成一个冰块。细小的冰晶对胚胎的损伤概率小或没有,但较大的冰晶会对胚胎的细胞膜、胚胎内部的细胞器、细胞骨架和细胞核等造成不可逆性损伤,进而导致胚胎的死亡。在一个温度范围内($-4\sim-50$℃),冰晶的大小与冷冻速度有关。因此,在冷冻过程中,可以先减少细胞内的水分,以尽量减少细胞内冰晶的形成,再合理有效调控温度,避免形成大冰晶对细胞和胚胎造成危害。在冷冻过程中,随着温度的降低,胚胎外冷冻液中的水不断地形成冰晶,冷冻液中溶质的浓度也不断升高,使得胚胎外液的渗透压增加,当胚胎内的渗透压低于胚胎外液的渗透压时,胚胎里面的水分不断地向外渗透,胚胎脱水,进而也减少了胚胎内的水分,这就避免胚胎内过多的水分形成冰晶。因此,在冷冻的过程中应该尽量使胚胎脱去过多的水分和尽量避免停留在这个温度范围内时间过长,以免冰晶形成过多和过大造成胚胎的损伤。在复温过程中,温度从-196℃升高到常温,也会经历冰晶形成的温度范围,所以在复温的过程中也应该尽量控制好温度,使升温过程快速通过冰晶形成温度范围,避免冰晶重新形成,损伤胚胎。

二、冷冻保护剂

研究者们为了减少胚胎内冰晶的形成和渗透性损伤,在胚胎冷冻过程中常常加入一些溶质作为保护,即冷冻保护剂。冷冻保护剂通过维持胚胎内外的渗透压平衡、降低大冰晶的形成和高溶质浓度对胚胎的损害,来提高胚胎在冷冻和复苏过程中的存活率和完整率。

冷冻保护剂因其作用机制的不同分为渗透性冷冻保护剂和非渗透性冷冻保护剂。

(一)渗透性冷冻保护剂

渗透性冷冻保护剂主要是一些小分子化学物质,它们可以经过细胞膜渗入细胞内部,维持细胞内外的渗透压、增加细胞质的黏度和降低细胞内大冰晶的形成。渗透性冷冻保护剂有甘油(glycerol,Gly)、二甲基亚砜(dimethyl sulphoxide,DMSO)、丙二醇(propanediol,PROH)、乙二醇(ethylene glycerol,EG)和甲醇等。甘油是适合冷冻的渗透性保护剂,它是Polge 和 Smith 等首先于 1949 年发现并被广泛用于胚胎的冷冻保存。DMSO 是一种重要的渗透性保护剂,它能快速穿透细胞膜进入细胞内部。在冷冻过程中,它有助于提高细胞内离子的浓度,降低冰点,延缓冷冻过程,进而减少细胞内冰晶的形成和渗透压的改变对细胞或胚胎造成的损害和死亡。Trounson 和 Mohr 利用 DMSO 做冷冻保护剂冷冻人类胚胎并成功获得了妊娠。目前 DMSO 已被应用于多种哺乳动物和人的细胞和胚胎冷冻保存。但也有资料显示,DMSO 存在一些不良反应,它能够增加细胞外钙离子向细胞内流动,造成细胞的潜在损害,如影响细胞的分化和 DNA 甲基化变化。PROH 也是一种常用的渗透性冷冻保护剂,有资料显示,利用 PROH 来代替 DMSO 可以增加胚胎的存活率、卵裂率及临床妊娠率。PROH 对细胞膜的渗透性要优于 DMSO,且毒性明显低于 DMSO,所以被广泛应用于人类的胚胎冷冻保存。EG 也被广泛应用于哺乳动物和人的胚胎的冷冻。在人类胚胎冷冻中,其主要应用于玻璃化冷冻。

(二)非渗透性冷冻保护剂

非渗透性冷冻保护剂主要是一些大分子化学物质,它们不能穿过细胞膜,所以在胚胎冷冻过程中,它们主要在胚胎的细胞外,通过增加细胞外液的黏度和提高细胞外面的渗透压,进而促使细胞内的水分外流,以减少胚胎内部的水分,从而减少细胞内大冰晶的形成。另外在胚胎解冻过程中,它们也阻止了水分快速渗入细胞内部,避免了胚胎因过度膨胀而损伤和死亡。非渗透性冷冻保护剂主要有蔗糖(sucrose)、聚蔗糖(ficoll)、海藻糖(trehalose)、棉籽糖(raffinose)、白蛋白、聚乙烯吡咯烷酮(PVP)等。糖类在低温时没有毒性,并且可以抵抗解冻时胚胎的肿胀,对胚胎起到一定的保护作用。蔗糖是目前人类胚胎冷冻方法中应用最广泛的非渗透性冷冻保护剂。

(三)其他冷冻保护剂

除了上述两大类冷冻保护剂之外,还有一些化学类物质和蛋白质可被作为冷冻保护剂。如有研究者利用细胞松弛素 B(cytochalasin B)和细胞松弛素 D(cytochalasin D)来处理冷冻前的哺乳动物卵母细胞,可以提高复苏率和妊娠率。有些研究者则利用从各种生物体中提取的抗冻蛋白(antifreeze protein,AFP)作为冷冻保护剂等。这进一步拓展了冷冻保护剂的范围,但是目前还没进入常规的临床应用阶段。

在临床上,冷冻保护剂的选择标准应该是高效、便于洗脱和平衡、对胚胎和工作人员无毒或低毒。所以在选择冷冻保护剂的时候,应该根据保护剂各自的特点,联合应用渗透性保护剂和非渗透性保护剂,以期达到最佳的冷冻复苏效果。

三、冷冻方法

(一)慢速冷冻法

慢速冷冻技术是通过逐步降温来实现细胞的逐步脱水,以达到避免或降低细胞内冰晶形成的目的。在程序化慢速冷冻液中,通常含有细胞渗透性冷冻保护剂和非细胞渗透性保护剂。

Whittingham(1972)发明了此法并首先应用于小鼠胚胎冷冻。随后,研究者将其优化并应用在人类胚胎冷冻。该方法的优点是冷冻保护剂浓度低,对胚胎损伤小,冷冻效果好,复苏率高。缺点是需要复杂的降温设备,冷冻时间比较长。

随着胚胎低温冷冻技术的进一步发展和冷冻设备的升级,该冷冻方法得到了进一步的优化和改进,进一步缩短了冷冻的时间,并加入了植冰这一关键步骤。改进后的方法又称程序冷冻法。其优点是可以冷冻早期胚胎,这包括第 1~3 天的任何一个阶段的胚胎,冷冻的解冻复苏率和存活率达到 70% 甚至 80% 以上,并且在保证较高的胚胎冷冻复苏率的基础上使冷冻时间进一步缩短。该方法解冻后的胚胎妊娠率可以达 40%~50% 或更高。现在冷冻设备、冷冻试剂盒、冷冻仪器及冷冻程序等都有商业化生产与操作,使得胚胎冷冻变得操作简单、效果稳定。

(二)快速冷冻法

该方法具体是将胚胎放入渗透性保护剂(如甘油)和非渗透性保护剂(如蔗糖)组成的混合冷冻液中平衡一段时间,使胚胎脱水,然后把胚胎放在液氮蒸汽中停留一段时间或直接放入液氮中保存。该方法的优点是操作简单,不需要昂贵的冷冻设备,缺点是冷冻不同时期、不同物种的胚胎,需要使用和探索不同浓度和不同比例的冷冻保护剂,且冷冻效果差异大、重复性差。

(三)玻璃化冷冻法

玻璃化冷冻是将高浓度的冷冻保护剂,在超低温环境下由液态直接冻结为无结构的、极其黏稠的玻璃状态或无冰晶结构的固态,在细胞内产生玻璃化状态,起到保护作用。在玻璃化冷冻过程中,由于玻璃化冷冻液浓度较高,渗透性抗冻保护剂可在短时间内达到细胞内、外的浓度平衡,将细胞内部大部分水置换,并与剩余水分子形成氢键,降低冻结部分电解质浓度,减轻细胞内高电解质浓度损伤及溶液效应。同时也改变了胞内过冷状态,使细胞内压接近细胞外压,降低了细胞脱水皱缩程度和速度,减少了细胞的损伤。由于其质点不规则排列,能够一直保持溶液的水分子和离子分布,使跨膜物质的渗透压及浓度差别不大,从而避免了细胞外冰晶形成而引起的理化损伤和细胞内形成的冰晶对细胞的机械性损伤。玻璃化冷冻大大提高冷冻速率,使细胞迅速度过温度危险区。

玻璃化冷冻细胞保存最早报道于1937年。此方法于1985年由Rall和Fahy首先应用于保存小鼠胚胎:研究者将悬浮于高浓度冷冻保护液中的胚胎直接由0℃以上温度浸入液氮中,含高浓度冷冻保护液的溶液在冻结过程中由液态转变为一种类似玻璃的非结构状态,但没有冰晶形成,所形成的玻璃结构保持着液态时正常的离子分布,维持了正常的超微结构,减少了对胚胎的透明带及基因的损害,提高了冷冻复苏率和妊娠率。为了获得玻璃化冷冻的成功,需要急速地降温,因此要有较快的降温速度和较低的冷冻保护剂浓度。玻璃化冷冻过程中降温速度很快,20 000～100 000℃/min(慢速冷冻法降温速度为3～4℃/min),它在快速冷冻过程中不形成致死性的冰晶,减少了对胚胎的损害。该方法的优点是,操作简单,不需要昂贵的冷冻设备,冷冻效果好。缺点是使用高浓度的冷冻保护剂,有可能对胚胎细胞存在毒性,需要进一步关注其安全性。1992年,Nakagata改进此方法并成功冷冻精子和卵母细胞,并受精获得了正常后代。后来,很多研究者及胚胎学家都进行了人类配子和胚胎的玻璃化冷冻研究,并用于临床。玻璃化冷冻方法将在随后的章节中加以详细叙述。

四、解冻方法

解冻时要尽量避免在复温过程中对胚胎造成伤害。在解冻的过程中,由于温度的升高有可能再次形成冰晶或重结晶,而重新形成的冰晶有可能造成胚胎不同程度的损伤。目前有两种解冻方法。

慢速解冻方法就是慢速冷冻方法的反向操作,即以每分钟4～25℃的速率升温,使胚胎由冷冻温度缓慢升高至室温。

快速解冻方法是将胚胎从液氮中取出,在空气中停留 10～40 s 后,放入 30℃左右的温水中孵育一段时间。其升温的速率控制在每分钟 300～3 600 ℃。采用快速复温的方法,可以加速冰晶的融化,避免重结晶和减少冰晶对胚胎的损伤。快速解冻方法是目前常用的解冻方法。

冷冻保护剂对胚胎有一定的毒性,解冻后的胚胎须尽快脱去冷冻保护剂,以减少冷冻保护剂对胚胎的损害。

(李敏)

第二节 精子冷冻

精子冷冻方法有 2 种:程序化和玻璃化程序。两者主要不同点在于,前者形成细胞外冰晶,减少细胞内冰晶的形成;后者避免细胞内外冰晶的形成,维持细胞内玻璃化稳态。

一、冷冻程序

人类精液在冷冻过程中,必须经过以下 5 个温度阶段:①温度休克阶段,室温－5℃。②冰晶潜热阶段,5～－5℃。③冰晶形成阶段,－5～－15℃。④再冰晶阶段,－15～－80℃。⑤贮存阶段,－80～－196℃。

二、精液冷冻方法

(一)器材和耗材准备

(1)体视显微镜。

(2)计时器。

(3)液氮罐。

(4)程序冷冻仪。

(5)冷冻记号笔。

(6)移液泵。

(7)镊子。

(8)小液氮容器。

(9)冷冻管架,1.8 ml 冷冻管。

(10)15 ml 无菌离心管。

(11)精子冷冻液。

(12)10 ml 移液管及 1 ml 移液管。

(二)程序化冷冻法

(1)将冷冻保护剂在室温下复温平衡 30 min 以上。

(2)精液取出后,在 37℃ 水浴床内液化。

(3)准备冷冻支架、冷冻管,标记患者夫妇名字、贮存位置等信息。

(4)待精液充分液化后取样,按 WTO 第 5 版方法进行精液分析,内容包括体积、颜色、气味、pH 值、液化情况、精子浓度、精子活力、精子形态及圆形细胞等,做好记录。

(5)根据精子浓度和存活率情况,按照 1∶1、1∶2 或 1∶3(冷冻保护剂∶精液)的比例缓慢加入冷冻保护剂,边加边混匀,充分混匀。

(6)将混匀的精液分装至冷冻管中,在冷冻管上标记或贴上标签。

(7)将已有标签的冷冻管置于程序冷冻仪内,开始程序冷冻。降温速率按以下程序设计:①20℃,平衡 5 min。②4～20℃,冷冻速率 1.2℃/min。③-30～4℃,冷冻速率 7℃/min。④-130～-30℃,冷冻速率 30℃/min。

(8)将冷冻管放入保存支架中,直接投入液氮保存。

(三)简易冷冻法

(1)将冷冻保护剂在室温下复温平衡 30 min 以上。

(2)精液取出后,在 37℃ 水浴床内液化。

(3)准备冷冻支架和冷冻管,标记患者夫妇名字、贮存位置等信息。

(4)待精液充分液化后取样,按 WTO 第 5 版方法进行精液分析,内容包括体积、颜色、气味、pH 值、液化情况、精子浓度、精子活力、精子形态及圆形细胞等,做好记录。

(5)根据精子浓度和存活率情况,按照 1∶1、1∶2 或 1∶3(冷冻保护剂∶精液)的比例缓慢加入冷冻保护剂,边加边混匀,充分混匀。

(6)将混匀的精液分装至冷冻管中。在冷冻管上标记或贴上标签。

(7)将冷冻管置入 4℃ 冰箱内保持 20 min。

(8)将冷冻管置于液氮表面 10 cm 处保持 15 min。

(9)冷冻管放入保存支架中,直接投入液氮保存。

(四)玻璃化冷冻法

采用开放式冷冻载体,如冷冻环。

(1)将直径 3 mm 左右的冷冻环直接浸入含有精子培养液内。

(2)在表面张力作用下,冷冻环表面形成一层薄膜,所要冷冻的精子均匀承载在薄膜上。

(3)直接将冷冻环置于液氮内,10 s 后移入冷冻管内。

(4)在液氮内冻存。

三、解冻方法

有关冷冻精液复苏,相关研究不多。复温可采用室温下空气中复温、水浴复温和手中复温,复温温度 35～39℃。慢速解冻时,精子暴露在室温环境下,逐渐解冻。快速解冻时,细胞放入水浴箱内,保持 37℃ 直到完全融化。

解冻后需要去除冷冻保护剂。常常用无冷冻保护剂的培养试剂或等渗盐溶液洗涤细胞,离心后去除上清液,加入新鲜培养液。整个冷冻解冻过程会出现因机械损伤和渗透压改变致细胞聚集,而导致细胞丢失。同时,一个开放的培养系统存在一定污染的风险,可通过以下几点降低污染的风险:用液氮蒸气贮存样本,样品包装的改进,使用标本贮存隔离罐及程序冷冻仪的消毒。

(一)器材和耗材准备

与精液冷冻一致,见本节相关内容。

(二)精液复苏方法(37℃水浴复温法)

(1)从液氮中取出精子冷冻管。

(2)将精液冷冻管放入 37℃水浴床中复温 10 min。

(3)精子冷冻管从水浴杯中取出,将精液混匀。

(4)取少量精液在显微镜下观察,按 WTO 第 5 版方法进行精液分析,内容包括精子浓度、精子活力及精子形态等,做好记录。

(5)根据复苏后精液质量选择不同的梯度分离及洗涤方式进行处理。

第三节　附睾精子和睾丸精子冷冻

一、附睾精子冷冻方法

诊断性附睾穿刺液中活动精子浓度≥$1×10^6$个/ml,直接进行冷冻。活动精子浓度<$1×10^6$个/ml,离心后去上清液,取沉淀冷冻。

附睾精子冷冻复苏方法与精液精子一致,具体见第二节。

二、睾丸精子冷冻方法

睾丸活检是判断无精子症患者有无精子的最直接、有效的方法。对于非梗阻性无精子症者,即使前次手术取精成功,下次手术取精也有 15%～20%的失败风险。睾丸活检时冻存精子,除了便于后期的卵胞质内单精子显微注射治疗,还是无精子症男性生殖力储备的一种重要方式。

(一)器材和耗材准备

(1)体视显微镜。

(2)计时器。

(3)液氮罐。

(4)培养箱。

(5)离心机。

(6)冷冻记号笔。

(7)移液泵。

(8)镊子。

(9)小液氮容器。

(10)冷冻管架、1.8 ml 冷冻管。

(11)15 ml 无菌离心管(FALCON,2099)。

(12)精子冷冻液。

(13)10 ml 移液管及 1 ml 移液管。

(14)1 ml 注射器 2 只。

(15)3001 培养皿(FALCON)。

(二)冷冻步骤

(1)取出生精小管后,将其放在装有 1 ml 培养液的 3001 培养皿中,用 1 ml 注射器将生精小管周围血块剥离干净,清洗 2～3 遍,尽量去除红细胞,更换培养皿及培养液。

(2)用 2 只 1 ml 注射器头将生精小管尽可能划成细小碎片,然后在倒置显微镜下观察有无精子、精子数量、形态及活动情况。若无精子,则征求患者意见考虑取对侧睾丸组织。

(3)去除培养液中生精小管碎片,收集余下的细胞悬液在 15 ml 离心管中,离心 500 g 10 min,去上清液,留取沉淀。

(4)冷冻时机:若沉淀中见到活动精子则即刻冷冻,若未见活动精子则将其放入培养箱(37℃,5% CO_2)培养 6～24 h 后再观察,一般情况下精子活力可明显加强,一旦有活动,精子就冷冻。

(5)精子冷冻液放置室温平衡 30 min,将等体积的精子冷冻液在 30 s 内缓慢滴入精子悬液中,充分混匀。

(6)将混合均匀的精子悬液加入精子冷冻管中,室温放置 3 min。

(7)4℃冰箱放置 60 min。

(8)再在液氮液面上方 10 cm 处,在液氮蒸汽中悬吊 30 min。

(9)放入液氮中长期保存。

(三)睾丸精子复苏方法

(1)装有精子悬液的冷冻管进行 35℃水浴,直至冰晶完全融化后,将精子悬液转移到 15 ml离心管中。

(2)向其中缓慢(30 s 内)加入 8 倍于精子悬液体积的精子培养液。

(3)充分混匀后,300 g 离心 10 min。

(4)去除上清液留取精子沉渣,加入 3 ml 培养液悬浮沉淀。

(5)取出 50 μl 悬液在倒置显微镜下评估精子质量,余下悬液 300 g 离心 5 min,离心后去除大部分上清液,留取 0.3～0.5 ml 液体重新用培养液悬浮沉淀。

(6)精子悬液放在室温或培养箱中待用,以活动精子的数量满足 ICSI 要求判定为精子复苏成功。

第四节　微量精子冷冻

近年来,随着环境污染的恶化和激素滥用等因素,男性不育比例日益增高,将近60%～75%的男性不育患者出现少精子、弱精子、无精子症等精子质量异常。临床上少精子症患者,特别是隐匿性无精子症者可以通过射精获得微量精子,而无精子症患者主要通过睾丸精子抽吸术(TESA)、显微附睾精子抽吸术(MESA)和经皮附睾抽吸术(PESA)等获得少量的睾丸或附睾精子,这些精子数量少且来之不易,将这些微量精子冷冻保存,可以避免下个ICSI周期因为精子缺乏而造成受精失败或卵子浪费,为取卵当日成功受精提供了一定的保障。因此微量精子冷冻将是精子库技术发展的一个重要方向。

一、空卵透明带载体冷冻方法

运用显微操作技术将透明带内的细胞成分全部清除,成为一空囊,然后将单个或稀少精子采用卵胞质内单精子注射方式注入空透明带内,再转入冷冻保护剂中,然后进行液氮熏蒸或程序化慢速冷冻,最后直接投入液氮中保存,这种方法称为空卵透明带载体冷冻。Walmsley等将无精子症、少精子症患者经TESA或MESA获得的微量精子冷冻保存在卵透明带内,解冻后采用ICSI受精方式,诞生了第一例通过以空卵透明带为载体的冷冻精子出生的双胞胎女婴。

目前常用的空卵透明带载体主要来自人类或啮齿类卵母细胞。考虑采用啮齿类卵空透明带做微量精子冷冻载体,是基于以下原因:人类精子会黏在人卵透明带上发生顶体反应,导致复温后精子丢失和受精子率低,而人精子不会和啮齿类透明带黏合。另外,采用啮齿类空透明带作为冷冻载体与人空透明带作为冷冻载体相比,两者复苏后精子存活率并没有显著差异,这提示了啮齿类透明带作为人类精子冷冻载体的可行性。在冷冻保护剂上多采用甘油,甘油-卵黄复合型保护剂是目前常用的冷冻保护剂。有研究表明,冷冻保护剂提前加入空透明带有利于维持精子活力和避免精子丢失。

二、冷冻环载体冷冻法

冷冻环由于样本体积小,样本接触液氮的体表面积比较大,能满足快速降温复温的要求,常作为卵子、胚胎等的玻璃化冷冻载体。Schuster等尝试以冷冻环作为冷冻载体,甘油-卵黄复合体为冷冻保护剂,分别采用液氮熏蒸、玻璃化冷冻和慢速冷冻进行微量精子冷冻,结果显示冷冻环是一种方便快捷的微量精子冷冻载体,液氮熏蒸和慢速冷冻法的冻融结果无差异,但玻璃化冷冻复温后存活率低。将选择的待冷冻精子与冷冻保护剂混匀,将直径1～3 mm的尼龙环或铜环直接浸入含有精子的保护剂中,在表面张力作用下,冷冻环表面形成一层薄膜,所需冷冻的精子均匀地承载在薄膜上,直接将冷冻环置入液氮中,10 s后移入冻存管,液氮中保存。但是目前关于通过此方法出生的婴儿报告很少,而且开放性载体不能避免与液氮的直接接触,造成一定的污染可能性。

三、微滴玻璃化冷冻法

将精子离心与适量冷冻保护剂混合,取 50～100 μl 混合液直接滴在干冰表面或经液氮蒸气预冷的不锈钢盘表面,精液会冻结成球状微粒,再将这些冷冻的微球放入冻存管后置液氮中保存。对于严重少弱精症或睾丸穿刺患者精液的冷冻方法有报道如下:将选择好的 4～6 条精子与保护剂相混合,滴在预冷的无菌塑料培养皿中,再用液状石蜡覆盖,盖上盖子,用塑料膜封好,置液氮蒸气上 2 h 后,放入液氮槽中贮存。

目前关于微滴法冷冻精子获得妊娠的报告很少,采用培养皿储存液滴,不能保证培养皿在液氮中长久储存。冷冻管储存微滴,冷冻及复温操作上较难控制。开放性系统还可能带来污染问题。

四、麦管和显微注射针冷冻法

将直径 0.2 mm 用于冷冻胚胎的空麦管截成 2.5 cm 左右长度,一头用封口粉封闭。精子与保护剂按比例混匀,用显微注射针取 10～20 μl 注入麦管中,另一端再用封口粉封闭,置液氮蒸气上 30 min,后放入液氮中冷冻保存。显微注射针方法与麦管原理一样。Desai 利用麦管冷冻成功临床妊娠,该载体的密闭性使其成功地避开了与液氮的直接接触,安全可靠。Isachenko 应用此方法对 1～5 μl 精子与保护剂悬液进行玻璃化冷冻取得成功。该方法简单易行,复苏时精子可能由于黏附在管壁上而丢失。

五、球形团藻为载体的微量精子冷冻

球形团藻由 1 500～20 000 个细胞紧密排列形成一个球形结构。Just 首先于 2004 年报道此方法。将选择的精子用显微注射针注入球体内,再将球形团藻注入含冷冻保护剂的麦管中,将麦管进行程序冷冻或液氮蒸气冷冻后浸入液氮中。解冻复苏率高达 100%,活力60%。这方法存在遗传风险,精子暴露在团藻中,团藻遗传物质在显微注射时带入卵子可能性较大。不适于临床推广使用。

六、改良微量精子冷冻法

近来有研究人员对微量精子冷冻方法进行改良,并已运用于临床。方法如下:在显微操作仪上,将 2 μl 精子冷冻保护剂滴在长 0.5 cm、宽 0.2 cm 的无毒、耐冻的玻璃片上,用显微注射针将 1～5 条经选择的精子注入冷冻保护剂中(每 100 ml 冷冻保护剂含有丙酮酸钠 1.17 g、葡萄糖 1.43 g、甘氨酸 1.5 g、甘油 15 ml、蛋黄 20 ml、青霉素 39 000 U 及金霉素19.5 mg),再将已装载精子的玻璃片置于长度为 2.5 cm,直径为 0.2 cm 的安全耐冻塑料管中,两端热封口,用程序冷冻仪进行程序冷冻或经液氮蒸气冷冻 30 min 后放入液氮中冷冻保存。解冻时,剪开塑料管,取出塑料硬片,直接放入 37℃预热的矿物油中,待冷冻精液解冻后,在显微操作仪上用显微注射针将精子取出,即可进行 ICSI。此方法可避免交叉感染并可获得 100%的复苏率,目前已开始应用于临床。

(李璐璐)

第五节　卵子冷冻复苏技术

一、卵母细胞冷冻的历史和现状

冷冻胚胎和精子的技术已经广泛地应用到临床,但一些国家禁止冷冻胚胎。青春期前的女孩,没有性伴侣的女性,因为某种原因不得不行卵巢切除术时,冷冻胚胎不可行时,冷冻成熟或未成熟的卵母细胞就尤为重要。纵观卵母细胞冷冻技术,动物研究早已开始,在1958年就有小鼠卵母细胞冻存后复苏存活的报道,而冻存后小鼠的出生却是在20年之后。

自1986年澳大利亚Chen首次报告卵母细胞冷冻合并体外受精-胚胎移植成功妊娠以来,人们对这项技术寄予了无限的希望。卵母细胞冷冻技术开始在临床中应用,并越来越成为辅助生殖技术的主要技术,其应用也越来越广泛。近年来随着冷冻技术的不断提高和卵胞质内单精子注射技术的应用,卵母细胞冷冻效果也有了提高。但是相对于胚胎冷冻,现在人卵母细胞的冷冻还是处于试验阶段,在临床上有其局限性,目前冷冻损伤是卵母细胞冷冻保存的主要障碍。其主要表现在冷冻后卵子的存活率、受精率和发育率都很低。最常用的冷冻方法是玻璃化冷冻。

二、适应证和意义

(1)辅助生殖过程中需要:取卵日若男方因各种原因无法取精,则可以冻卵。不仅可以将珍贵的卵母细胞保存下来,还可以避免保存胚胎带来的伦理问题。

(2)赠卵:在进行赠卵而无法及时提供受者精液时,可以先将卵母细胞冻存,需要时再解冻。

(3)女性生育力保存:年轻女性在罹患恶性肿瘤需要进行放化疗等导致卵巢早衰的治疗前,可以将卵母细胞进行冻存,以备疾病治愈后妊娠所需。

三、冷冻方法

卵母细胞冷冻的常用方法是慢速冷冻法和玻璃化冷冻法。现在常用的是玻璃化冷冻方法。

(一)慢速冷冻

在辅助生殖技术中,冷冻卵母细胞并获得临床妊娠,慢速冷冻是常用方法之一。在卵母细胞慢速冷冻液的研究中,研究者对PROH的浓度认识较一致,但对蔗糖的浓度,有学者认为适当提高蔗糖的浓度对冷冻有利。有报道称把蔗糖浓度从0.1 mol/L提高到0.3 mol/L后,卵母细胞的存活率从35%～40%提高到70%～75%。减少冷冻剂中钠的含量,或者采用不含钠的冷冻剂(15M 丙二醇和0.1 M 蔗糖)能更有效地冷冻卵母细胞。抗冻剂能减少高盐浓液的损害。总之,找到细胞含水过多和过度脱水之间的平衡点,以及合适剂量的蔗糖,合适的冷冻速率,可以尽量避免冰晶形成和重结晶所造成的损伤。程序化冷冻卵母细胞现在还有一部分的机制尚未弄明白,例如:冷冻对微管、微丝、纺锤体,以及染色体的影响。MⅡ期纺锤体是一个高度动态的结构,对温度很敏感,超低温会对其产生影响。人卵母细胞在经历冷冻时,可能会发生纺锤体重建、减少、微管微丝解体或消失、染色体的分散。有学者认为,囊胚形成率、种植率和妊娠率不高可能是因为冷冻时损伤了卵母细胞骨架,特别是纺锤体结构。

(二)玻璃化冷冻

Hong 等首先运用玻璃化技术冷冻人卵母细胞,冻融后用传统的 IVF-ET 技术使其成功受精。Shee-uan chen 等运用玻璃化技术冷冻人类成熟卵母细胞,冻融后获得了 94% 的复苏率。Liebermann 等在传统的玻璃化液中加入大分子的聚合物,冷冻人卵母细胞,其冻融后复苏率达到 80.9%,较未加入聚合物的玻璃化液冷冻效果好。因此,玻璃化技术有良好的应用前景。但是,由于该技术需要高浓度的冷冻保护剂,其毒性作用较强。所以,寻求毒性更小、效果更好的保护剂以及减少卵母细胞在玻璃化溶液中接触的时间,在复温后尽快去除冷冻保护剂是玻璃化技术能否广泛应用的关键。

目前对卵母细胞的玻璃化冷冻的研究主要集中在冷冻液与冷冻载体上。玻璃化冷冻液一般是由甘油、二甲基亚砜、乙二醇和丙二醇 4 种渗透性保护剂随意组合而成,人们期望找到冷冻效果最好而且对细胞毒性最小的组合来进行冷冻。海藻糖是一种新型的冷冻保护剂。

玻璃化冷冻载体主要有冷冻细管法、微滴法、开放式拉长塑料细管法(OPS)、开放式毛细玻璃管法(GMP)、电子显微镜铜网法(EMG)、固体表面玻璃化法(SSV)、冷环玻璃化法(CLV)。固体表面玻璃化法(SSV),因液滴的体积大,降温速度慢,降低了推广价值。开放式拉细麦管法(OPS)冷冻虽提高了冷冻及解冻速度,但难以控制。Morat 等比较了 OPS 和 Cryotop 两种载体冷冻卵母细胞,发现 Cryotop 的受精率和纺锤体的正常率都明显高于 OPS。现在采用微小冷冻载体,尽可能减少保护液的用量以提高速率。在液氮中不能排除有微生物的存在,而由于冷冻载体直接接触液氮存在交叉污染的风险,成为玻璃化冷冻人卵母细胞的主要障碍之一。有人认为用紫外线消毒方法可以对液氮进行彻底的消毒,从而避免交叉污染。

四、损伤和安全性

卵母细胞由透明带、放射冠和颗粒细胞包绕形成卵-冠-丘复合体。卵母细胞体积较大,人卵母细胞可达 130 μm。细胞内所含水分较多,而在冷冻时不易充分脱水,容易发生冷冻损伤。另外,虽然胚胎冻融后一些细胞受损,但剩余细胞仍有可能修复而继续发育,而卵母细胞是单一的细胞,一旦损伤就意味着死亡。这就决定了其冻融效果差的特点。

冷冻损伤是卵母细胞冷冻保存的主要障碍。有报道表明,冷冻常会使细胞膜不完整,透明带(zona pellucida,ZP)变硬,细胞骨架破坏,以及染色体异常等。冷冻后的卵母细胞受精能力下降,多精受精和孤雌生殖的发生频率增加。冷冻还影响卵母细胞受精后胚胎的发育潜力,以及胚胎着床率。

(一)对染色体的影响

冷冻过程可能损伤成熟卵母细胞的纺锤体,温度和冷冻保护剂都可能是其影响因素。

鼠卵母细胞的纺锤体在室温下会解聚,网状结构被破坏。冷却 10 min 或 30 min 的人卵母细胞纺锤体的构型发生了改变,这些改变包括纺锤体尺寸的减小、微管蛋白的结构破坏或微管蛋白不完整。将卵母细胞降温 5℃,微管蛋白开始解聚,降到 27℃ 时就可发生不可逆性的改变。随着暴露时间的延长,受影响的卵母细胞越来越多。在 37℃ 孵育 1～4 h,不到一半的冷冻的卵母细胞可以完全恢复它们的纺锤体。

冷冻保护剂对纺锤体的影响可能与浓度有关。小剂量(<1.0M)的 1,2-丙二醇可以诱导鼠卵母细胞纺锤体的解聚,但是分别在 1.5M 和 2.0M 的 1,2-丙二醇中却很稳定。Chen 等发现暴露于浓度为 5.5M 乙二醇和 1.0M 蔗糖的玻璃化液中的鼠卵母细胞的纺锤体解聚消失了。因此,在低温中冷冻和解冻或是暴露于高浓度冷冻保护剂的过程可能会导致纺锤体的损伤。在复苏后孵育中,微管蛋白重新聚集,这归因于中心粒、自由微管蛋白的浓度、染色体的存在和与之对应的着丝粒。Fabbri 报道在一大组人群中用浓度为 0.3 M 的蔗糖及在复苏后 3 h 进行卵胞质内单精子注射,有较好的存活率(78%)、受精率(71%)和卵裂率(84%)。自他以后,许多关于卵子冷冻的研究应用 0.3 M 的蔗糖,并与低浓度做比较,均得出冷冻保护剂中蔗糖浓度为 0.3 M 时,卵子复苏后的存活率、受精率和卵裂率有所改善。

理论上,MⅡ 期卵子处在分裂的中期,染色体规则地排在赤道板上,冷冻易造成其结构的损伤,而 GV 期卵母细胞因尚未形成纺锤体结构且染色体有核膜包围保护,应比 MⅡ 期卵子更适合冷冻保存。也有研究表示,冷冻 GV 期卵母细胞比 MⅡ 期的解冻存活率更高。但是在实践中,冷冻体外成熟的 MⅡ 期的卵母细胞,或者是冷冻成熟的卵母细胞者占多数,而冷冻 GV 期卵母细胞的很少。继 1998 年第 1 例报道冷冻 GV 期卵母细胞在体外成熟后成功妊娠已经有二十几年了。虽然冷冻 GV 期卵母细胞有更高的存活率和更低的纺锤体损伤率,但是复苏后体外成熟的效能降低。Cao Y 等将 MⅡ 期卵母细胞与 GV 期卵母细胞体外培养成熟后行单精子注射,观察其受精率、卵裂率,无明显的差别,但是 GV 期冻卵在复苏后的成熟率会下降。在未来体外成熟技术更加精进后,冷冻 GV 期卵母细胞的优势就会更加明显了。

(二)对透明带的影响

主要是透明带破裂和硬化。在冷冻过程中卵母细胞发生变形,以及在解冻过程中卵母细胞发生肿胀都可能使得透明带发生破裂,这就需要更加注意冷冻保护剂的浓度和冻融时间。不管是胚胎还是卵母细胞冷冻都可能导致透明带硬化,这可能是冷冻导致皮质颗粒提前释放所致。

(三)对胞膜和细胞器的影响

与胚胎相比,卵母细胞表面积与体积之比较小,细胞内水分较多,在冻存过程中容易形成冰晶,而致细胞膜和膜性细胞器受到损伤。如胞质中的小泡汇合聚集至胞膜破裂,细胞皮层下骨架网受损至皮质层颗粒,达到细胞膜而造成细胞骨架破坏,线粒体损伤影响卵的能量代谢,卵母细胞微绒毛的超微结构被破坏。

(四)对细胞功能的影响

1. 受精能力

冻存后卵母细胞透明带硬化、透明带表面与受精相关的结构发生改变或被修饰,以及染色体发生改变,使得其受精能力下降及多精受精和孤雌激活的发生频率增加。

2. 胚胎着床

研究表明,冻融后的卵母细胞受精后着床率下降,动物实验证实其胚胎着床后被吸收的可能性增大。

3. 自发激活

卵母细胞在剧烈的外界环境的变化下,可以发生自发激活。MⅡ期卵母细胞最多只能在体外 24 h 保持正常的受精能力,随着时间的推移,其发生非整倍体和自发激活的概率增高,因此卵母细胞冷冻应尽早进行。

4. 遗传物质

冷冻可能损伤卵母细胞骨架、染色体及基因组,使其受精及后续发育能力下降,这可能是冷冻损伤了卵母细胞基因组的表达。

五、影响卵母细胞冻存成功的因素

(一)形态学因素

影响卵母细胞冷冻的形态学因素中最主要的是卵母细胞的特性,如卵母细胞的发育阶段、卵的质量和大小等。卵母细胞的发育阶段对其冷冻保存后的存活有很大影响。成熟卵母细胞处于减数分裂的 MⅡ 期,第一极体已排出,染色体排列在减数分裂纺锤体的赤道板上。纺锤体微管的正常排列对染色体正确排列和分离是十分重要的。冷冻解冻过程中,纺锤体易被细胞内形成的冰晶损伤。有关小鼠的试验,通过细胞松弛素等抑制纺锤体旋转、极体形成、原核迁移和细胞分裂,结果发现微丝和微管参与受精后事件。任何引起细胞骨架成分破坏的损伤很可能最终都会引起染色体异常,导致受精和发育失败。生发泡(germinal vesicle,GV)期卵母细胞处于减数分裂双线期,尚未形成纺锤体,出现染色体异常的可能性很小。冷冻未成熟卵母细胞似乎是更好的选择。已有研究证明未成熟卵母细胞冷冻后能够受精并发育,用于 IVF-ET 已有婴儿出生。也有报道认为未成熟卵母细胞对冷冻更敏感,冷冻损伤在 GV 期较高,这可能是由于细胞膜的稳定性较低,形成了特殊的细胞骨架,而且在冷却和复温等过程中仍然会出现透明带变硬和细胞骨架损伤。原始卵泡中的卵母细胞远比成熟卵母细胞小,且分化程度低,细胞器少,透明带和皮质颗粒少,其冷冻保存优势很大。然而,卵母细胞的体外成熟又是一个很大的难题。卵母细胞的表面积和体积比也会影响冷冻效果。卵母细胞越大,冷冻解冻后的存活率越低。人卵母细胞直径约为 130 μm,需要较长的时间与冷冻保护剂达到渗透平衡。而精子的大小是卵母细胞的 1/180,只需很短的时间就可达到渗透平衡,因而冷冻结果很好。成熟卵母细胞的细胞器的分布和排列非常不均匀,细胞膜对水的通透性变化也很大,影响了卵母细胞的形态学质量,以及冷冻保存的结果。卵母细胞的脂质含量也影响冷冻保存后的存活。

(二)生物物理因素

在冷冻保存中,造成损伤的主要因素是细胞内冰晶的形成。采用添加冷冻保护剂,延长细胞脱水过程,使细胞充分脱水,就可以避免冰晶的形成,减少冷冻损伤。然而冷冻保护剂、冷却和解冻速率都可影响细胞脱水过程。

1. 冷冻保护剂

卵母细胞冷冻保存剂中的渗透性和非渗透性冷冻保护剂浓度通常在 1.5 mol/L 左右。由于冷冻保护剂有细胞毒性,且低于 0℃ 时毒性增强,因而卵母细胞暴露于冷冻保护剂的时间不宜过长,既要使细胞充分脱水,又不造成更多的损害。有人认为卵母细胞暴露于冷冻保护剂 10 min 比较适宜,可以提高存活率。实验结果也表明,暴露于冷冻保护剂 10 min 的卵母细胞存活率比暴露 15 min 有明显提高。冷冻卵母细胞解冻后,需要去除冷冻保护剂。当含高浓度冷冻保护剂的卵母细胞置于冷冻保护剂浓度较低的溶液中时,水快速进入细胞,而细胞内的冷冻保护剂流出较慢,就会使细胞膨胀,甚至破裂。一般采用冷冻保护剂浓度逐渐降低的梯度溶液来减小细胞的膨胀,而且高浓度的非渗透性冷冻保护剂可平衡细胞内的高浓度冷冻保护剂,控制水流入细胞。

2. 冷冻速率和复温速率

冷冻的步骤也是影响冷冻卵母细胞存活的重要因素。限制冷却速率的主要因素是水通过细胞膜的速率。它取决于细胞膜的组成和通透性、细胞表面积和体积比、温度和细胞膜两侧的渗透压。当细胞冷却至 $-15 \sim -5℃$ 时,首先在细胞外液形成冰晶。细胞膜对水通透,对冰晶不通透,因而细胞内的水流向细胞外,在细胞外结冰。如果冷却速率足够低,就可使细胞进行性脱水,不形成冰晶。植冰使细胞外液开始形成冰晶,防止细胞过冷,并开始脱水,是人卵母细胞冷冻程序中很重要的一步。通过慢速冷冻,几乎所有的水都可从细胞内移走。在复温过程中,细胞内形成的冰晶可能会再冰晶化。如果卵母细胞投入液氮时,细胞内还有少量的水分,就会形成冰晶。如果复温速率慢,会使小冰晶形成大冰晶,而损伤卵母细胞。通常采用快速复温,速率约为 275℃/min,使细胞内冰晶快速分散,细胞外冰晶融化,透过细胞膜,使卵母细胞再水化。

六、小结

尽管卵母细胞的冷冻保存难度很大,但由于其广阔的应用前景,促使人们不断地研究。近几年也取得了一些进展,已有研究发现低钠溶液能够降低渗透压,慢速冷冻快速解冻可以减少细胞内冰晶的形成和结构损伤。应用卵胞质内单精子注射技术能够克服透明带硬化,提高卵母细胞的受精率,并已有婴儿出生。玻璃化冷冻方法也取得了较好的结果。但目前还没有一个最佳的方法保存卵母细胞,还有待进一步研究。

第六节　卵裂期胚胎冷冻复苏技术

随着 ART 技术的不断发展和促排卵激素(如 FSH、GnRH-a、hMG 和 hCG 等)的应用,患者在一个 ART 周期中通常会募集众多卵母细胞,获得相当数量的卵子(10～30 枚),这为体外受精-胚胎移植技术的成功和种植成功率的提高提供了前提和保障。然而,众多的卵子受精后所形成的胚胎远多于一次移植胚胎所需的数目(1～2 枚/周期);移植后剩余的胚胎需要进行冷冻保存,以便在合适的时间内进行解冻复苏并移植,进而增加 IVF-ET 患者的妊娠机会。因此,胚胎冷冻是辅助生殖技术中必不可少的重要组成部分。在临床上,大多数生殖中心选择在胚胎发育的 4～8 细胞期(胚胎发育的第 3 天,即 D3 胚胎)和囊胚阶段进行胚胎移植。本章节着重介绍 D3 胚胎的冷冻保存技术。

D3 胚胎冷冻就是将第 3 天移植后剩余的胚胎作为冷冻对象,经过一定的程序和操作步骤进行降温并冷冻,然后储存在 −196℃ 的液氮中备用。临床医生、胚胎学家和基础研究工作者进行了大量的工作和研究来优化和改进人类胚胎的冷冻方法,大部分研究主要集中在临床和实验室两个方面。在临床上主要探讨促排卵的刺激方案、配子和胚胎质量、患者年龄及自身状况、解冻移植时间和移植日患者内膜状况等方面。实验室方面主要从冷冻液、冷冻保护剂、冷冻程序及设备、胚胎质量、解冻条件和解冻培养液等方面进行优化和改进。随着 D3 胚胎的冷冻保存技术的不断发展和优化,人类在 1983 年获得了第 1 例 D3 胚胎冷冻解冻婴儿的出生。之后经过了近 30 年的发展和完善,目前其冷冻复苏率、着床率和临床妊娠率都得到了明显的提高,达到了令人满意的效果。目前,该技术已成为生殖中心 ART 技术中一种常规的技术。

下面将探讨卵裂期胚胎冷冻技术的意义、应用方法和前景。

一、卵裂期胚胎冷冻保存的目的和意义

卵裂期胚胎冷冻保存的目的就是将 D3 胚胎移植后剩余的胚胎进行高效、高质量的冷冻保存,使之能够保存胚胎的生命活力,待复苏后能够继续发育,移植后能够长成健康的个体。

卵裂期胚胎冷冻技术有着非常重要的意义。D3 胚胎冷冻保存能够增加 IVF-ET 患者的妊娠机会,提高了 IVF-ET 治疗的成功率;帮助患者选择在最合适的移植时间进行移植,特别是因自身的原因,该周期不能移植的患者(如子宫内膜因素、黄体酮过高、OHSS、感冒、发热、腹泻、传染病排查和心理因素等);减少多胎妊娠的概率,提高 IVF-ET 治疗总体效率,避免反复促排卵治疗,是生育力保存的有效方法。因此,卵裂期胚胎冷冻技术是 IVF-ET 中不可或缺的重要组成部分。

二、影响卵裂期胚胎冷冻效果的因素

在 D3 胚胎冷冻解冻过程中,有一部分胚胎可能发生不可逆的损伤和死亡。即使是在良好的技术与实验室的高质量控制下,仍有一部分胚胎(10%～30%)可能在冷冻解冻的过程中发生卵裂球损坏,导致无法移植。这与冷冻时胚胎的质量及胚胎处于的发育期有关。也可能还有其他未知因素影响着胚胎的冷冻复苏存活率、种植率和妊娠率。下面从实验室的角度来分析影响 D3 胚胎冷冻复苏效果的因素。

(一)胚胎自身因素

移植高质量的新鲜胚胎获得的妊娠率要高于移植形态差或发育迟缓的胚胎。冷冻胚胎

也是如此,胚胎的质量好坏影响着胚胎的冷冻复苏率。Karlstrom 等研究表明,在胚胎冷冻前进行形态学分级,优质胚胎要比一般胚胎的抗冻和复苏损伤能力强、发育潜力好。胚胎的质量良好,解冻后的妊娠率较高。形态好的优质胚胎冷冻效果要优于形态差的评级差的胚胎。Mandelbaum 等也发现,发育快的胚胎比发育慢的胚胎的冷冻复苏后的妊娠率和出生率要高。此外,胚胎卵裂球大小、均匀度、碎片所占比例等因素也影响着胚胎的冷冻复苏效果。

胚胎来源和受精方式是否对冷冻胚胎有影响是目前关注的问题。有的研究者比较了 IVF-ET 和 ICSI 在卵裂期胚胎冷冻复苏率和临床妊娠率,统计学显示两者无显著差异。

(二)母体因素

母体年龄因素也影响着胚胎的质量和冷冻复苏率。有数据显示,年龄>35 岁的患者胚胎存活率显著低于 35 岁以下人群,胚胎存活率及完整存活率与年龄显著相关。Toner 等发现,患者的年龄和基础 FSH 水平影响着解冻周期的成功率。Verberg 等研究显示,卵巢储备功能好的患者可获得更多高质量的卵母细胞和胚胎。

(三)临床因素

目前临床上常用的有 3 种促排卵方案,分别是短方案、长方案和超长方案。不同促排卵方案获取的优质胚胎率存在差别。但 Oehninger 等的研究结果表明,不同促排卵方案及促排卵过程对冷冻胚胎的结局无显著影响。

(四)胚胎培养条件

胚胎培养条件大大提高了解冻周期的临床妊娠率。近几年来,胚胎培养液的优化和适宜的培养条件不但使新鲜移植周期获得了较高的临床妊娠率,还改善了冷冻胚胎的质量和发育潜能。

(五)冷冻保护剂的选择

冷冻保护剂对胚胎及其发育有着一定的影响和毒性,其影响大小与其自身物理和化学性质有关,随其浓度和作用时间的不同而不同。不同发育阶段的胚胎,细胞膜的通透性和对冷冻保护液的敏感性不同,因此,不同时期的胚胎需要不同的冷冻保护剂和相应的冷冻方案。冷冻保护剂的选择应该以高效、低毒或无毒为原则。因此,应该了解和掌握胚胎冷冻保护剂的保护效果和毒性剂量,根据胚胎卵裂期的不同时间段,选择合适的冷冻保护剂。如 D3 胚胎常常用到 PROH 和蔗糖,囊胚及玻璃化冷冻常常用到 DMSO 和 EG。

(六)冷冻和解冻的速度

冰晶是造成胚胎冷冻和复苏损伤的最大因素之一。冷冻和解冻过程中,温度上升和下降的速率对胚胎有着显著的影响。因为细胞内的水在 $-40 \sim -30$ ℃容易形成冰晶。在温度复苏的过程中也要经历这个温度区间。因此,避免大冰晶的形成和重结晶是胚胎冷冻复苏的关键步骤。

(七)冷冻方案和流程

胚胎卵裂期的不同时间段,胚胎细胞膜对冷冻保护剂的剂量和种类要求不同。因此冷冻方案的选择也不一样。D3 卵裂期胚胎与 D5 囊胚冷冻要求就各不相同。目前,D3 卵裂期胚胎一般选择程序化冷冻方案和玻璃化冷冻方案。D5 囊胚冷冻一般选择玻璃化冷冻方案。

(八)技术因素

在冷冻过程中,胚胎需要在不同浓度的冷冻保护剂中平衡一段时间。这要求操作人员在从上一个液滴转移到下一个液滴时,尽量少携带上一个液滴的液体,同时在同一个液滴中,要转移 2～3 个地点,以便胚胎获得充分的洗脱和平衡。所以,胚胎冷冻复苏操作人员应该经过充足的培训。

高效的植冰技术也很重要。植冰过大,容易造成胚胎温度剧烈降低,来不及脱水而死亡,过短则达不到植冰的效果。所以在植冰时,要观察到植冰位置发白(冷冻麦管植冰 0.3～0.5 cm 为宜),植冰后几秒,植冰位置附近成雾状为佳。

冷冻麦管存取的过程中尽量缩短暴露在空气中的时间,如果暴露时间过长,会导致麦管内液体复温、融化和反复冷冻,导致胚胎的损伤和死亡。所以在冷冻麦管存取时,要格外小心谨慎。此外,在培养液配制、胚胎操作、胚胎转移和设备维护方面进行高质量的质量控制,以减少人为对胚胎冷冻造成的影响。一套好的胚胎冷冻复苏质量控制体系是不可缺少的。

(九)其他因素

取卵前后的激素水平、不孕原因、精子质量、培养液、培养条件和促排卵药物,以及其他位置因素等是否影响胚胎冻存的效果,目前尚未有可靠的证据来证明。

三、卵裂期胚胎玻璃化冷冻流程

(一)准备事项

确认操作工作站的风机已打开,检查以下耗材、试剂和设备。

1. 设备和工具

1)巴斯德吸管。

2)Falcon 3002。

3)Falcon 3037。

4)载杆。

5)支架。

6)液氮。

7)四孔板(176740)。

8)体视显微镜。

9)计时器。

2. 试剂

1)加藤冷冻液(ES 和 VS)试剂盒。

2)加藤解冻液(1 液,2 液,3 液,4 液)。

3)G-2-plus。

4)无菌矿物油。

(二)标准操作方法

1. 胚胎玻璃化冷冻操作方法(图 6-1)

1)关闭热台,玻璃化冷冻液室温下复温 30 min 以上。

2)将写有患者名字等相关信息的冷冻皿、冷冻载杆、巴斯德吸管对应摆放好。

3)核对者再次核对冷冻皿、冷冻载杆、巴斯德吸管上的名字是否一一对应、每组载杆上的名字是否一致。

4)混匀冷冻液后,用巴斯德吸管制备冷冻液滴,ES 和 VS 液滴数比例为 1:2。

5)冷冻时,双人核对冷冻皿和培养皿上标记的患者双方名字是否一致,再将待冷冻胚胎或囊胚加入至 ES 液,胚胎停留 5 min 左右、不超过 15 min。

6)再转移进 VS 液滴,不超过 30 s,充分吹洗,动作轻柔。

7)迅速装上载杆时,冷冻者、核对者再次核对冷冻皿与载杆的名字,放入液氮后,核对者再次核对载杆与冷冻支架的男女双方姓名是否一致。

8)冷冻完毕放回液氮罐时,两人核对冷冻支架是否放入正确的冷冻罐及提篮位置。

9)完善电子病历,登记归档。

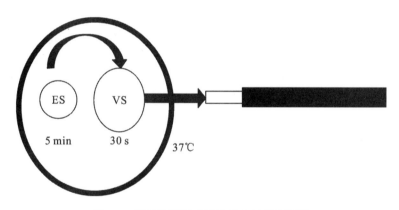

图 6-1 卵裂期胚胎玻璃化冷冻过程示意图

2. 加藤胚胎玻璃化解冻液操作方法(图 6-2)

1)提前 30 min 打开风机、热台、电脑。

2)提前将加藤解冻液从冰箱取出,并将 0.5 ml 的 1 号液加入 3037 皿,放入培养箱中预热。

3)解冻前仔细核对解冻通知单、知情同意书、冷冻登记本上男女双方姓名、年龄、病历号、取卵及冷冻时间、解冻数目等信息是否一致;确定解冻胚胎序号后,在冷冻登记本上核销拟解冻胚胎的序号,并标注解冻日期及解冻者。

4)配制解冻四孔板,准备解冻用巴斯德吸管,在四孔板的第 1、2、4 孔分别加入 0.5 ml 的 2、3、4 号解冻液。

5)准备好液氮,取冷冻载杆,双人核对冷冻支架信息(男女双方名字、存储位置),取出拟解冻编号的载杆。

6)两人同时核对四孔皿上的名字与载杆上的名字是否一致,再次核对支架号、载杆号。

7)将载杆从液氮中取出,迅速取下载杆套,将载杆放入 1 号液,找到胚胎后,停留 1 min,

然后转入 2 号液,室温下放置。

8)3 min 后,将胚胎转入 3 号液,室温下放置。

9)3 min 后,将胚胎转入 4 号液,置于 37℃ 热台上。

10)3 min 后,取出前一天准备的 CO_2 平衡好的解冻培养皿,再次核对夫妻双方姓名,将胚胎移入培养液,洗涤数次后放入干净液滴中培养。

11)将解冻培养皿放入培养箱,核对培养皿与培养箱上所贴患者信息条是否一致。

12)解冻后的胚胎次日晨移植。

13)解冻人员在解冻胚胎报告单上记录解冻日期、胚胎评分等项目并签名;在胚胎解冻记录本上记录胚胎复苏-移植日期及所解冻的胚胎的数量等项目,如无胚胎移植,也要写明;在原始病历冷冻记录单上核销冷冻记录,若原始病历未见,则在解冻记录单和记录本上进行标注;填写电子病历。

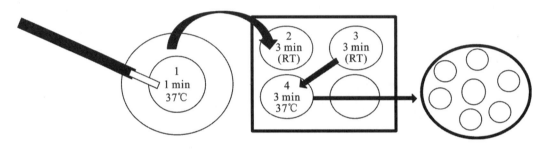

图 6-2 卵裂期胚胎玻璃化解冻过程(RT:室温)

四、卵裂期胚胎冷冻存在的问题和前景

哺乳动物胚胎冷冻技术的研究经过了 40 多年的发展(哺乳动物第 1 例胚胎成功冻存出现于 1970 年)已经取得了巨大的成功,特别是在人类的辅助生殖技术中发挥着越来越重要的作用,为许多不孕不育患者带来了福音。D3 胚胎程序化冷冻的冷冻复苏率不断得以提高,目前维持在 70% 左右。玻璃化的胚胎冷冻复苏率更高,达 90% 以上,是 D3 胚胎冷冻发展的趋势之一。然而,目前胚胎冷冻保存和冻后发育还存在诸多的问题,如解冻复苏率虽然获得了显著的提高,但胚胎的发育率、妊娠率和着床率还没有达到一个令人满意的水平,有关胚胎冷冻过程中的机制还没有完全理解。因此,有必要进一步对早期胚胎的冷冻保存、复苏后胚胎发育及冷冻机制做更深入的研究,以进一步提高胚胎的解冻复苏率、冻后发育率和临床妊娠率,对冻后胚胎损伤分子机制和子代的安全性进行评估。

第七节 囊胚冷冻复苏技术

随着胚胎培养技术的成熟,新鲜周期囊胚移植技术在临床工作中广泛应用。然而这一技术的应用必然伴随移植后剩余囊胚需要冷冻保存,因此囊胚冷冻技术的高效稳定是进行囊胚移植的技术保障。囊胚的优势在于细胞数多,在冷冻和解冻过程中损伤少量细胞并不影响其后续发育。自1985年Cohen等首次报道人囊胚冷冻复苏移植妊娠以来,已有许多囊胚复苏移植成功的报道。早期人们采用传统程序化冷冻方法进行囊胚冷冻保存,但临床结局并不理想,囊胚的存活率约60%,低于卵裂期胚胎的冷冻效果。近年来玻璃化冷冻技术在辅助生殖领域中广泛应用,该技术以其简便、高效、经济等优势逐渐替代传统程序化冷冻,大量研究证实玻璃化冷冻技术能够高效地保存人类胚胎。文献报道利用玻璃化冷冻方法进行囊胚冷冻保存,其复苏后囊胚存活率为70%～90%,临床妊娠率为30%～60%。

一、影响囊胚玻璃化冷冻的因素

(一)冷冻载体的选择

最初的囊胚玻璃化冷冻采用与程序冷冻相同的载体,即普通麦管,但其液体容积较大,管壁厚,降温速率较慢,复苏后囊胚存活率较低。为了实现玻璃化状态,常需要使用比慢速冷冻更高浓度的冷冻保护剂,但是为了降低冷冻保护剂浓度过高带来的毒性作用,人们尝试通过改变冷冻载体、减少液体的装载量来提高降温速度,使胚胎能在较低浓度的冷冻保护剂溶液中实现玻璃化状态。

近年来冷冻载体多种多样,根据胚胎是否直接接触液氮,分为开放性载体及闭合性载体两种类型。开放性载体是指样本与液氮直接接触的一类载体。但有研究显示冷冻生物标本与液氮直接接触有潜在的污染风险,有些欧美国家已有法规禁止使用开放性载体进行人类胚胎及配子的玻璃化冷冻。北医三院2011年研究数据显示,采用开放性载体(Cryoleaf)冻存囊胚(60例),其复苏率为96.3%,临床妊娠率为53.2%,植入率为51.9%。闭合性载体则是通过各种材料避免样本与液氮直接接触。为避免装管材料对降温速度的影响,常需选择热传导性能好的材料或减少液体装载量,以尽量减少对玻璃化冷冻效果的影响。研究显示,采用开放性载体和密闭性载体(Cryotip)冻存囊胚,其复苏率、临床妊娠率和活产率均无显著差异。因此,鉴于密闭性载体可以避免潜在的污染风险,在今后应逐渐推广应用。

(二)人工皱缩

研究显示,囊胚腔大小与冷冻复苏后的囊胚存活率呈负相关,因为囊胚腔内含有大量液体,若脱水不充分,易形成细胞内冰晶,造成胚胎冷冻损伤。因此在玻璃化冷冻前需采取人工皱缩的方法使囊胚腔塌陷。人工皱缩方式包括显微注射针穿刺、激光脉冲和微细吸管反复吹吸挤压囊胚腔。

1. 显微注射针穿刺法

其方法为用显微固定针固定囊胚,将内细胞团置于6点位置,用ICSI针从2—3点处水平刺入囊胚腔后抽出,囊胚自然皱缩;或者在刺入囊胚腔后将囊腔内液体吸出。研究报道,在囊胚冷冻前用显微注射针穿刺囊胚腔,使囊胚腔塌陷后进行玻璃化冷冻,能提高冷冻后的临床效果。

2. 激光法

激光法简便、快速、高效。在远离内细胞团的位置,选取滋养细胞较薄处,在滋养细胞连接处用激光打孔,一般在 5 min 内囊胚腔完全皱缩。应用激光脉冲和显微针穿刺进行人工皱缩,在存活率、临床妊娠率和植入率方面没有差异。

3. 微细吸管反复吹吸

选取比囊胚直径略小的吸管反复吹吸囊胚,直至囊胚腔完全塌陷。采用微细吸管吹吸法行人工皱缩,简单有效且不需要复杂的显微操作设备。但是其应用需要胚胎学家的经验与技巧,囊胚大小不同,需要根据具体情况多次拉管。

(三)冷冻前囊胚选择

1. 卵裂期胚胎质量及囊胚质量

研究显示,卵裂期的胚胎质量影响囊胚冷冻结局。来源于优质胚胎的囊胚存活率、着床率和继续妊娠率显著高于来源于形态较差的卵裂期胚胎的囊胚。囊胚扩张程度、ICM 评分和 TE 评分均对新鲜周期 D5 单囊胚移植的妊娠结局有显著影响,其中最重要的预测指标是 TE 评分。强壮的滋养细胞层对胚胎的发育是必需的,只有这样才能保证囊胚顺利的孵化与着床。因此,在冷冻囊胚时应选择内细胞团清晰、滋养细胞发育良好的囊胚,即囊胚评分为 BB 级(依照 Gardner 的囊胚形态评价标准)以上的囊胚进行冷冻。

2. 囊胚发育速度

囊胚发育速度对 IVF-ET 的妊娠结局有重要影响。新鲜周期囊胚移植结果显示,D5 囊胚移植的妊娠率和着床率均高于 D6 囊胚移植。然而,复苏周期囊胚移植的研究结果显示不论慢速冷冻还是玻璃化冷冻囊胚,如果 D5 和 D6 囊胚的冷冻标准相同,复苏后存活率、临床妊娠率和流产率均无显著差异。北医三院 2012 年研究数据显示,无论是新鲜囊胚移植周期,还是解冻后经囊胚培养行囊胚移植周期的结果,均显示 D5 囊胚移植的临床妊娠率显著高于第 6 天囊胚移植的。但解冻囊胚的临床妊娠率与其冷冻时间(第 5 天或第 6 天)并无相关,可以得到相似的临床妊娠率(40.63%、41.21%),少量囊胚在第 7 天若发育到 4 期(依照 Gardner 的囊胚形态评价标准),经冻融后依然可以获得较好的妊娠结局(解冻 10 例,6 例获得临床妊娠)。由此可见,新鲜周期第 6 天囊胚移植临床结局相对较差的原因主要在于子宫内膜的容受性与胚胎发育之间的差异。北医三院的囊胚冷冻标准是第 5~7 天发育到 4 期的囊胚(4CC 级的囊胚除外)。

(四)复苏后辅助孵化(assisted hatching,AH)

冷冻会使胚胎透明带硬化,从而影响复苏后囊胚的孵出。辅助孵化是通过机械法、化学法或者激光法对胚胎透明带实施薄化、开孔或者部分切除处理,以帮助囊胚从透明带中孵出,提高胚胎种植率的一种辅助生殖技术,常用的辅助孵化方法有机械法、酸化法、酶消化法和激光法等。研究表明,在囊胚复苏移植前应用机械法、酸化法和激光法进行辅助孵化,有助于提高囊胚妊娠率和着床率。一项小样本的临床研究结果显示,完全去除透明带的囊胚临床妊娠率、着床率和分娩率均高于透明带开口的囊胚,但其安全性需要长期随访。辅助孵化的弊端在于激光产生的热效能可能会引起囊胚损伤或者辅助孵化局部薄弱的透明带引起囊胚孵出崁顿。此外,辅助孵化的应用是否会导致单卵双胎的发生率增加也一直为大家所关注。因此,我们在辅助孵化时应谨慎选择孵化位点和时机。

(五)复苏后扩张速度

囊胚复苏后,囊腔常在数小时内扩张,这是判断囊胚存活的标准。多在复苏后 2～6 h 观察囊腔扩张的情况,也有报道在复苏后培养 24 h 移植。复苏后囊腔的扩张速度是预测其活性的重要指标,扩张越快,预示移植后结局越好。复苏后 2～4 h 囊腔扩张>50%的囊胚移植后,妊娠率和着床率高于扩张速度慢的囊胚。

二、囊胚冷冻操作流程

囊胚冷冻操作流程与 D3 胚胎基本一致,不同之处如下。

1. 冷冻时

囊胚在 ES 中停留 8 min 左右;囊胚冷冻前行小能量激光打孔释放囊腔液。"单击发射"状态下,RI 脉冲宽度为 0.3～0.6 ms,OCTAX 脉冲宽度为 3～6 ms,单孔,击穿透明带。

2. 解冻时

对解冻完毕的囊胚行辅助孵化。RI 激光"连续发射"状态下,脉冲宽度为 0.5～0.9 ms,6～12 孔,击穿,约 1/4 范围透明带。解冻后的囊胚培养 2 h 后移植。

三、安全性

目前研究证实,玻璃化囊胚冷冻是一种安全的胚胎冷冻保存措施,可获得较高的胚胎存活率、妊娠率和植入率,新生儿缺陷发生率与新鲜周期结果相似。研究显示,采用玻璃化冷冻囊胚复苏后分娩的新生儿出生缺陷率为 1.4%,与新鲜囊胚移植结果相似,尚未发现有遗传表型异常者。但与程序化慢速冷冻已在临床上广泛应用 20 余年、并有大量的随访数据提示其安全性的结果相比,玻璃化冷冻对子代围生期和新生儿结局的影响还有待进一步研究。

第八节　睾丸及附睾组织冷冻保存与复苏

随着辅助生殖技术的不断发展,不育症患者有越来越多的机会解决生育问题,即使占男性不育症 10%～20%的无精子症(NOA)患者也有可能通过辅助生育技术获得亲生后代,但进入试管婴儿取卵日,约 30%NOA 患者 TESA 时获取精子失败,此时女方配偶已经使用了昂贵的促排卵药物,并且可能接受了取卵手术,此时面临不得不冻卵的不利境地。如果睾丸获取精子不能进行冷冻保存,如果卵胞质内单精子注射失败,则每个周期 NOA 患者都不得不接受 TESA,男性睾丸组织不能再生,反复多次 TESA 及手术引起局部出血等会加重 NOA 患者睾丸病变,从而使 NOA 患者睾丸生精功能和雄激素合成功能受损。因此,生殖医学快速进步需要发展睾丸组织冷冻保存技术。

肿瘤患者发病出现年轻化特点,资料表明,未成年人患恶性肿瘤的比例约 1/650,60%以上的未成年人通过放疗或化疗治愈,但放化疗可能会导致未成年人丧失生育能力,因此未成年男性在进行肿瘤治疗前也应该进行生育力保存,但大多数未成年男性不能手淫取精或者生精过程还未启动,因此也需要发展睾丸组织冷冻技术。

一、冷冻技术的原理

1953 年,Bunge 和 Sherman 首次完成精子的冷冻保存。但冷冻会损伤精子的结构和功能,损伤精子质膜、线粒体和精子 DNA 的完整性,复苏后精子运动能力下降,受孕率降低。研究表明,冻融后只有 50% 的精子能存活。冷冻损伤的超微结构表现为冻融后精子顶体出现肿胀、精子顶体内膜和外膜出现分离现象、精子顶体外膜出现波浪状改变、精子核局部出现凹陷和线粒体出现基质密度降低等;精子顶体区和顶体后区细胞膜流动性明显下降;精子染色体浓缩等。

精子冷冻过程中的损伤主要是由于冷冻过程中出现相变现象。相变是指化合物从一种相态转变成另一种相态,在临界点附近,温度的微小变化就会导致相变突然产生(如在 0℃ 时,水从液态转换成固态的冰)。Sawada 最早证明相变会导致精子质膜损伤,甚至引起精子死亡。在冷冻过程中,冷却速度缓慢会导致细胞外冰晶形成,细胞外渗透压升高,这种相变使细胞脱水,从而造成细胞内高渗环境损伤细胞,甚至导致细胞死亡;然而,冷却速度过快会导致细胞内冰晶的形成,也会损伤细胞,严重会导致细胞死亡。提高冻融后精子的存活率主要取决于能否将精子细胞内冰晶形成最小化,通过应用合适的冷冻保护剂和设置适宜的冻融温度,可以达到这一目的。-135℃ 是玻璃化转变的温度,如果此温度段经历时间太长,尤其是复温过程中,则可能再次出现冰晶改变速度,从而损伤精子。

通过调整冷冻速度和精子所处的介质可以降低相变所带来的损伤。实验表明,将冷冻速度提高,可防止细胞外冰晶的形成从而增加细胞的存活率,而又不造成细胞内冰晶形成损伤细胞。资料表明人类精子最佳的冷却速度如下:先逐步以 -10℃/min 降至 -80℃,然后在这温度保持 20 min,接着永久储存在 -196℃ 液氮中。最近的研究表明,传统的线性降温方法对于一般细胞效果良好,但精子是一种高度分化的细胞,利用计算机控制的降温仪进行非线性降温可能冷冻保存效果更好。

但组织冷冻时,水需要跨过多层组织才能到达外界基质,从而形成化学梯度或热力学梯度,睾丸组织具有复杂的区化作用,这使得睾丸组织的冷冻难度更大。

二、冷冻前的处理

冷冻分为冷冻睾丸组织和冷冻处理后的睾丸细胞悬液。

如直接冷冻睾丸组织,则直径 0.5~1.0 min 大小抗冷冻损伤能力较强。

如冷冻睾丸细胞悬液,则需要进行冷冻前的处理,处理方法有酶学方法或者机械方法。酶学方法:可将睾丸组织与胶原酶(如每毫升培养液含 0.8 mg 的 1A 型溶组织梭菌,或者 Ⅳ 型胶原酶、胰蛋白酶和胰蛋白酶抑制剂)在 37℃ 水浴箱内孵育 1.5~2 h,并且每 30 分钟涡旋振荡一次;然后 100 g 离心 10 min 后检查精子沉淀团;也可将睾丸组织先放入含胶原酶、透明质酸酶、胰蛋白酶和 DNase Ⅰ 的 PBS 溶液中,使其充分解离,酶学方法会对正常精子产生损伤。机械方法:用玻璃盖片将睾丸组织在培养液里压碎,直到产生离散的组织匀浆,或者将细注射针头折弯成平行于培养皿底部的样子,从精曲小管处开始剥离细胞,机械方法产生的剪切力一样也会损伤精子。如果需要筛选有活力的精子,则可采用加入己酮可可碱、机械刺激、激光触诊技术或改良低渗膨胀(modified hypo-osmotic swelling,MHOS)试验等方法。

冷冻睾丸组织和冷冻处理后的睾丸细胞悬液各有优缺点。冷冻睾丸组织所需组织较少,且没有酶学方法或机械方法带来的损伤,但如睾丸组织内含有受损细胞或者肿瘤细胞,则可能影响生殖细胞存活率或植入肿瘤细胞。冷冻处理后的睾丸细胞悬液可以通过实验室技术去除受损细胞或肿瘤细胞,提高生殖细胞存活率或避免植入肿瘤细胞,但所需睾丸组织较多,且有酶学方法或机械方法带来的损伤。

三、睾丸组织冷冻过程

有研究表明,在睾丸组织冷冻保存过程中,控制合理的冷冻速度比冷冻保护剂所起作用更大。关于是否应用程序冷冻仪,Keros V 等研究表明,使用程序冷冻仪效果更好,其具体方法为:冷平衡到 4℃,然后以 −1℃/min 的速度降至 0℃,平衡保持 5 min,继以 −0.5℃/min 的速度降至 −8℃ 平衡 15 min,接着以 −0.5℃/min 的速度降至 −40℃,保持 10 min,接着以 −7℃/min 的速度降至 −80℃,最后迅速浸入液氮中,复苏时多采取 37℃ 水浴。但 Jahnukainen K 等认为直接冷冻即可,程序冷冻仪的作用不大。

冷冻时间长短对于睾丸组织冷冻保存效果影响不大。

睾丸组织冷冻的困难还在于 NOA 患者睾丸组织内精子数目很少,常常只有几十或几百个精子适宜冷冻,研究表明,冻融后又要损失 50% 以上精子,因此需要研究一些针对少量精子,甚至是单位数目精子的冷冻保存技术,如玻璃化冷冻、冷冻环法和透明带法等。玻璃化是指溶液在降温过程中直接成为玻璃态,其分子间的关系和液态相似,因此可避免冰晶对于精子的损伤,主要有两种措施可以达到玻璃化状态:一是提高精子细胞内渗透型冷冻保护剂的浓度,但必须找到合适的冷冻保护剂,既易达到玻璃化状态,又对精子毒性低;二是采取措施提高冷却速率,如使用冷冻环进行超快速冷冻,将精子直接放入液氮(降温速度约为 $7.2×10^5$℃/min)或液氮蒸汽中(降温速度为 160～250℃/min),此时可实现玻璃化且不需冷冻保护剂。冷冻环法可以达到玻璃化状态,并且可对少量精子、几个精子,甚至 1 个精子进行冷冻保存。透明带法是先采用显微操作技术移除鼠卵中的卵浆及极体,从而获得空透明带,然后每个透明带注入 5～10 个精子进行冷冻,利用透明带冷冻保存的精子,复温后回收的有活力的精子可多于 50%,研究表明,即使有的精子冻融后失去运动能力,但仍可以使用。此外还有微滴法和利用某些藻类作为包装介质等。

四、睾丸组织复苏过程

精子复苏的基本原则是快冻快复,慢冻慢复。冷冻时,快速降温会使精子内产生小冰晶,精子复苏时,如果复温缓慢,小冰晶将融合成大冰晶会加重对精子的损伤;冷冻时,慢速降温会使精子细胞充分脱水,精子复苏时,如果复温速度过快,则使精子外融化的水分来不及回渗,精子细胞内溶质过多产生化学损伤。

常用的复苏方法为水浴复温和室温复温。水浴复温适用于快冻法,于 37℃ 水浴中复温;

室温复温适用于慢冻法,将标本取出后置于 22℃ 室温环境中。

影响睾丸组织复苏过程的主要因素有再次形成冰晶和渗透性休克。

五、睾丸组织冻融效果的评估

睾丸组织冷冻除了要保持生精细胞的活性,还要保持支持细胞和间质细胞活性,支持细胞是曲细精管内唯一的体细胞,具有分泌多种生物活性物质的作用,并参与生精微环境的构建,间质细胞主要功能是分泌睾酮。

睾丸组织冻融结果评估指标主要在形态学上(光镜下和电镜下的超微结构)、免疫组化和激素水平等方面,具体是以精原细胞从基底膜、支持细胞和精母细胞脱离的百分比作为评价曲细精管损伤的指标;抑制素 B 作为评估支持细胞功能损伤的指标,睾酮水平作为评估间质细胞功能损伤的指标;MAGE-A4、波形蛋白染色和抗 CD34 等也被作为评估精原细胞、支持细胞和基质冷冻损伤程度的指标。

六、睾丸组织解冻后生殖细胞的提取和培养

冷冻保存前,睾丸组织如果有成熟精子,则可结合卵胞质内单精子注射技术达到生育的目的。研究表明,与新鲜睾丸组织相比,睾丸组织冷冻不会对于 ICSI 结局产生不利影响,但部分研究表明,睾丸组织冻融后提取睾丸精子比先提取睾丸精子再进行冷冻行 ICSI 效果好。

未成年男性睾丸组织冷冻前如果没有成熟精子,则需要经过培养,在体外完成精子形成过程,但尚处于研究中。现有研究表明,这一过程需要在 FSH 和睾酮存在,且有支持细胞促进下完成,FSH 对精子形成早期精原细胞增殖和减数分裂等非常重要,睾酮可能通过防止支持细胞凋亡从而增强 FSH 的作用。

第九节　卵巢组织的冷冻复苏技术

卵巢不仅是维持女性内分泌活动的重要器官,与女性生育功能的联系也十分密切。在某些情况下,生理性和病理性因素会导致卵巢功能的衰退,进而使妇女出现生殖内分泌紊乱,甚至丧失生育能力,给女性患者带来身心痛苦。目前越来越多的女性癌症患者经过治疗后能够长期存活,但一些需要大剂量全身化疗和(或)放疗的年轻女性患者和儿童在治疗后可能会丧失卵巢或其功能,这使得女性生育力保存成为了必要。

目前女性生育力的保存有几种方法,胚胎及成熟卵母细胞的冷冻是目前临床上已经开始使用的保存生育力的方法,但这两种方式需要 2～4 周的卵巢刺激来获取卵母细胞,这将会延迟癌症的治疗,不适用于已经开始化疗或恶性度高的肿瘤患者。此外,也不适用于对于激素敏感的癌症患者。自 20 世纪 50 年代以来,人卵巢组织的冻存和移植、体外培养等临床应用的研究取得了一定进展,为体外保存生育力探索出了一条有价值的道路。

卵巢组织冷冻及其复苏后移植,理论上可为患者提供均衡的生殖内分泌激素和其他生

物活性因子。同时,由于该技术不经过促排卵而冻存大量未成熟卵,可以节省费用和减少超排卵引起的卵巢过度刺激综合征,对癌症患者也不用担心延误治疗。因此,对于青年癌症患者和希望保存年轻时卵巢的女性,将卵巢组织冷冻保存,待拟生育或病情缓解后再进行卵巢自体移植,在一定程度上可恢复卵巢内分泌功能和生育能力。

然而,虽然已有研究表明人卵巢组织能成功冷冻保存,但仍难以达到与新鲜组织一样的效果,冻融后卵泡存活率低。冷冻对卵泡的损害可以发生在冷冻过程的各个环节,包括冷冻保护剂的选择、冻融程序等。

近年来,卵巢组织冷冻保存虽然取得了很大的进展,但还不够完善,有许多问题需要解决,仍处于研究阶段,还不能广泛应用于临床。

一、卵巢组织冷冻适应证

目前人体冻存卵巢库在世界范围内逐渐建立,但多数仅冻存癌症患者的卵巢组织。将要接受放化疗等威胁卵巢功能治疗的女性患者中,儿童、青春期、单身女性,在治疗前没有足够时间进行促排卵和IVF-ET的已婚患者,尤其是有相当数量卵泡储备的年轻妇女,均可从这一技术中获益。其可能的适应证如下:①接受放化疗的肿瘤患者。②接受骨髓或造血干细胞移植的非恶性肿瘤患者。③因卵巢良性肿瘤、子宫内膜异位症或预防性需求行双侧卵巢切除术的患者。④自体免疫性疾病需要接受环磷酰胺治疗或预防性双侧卵巢切除术患者。⑤有家族性卵巢早衰患者,为其建立生殖保险。

二、冻存方式

主要包括卵巢组织的冻存、完整卵巢的冻存、分离卵泡的冻存等。

(一)卵巢组织的冻存

卵巢组织的冻存一般是将卵巢皮质切成小片通过一定的方法进行冻存,解冻后再移植到患者的体内,以恢复内分泌功能及获得妊娠。

(二)完整卵巢的冻存

完整卵巢的冻存就是将整个卵巢进行冷冻,解冻后通过血管吻合移植。虽然理论上血管吻合的整体卵巢移植可以解决卵巢组织冷冻移植后的缺血损伤问题,但是目前还没有在人类身上使用此方法成功的报道。在动物,如小鼠已经有成功妊娠的报道;羊也有卵巢功能恢复及妊娠的报道。

(三)分离卵泡的冻存

分离卵泡的冻存就是将卵巢内的卵泡通过一定方法分离出来,再进行冻存。

卵巢皮质组织内含有大量未成熟卵母细胞,其体积小,保护剂易于渗入,且结构简单,代谢率低,卵子无透明带及周围皮质颗粒,静止于第一次减数分裂前期,理论上发生细胞遗传错误的概率低,且在以后的生长过程中有时间修复细胞器和其他结构的非致死性损伤,因此不易受到冷冻损伤。而且这种方法可以给宿主移入大量已知数量的卵泡,可快速获得血供。然而人卵泡的体积较大、富含纤维和基质致密,故机械分离卵泡困难较大,必须结合胶原酶进行酶解。Oktay 发展了人卵泡的分离技术,无论是新鲜还是解冻的卵巢均获得了较高的卵泡存活率。

对于癌症患者来说,由于卵泡的基底膜将卵母细胞和颗粒细胞包裹在一起,癌细胞不能进入该结构中,移植完全分离的卵泡可以防止微小肿瘤灶的移植后复发。然而,分离原始卵泡和体外培养使其达到成熟的工作依然比较困难。为了提高卵泡存活率和生殖功能恢复的能力,必须对人卵泡分离的程序进一步优化和标准化。

(四)其他

有研究者建议将卵母细胞和卵巢组织的冻存与体外培养和成熟技术相结合,作为保存患者生殖功能的新方法。还有研究者将冻融的卵巢组织自体移植或异种移植,当卵泡发育到一定阶段取出卵母细胞,再将其进行体外成熟培养。这一方案不仅充分利用了卵母细胞,而且扩大了冻存的范围,进一步满足了卵巢早衰患者保存卵巢功能的迫切要求。

三、冻存方法

目前主要有慢速冷冻法、快速冷冻法和玻璃化冷冻法。

(一)慢速冷冻

该法是目前冷冻人类卵巢组织较成熟的方法,多采用 Oktay 提出的经典方案:将卵巢组织块放入缓冲培养液中平衡 30 min,置冷冻管中,放入程序化冷冻仪内。一般冷冻起始温度为 0~4℃,然后以 2℃/min 的速度下降至植冰点,植冰后再以 0.3℃/min 的速度下降至 −40℃,最后以 10℃/min 的速度下降至 −140℃后迅速投入液氮中。

慢速冷冻法是目前使用最多的方法,技术比较成熟,大量的动物和人体实验均证实慢速程序性冷冻法可使卵巢组织得到较好、较稳定的冷冻保存效果,也已有成功妊娠的报道。此方法能够使冷冻保护剂在卵巢组织的中心达到理想浓度,但是也有使组织表面细胞冷冻保护剂中毒的危险,而且需要程序冷冻仪,耗材费用高,耗时长,过程烦琐,一般实验室不易实施,故目前研究者们多热衷于快速冷冻的方法的研究。

(二)快速冷冻

通常是将卵巢组织置于低浓度(1.5 mol/L)或中等浓度的冷冻保护剂中,在液氮蒸气中放置大于 12 h 后投入液氮中保存。这种方法是以极高的速度降温,以实现溶液的完全玻璃化。不需要程序化冷冻仪,冷冻过程简单,但是很难控制。目前对于该方法的报道不多,其有效性需要进一步研究。

(三)玻璃化冷冻

根据是否使用载体分为无载体玻璃化冷冻法和载体玻璃化冷冻法,其冷冻方案各有不同。

玻璃化冷冻法简化了冷冻保护程序,具有节省冷冻时间和经费的优点,因而是现在研究的热点。尽管已有实验表明卵巢组织可经玻璃化冷冻成功保存,但高浓度的冷冻保护剂会产生严重的生物化学毒性,目前人卵巢组织玻璃化冷冻的报道相对较少,尚缺乏一个通用的冷冻方法和标准的冷冻液配制方案,并且高浓度的冷冻保护剂对细胞和组织可能存在潜在的毒害作用,故对于玻璃化法冷冻保存的卵巢组织,其移植后卵泡的发育情况、卵母细胞质量等问题尚待进一步研究。

四、解冻

解冻一般采用快速复温法,将内含冻存组织和冻存液的冷冻保护容器从液氮中取出后,在空气中短时间停留(最长 30 s),置于 37℃水浴中(或室温)使组织块迅速升温,直至管内结晶完全融化,再按浓度梯度逐渐置换出冷冻保护剂,后放于 37℃培养箱中培养 30 min 后进行移植或其他处理。

五、移植

解冻后的卵巢组织可以通过移植后继续发育,并恢复内分泌功能及实现生育。常见的移植类型有自体移植、同种异体移植和异体移植。

自体移植是将受者自身的卵巢组织移植给其本人。这避免了免疫排斥,操作相对简单,并发症少,与其他移植方式相比效果更好。主要有自体原位移植和自体异位移植两种方法。原位移植是将卵巢组织移植到盆腔内卵巢窝或卵巢蒂的位置或卵巢内,这可恢复正常的生殖功能及达到自然受孕,但是操作相对复杂且风险高。异位移植一般是将卵巢组织移植到前臂、腹部的皮下、肌肉、腹膜等处,其操作简单且重复操作性强。

同种异体移植,顾名思义是将卵巢组织移植到与供体不同个体的体内。由于成人卵巢组织移植有免疫排斥反应及供体器官短缺等原因,临床应用受到较大限制。因此同种异体移植多以免疫原性相对较弱的胎儿卵巢组织为供体。

异体移植是将卵巢组织移植于不同的宿主动物体内,一般为免疫缺陷受体如裸鼠、SCID 鼠等,然后收集成熟卵子从而达到保存生殖能力的目的。然而对于异种移植,现在还没有卵泡能够培养成熟的报道,并且有许多伦理问题,如人畜共患疾病的传播、是否对人类基因会有改变及宿主动物是否正常等需要解决。

在研究卵巢组织冷冻的 40 多年中,人类已取得巨大的进步。但目前将这一技术用于卵巢组织库的建立还有一些问题需要解决:①能够达到“玻璃化”状态的冷冻方法将是冷冻保存效果最稳定、最便于推广的冷冻方案,因此在载体最理想、冷冻保护剂毒性最低的前提下需要寻找出最低的冷冻保护剂浓度,这个浓度对细胞的毒性最小且达到的保存效果也最理想。②冷冻技术在临床中的价值直接与培养或移植技术相关。只有在培养或移植技术成熟的前提下,人类卵巢组织冷冻技术才能真正应用于临床。③要充分考虑冷冻技术对青少年女性肿瘤患者的身心影响及将来生殖内分泌功能的恢复情况。

总之,目前卵巢组织冷冻技术已达到一定程度,但仍需要在冷冻保护剂、载体等方面继续探索。

六、临床意义

作为生育保存技术,冻存的卵巢组织一般应用于恢复女性内分泌功能和生殖功能。其中内分泌功能可借助于冻存后移植实现,而生殖功能则可通过移植或借助体外培养、体外受精等辅助生殖技术实现。

在生理状态下,随着女性年龄的增长,卵泡不断的消失。35 岁后卵泡耗竭加速,卵子质量不断下降,这使得因年龄产生的不孕增多且高龄产妇的早期自然流产率很高。而在现代社会中,由于年轻时拼事业而错过最佳生育期的女性越来越多,已成为我们难以回避的社会问题。

除了在自然情况下因年龄增长所引起的生育力生理性下降以外,对于患良、恶性肿瘤的女性,在肿瘤完全缓解或治愈后,要求恢复内分泌及生育力的也越来越多。由于现在肿瘤治疗方法的改进,恶性肿瘤的治愈率明显提高,年轻患者的生存率亦得到很大提高,但肿瘤的治疗常易导致卵巢功能衰竭,这使得这些患者越来越渴望生育力保存技术。此外,即将接受环磷酰胺等烷化剂治疗的自身免疫疾病患者,由于遗传、感染和自身免疫等因素有卵巢早衰高发风险的患者,也均有在可预知的卵巢功能衰竭之前,提前将健康的卵巢组织保存起来的迫切要求。

虽然如何保留这些患者的卵巢功能及生育能力尚处于初级研究阶段,但随着组织器官保存、显微外科及移植手术等技术和免疫移植学的发展,冻存人卵巢组织及移植作为解决女性内分泌功能障碍和生育障碍的手段,其应用必将越来越广泛,具有极其重要的医学价值和社会价值。

(李敏)

【参考文献】

[1] 李媛.人类辅助生殖实验技术[M].北京:科学出版社,2008.

[2] 陈春华,沙艳伟.稀少精子冷冻研究进展[J].中华男科学杂志,2013,19:753-757.

[3] 熊承良,商学军.人类精子学[M].北京:人民卫生出版社,2013.

[4] 严正杰,杨晓玉.附睾精子冷冻保存对单精子胞浆内注射临床结局的影响[J].南京医科大学学报,2009,29:1000-1003.

[5] 邬艳荣,贺占举.冷存睾丸精子用于男性生殖力储备的探讨[J].中华男科学杂志,2012,18:231-234.

[6] Schuster TG,Keller LM,Dunn RL,et al. Ultra-rapid freezing of very low numbers of sperm using cryoloops[J]. Hum Reprod,2003,18:788-795.

[7] Walmsley R,Cohen J,Ferrara-Congedo T,et al. The first births and ongoing pregnancies associated with sperm cryopreservation within evacuated egg zonae[J]. Hum Reprod,1998,13:61-70.

[8] AbdelHafez F,Bedaiwy M,El-Nashar SA,et al. Techniques for cryopreservation of individual or small numbers of human spermatozoa:a systematic review[J]. Hum Reprod update,2009,15:153-164.

[9] Baibakov B,Boggs NA,Yauger B,et al. Human sperm bind to the N-terminal domain of ZP2 in humanized zonae pellucidae in transgenic mice[J]. J Cell Biol,2012,197:897-905.

[10] Hassa H,Gurer F,Yildirm A,et al. A new protection solution for freezing small numbers of sperm inside empty zona pellucida:Osmangazi-Turk solution[J]. Cell Preserv Technol,2006,4:199-208.

[11] Levi-Setti PE,Albani E,Negri L,et al. Cryopreservation of a small number of spermatozoa in yolk-filled human zonae pellucidae[J]. Arch Ital Urol Androl,2003,75:195-198.

[12] Sereni E,Bonu MA,Fava L,et al. Freezing spermatozoa obtained by testicular fine needle aspiration:a new technique[J]. Reprod Biomed Online,2008,16:89-95.

[13] Desai N, Goldberg J, Austin C, et al. Cryopreservation of individually selected sperm: methodology and case report of a clinical pregnancy[J]. J Assist Reprod Genet, 2012, 29(5): 375-378.

[14] Isachenko V, Maettner R, Petrunkina AM, et al. Vitrification of human ICSI/IVF-ET spermatozoa without cryoprotectants: new capillary technology[J]. J Androl, 2012, 33: 462-468.

[15] Sharma R, Kattoor AJ. Effect of sperm storage and selection techniques on sperm parameters[J]. Syst Biol Reprod Med, 2015, 61: 1-12.

[16] Gil-Salom M, Romero J, Rubio C, et al. Intracytoplasmic sperm injection with cryoperserved testicular spermatozoa[J]. Mol Cell Endocrinol, 2000, 169: 15-19.

[17] Herrler A, Eisner S, Bach V, et al. Cryopreservation of spermatozoa in alginic acid capsules[J]. Fertil Steril, 2006, 85: 208-213.

[18] Punyatanasakchai P, Sophonsritsuk A, Weerakiet S, et al. Comparison of cryopreserved human sperm in vapor and liquid phases of liquid nitrogen: effect on motility parameters, morphology and sperm function[J]. Fertil Steril, 2008, 90(5): 1978-1982.

[19] Said TM, Gaglani A, Agarwal A. Implication of apoptosis in sperm cryoinjury[J]. Reprod Bio Med Onlinem, 2010, 21(4): 456-462.

[20] John Morris G, Acton E, Murray BJ, et al. Freezing injury: the special case of the sperm cell[J]. Cryobiology, 2012, 64(2): 71-80.

[21] Cha SK, Kim BY, Kim MK, et al. Effects of various combinations of cryoprotectants and cooling speed on the survival and further development of mouse oocytes after vitrification[J]. Clin Exp Reprod Med, 2011, 38(1): 24-30.

[22] Seki S, Edashige K, Wada S, et al. Effect of the expression of aquaporins 1 and 3 in mouse oocytes and compacted eight-cell embryos on the nucleation temperature for intracellular ice formation[J]. Reproduction, 2011, 142(4): 505-515.

[23] Trounson AO, Mohr L. Human pregnaney following embryo preservation, thawing and transfer of an eight-cell embryo[J]. Nature, 1983, 305: 707-709.

[24] Larman MG, Katz-Jaffe MG, Sheehan CB, et al. 1,2-propanediol and the type of cryopreservation procedure adversely affect mouse oocyte physiology[J]. Hum Reprod, 2007, 22(1): 250-259.

[25] Mukaida T, Nakamura S, Tomiyama T, et al. Successful birth after transfer of vitrified human blastocysts with use of a cryoloop containerless technique[J]. Fertil Steril, 2001, 76: 618-620.

[26] Hiraoka K, Kinutani M, Kinutani K. Blastocoele collapse by micropipetting prior to vitrification gives excellent survival and pregnancy outcomes for human day 5 and 6 expanded blastocysts[J]. Hum Reprod, 2004, 19(12): 2884-2888.

[27] Chen C. Pregnancy after human oocyte cryopreservation[J]. Lancet, 1986, 1(8486): 884-886.

[28] Yoon TK, Kim TJ, Park SE, et al. Live births after vitrification of oocytes in a stimulated in vitro fertilization-embryo transfer program[J]. Fertil Steril, 2003, 79(6): 1323-1326.

[29] Liebermann J, Tucker MJ. Vitrifying and warming of human oocytes, embryos, and blastocysts: vitrification procedures as an alternative to conventional cryopreservation[J]. Methods Mol Biol, 2004, 254: 345-364.

[30] Porcu E, Fabbri R, Damiano G, et al. Clinical experience and applications of oocyte cryopreservation [J]. Mol Cell Endocrinol, 2000, 169(1-2): 33-37.

[31] Cao Y, Xing Q, Zhang ZG, et al. Cryopreservation of immature and in-vitro matured human oocytes by

vitrification[J]. Reprod Biomed Online,2009,19(3):369-373.

[32] Schlegel PN. Nonobstructive azoospermia:a revolutionary surgical approach and results[J]. Semin Reprod Med,2009,27(2):165-170.

[33] Aslam I,Fishel S,Moore H,et al. Fertility preservation of boys undergoing anti-cancer therapy:a review of the existing situation and prospects for the future[J]. Hum Reprod,2000,15(10):2154-2159.

[34] Hovatta O. Cryopreservation of testicular tissue in young cancer patients[J]. Hum Reprod Update,2001,7(4):378-383.

[35] Morris GJ. A new development in the cryopreservation of sperm[J]. Hum Fertil,2002,5(1):23-29.

[36] Kvist K,Thorup J,Byskov AG,et al. Cryopreservation of intact testicular tissue from boys with cryptorchidism[J]. Hum Reprod,2006,21(2):484-491.

[37] Lee DR,Kim KS,Yang YH,et al. Isolation of male germ stem cell-like cells from testicular tissue of non-obstructive azoospermic patients and differentiation into haploid male germ cells in vitro[J]. Hum Reprod,2006,21(2):471-476.

[38] Sallam HN,Farrag A,Agameya AF,et al. The use of the modified hypo-osmotic swelling test for the selection of immotile testicular spermatozoa in patients treated with ICSI:a randomized controlled study[J]. Hum Reprod,2005,20(12):3435-3440.

[39] Frederickx V,Michiels A,Goossens E,et al. Recovery,survival and functional evaluation by transplantation of frozen-thawed mouse germ cells[J]. Hum Reprod,2004,19 (4):948-953.

[40] Keros V,Rosenlund B,Hultenby K,et al. Optimizing cryopreservation of human testicular tissue: comparison of protocols with glycerol,propanediol and dimethyl-sulphoxide as cryoprotectants[J]. Hum Reprod,2005,20(6):1676-1687.

[41] Jahnukainen K,Ehmcke J,Hergenrother SD,et al. Effect of cold storage and cryopreservation of immature non-human primate testicular tissue on spermatogonial stem cell potential in xenografts[J]. Hum Reprod,2007,22(4):1060-1067.

[42] Chi HJ,Koo JJ,Kim MY,et al. Cryopreservation of human embryos using ethylene glycol in controlled slow freezing[J]. Hum Reprod,2002,17 (8):2146-2151.

[43] Sofikitis N,Pappas E,Kawatani A,et al. Efforts to create an artificial testis:culture systems of male germ cells under biochemical conditions resembling the seminiferous tubular biochemical environment [J]. Hum Reprod Update,2005,11(3):229-259.

[44] Almodin CG,Minguetti VC,Meister H,et al. Recovery of natural fertility after grafting of cryopreservedgerminative tissue in ewes subjected to radiotherapy[J]. Fertil Steril,2004,81:160-164.

[45] Eyden B,Radford J,Shalet SM,et al. Ultrastructuralpreservation of ovarian cortical tissue cryopreservedin dimethylsulfoxide for subsequent transplantationinto young female cancer patients[J]. Ultrastruct Pathol,2004,28:239-245.

第七章　辅助孵化技术

第一节　概　　述

胚胎的种植能力主要与卵母细胞质量、胚胎内在特征诸如染色体结构、胞质质量等有关。然而,在种植失败的病例中约有50%的胚胎是正常的,其中一部分仅仅因为孵出困难而不能着床,这提示,囊胚不能从透明带中孵出也是影响胚胎植入的重要原因之一,人为辅助囊胚孵出就显得很有必要。

一、辅助孵化的定义

辅助孵化(assisted hatching,AH)是指借用机械、化学、物理等方法在胚胎透明带上开孔或削薄透明带的厚度,使囊胚从透明带中顺利孵出,以帮助胚胎着床,提高妊娠率的一种辅助生殖技术。Cohen 等在研究卵胞质单精注射时发现,透明带上有开口的胚胎种植率要高于透明带完整的胚胎,于是提出了 AH 技术,并首先将这项技术成功用于辅助生殖临床实践。

二、透明带与胚胎孵出

胚胎孵出是个很复杂的过程。在体内,分裂期胚胎生长至囊胚时,胚胎体积逐渐扩增,完全扩张期囊胚的体积接近细胞分裂期胚胎体积的2倍,这时透明带因囊腔扩张而变薄,张力增加。此阶段囊胚会出现间断收缩-扩张运动,最后透明带出现裂孔,囊胚孵出。此外,还有观点认为,胚胎自身可以分泌一些因子,与周围子宫组织分泌的溶解酶一起,将透明带部分消化,帮助囊胚孵出。囊胚孵出后,与子宫内膜接触,进而黏附、着床、植入子宫内膜。

透明带结构、形态的异常,会直接影响囊胚孵出进程。此外,经历体外受精培养的胚胎与在体内受精发育的胚胎相比较,更容易因发育延迟、透明带硬化等原因出现孵出困难、孵出时间推迟等现象。由于透明带与胚胎孵出关系密切,下面我们先介绍透明带的结构与功能。

(一)透明带结构

当卵泡直径达到 60 μm,梭形前颗粒细胞由扁平变为立方柱形时,此时的卵泡即为初级卵泡,透明带就是由这个时期的卵母细胞和颗粒细胞共同分泌形成。电镜下可以观察到,颗粒细胞向透明带伸出许多突起,有的穿过透明带达到卵质膜表面,同样,卵细胞表面也有微绒毛伸入透明带。由此推测,透明带是卵细胞和外界的颗粒细胞之间进行信息、物质交换的重要场所。如果透明带异常,就会影响卵细胞的营养供给及信号物质的转导调控,使卵细胞质量下降,导致卵子受精失败,严重损害胚胎发育潜能。

卵细胞和周围的颗粒细胞都参与透明带基因转录和糖蛋白合成的调控。透明带是包裹在卵细胞和胚胎外部的一层 13～15 μm 厚的非细胞基质样物质,由糖蛋白、碳水化合物和透明带特异性蛋白组成,折光性强,呈嗜酸性,外层疏松、较厚,内层薄、致密且有弹性。人透明带厚度随着卵子的成熟进程而逐渐增厚。透明带基质由 ZP1、ZP2、ZP3 三种蛋白组成,在人类还有 ZP1 同源基因编码的 ZP4 蛋白。在透明带基质中,ZP2 和 ZP3 的异二聚体相互交联形成多层蛋白质细丝网,层之间由 ZP1 蛋白连接,构成立体网状结构保护卵细胞。透明带蛋白的糖基化在透明带外层最明显,向内层逐渐降低,但是透明带的致密性由外向内逐渐增加,孔隙越来越小。有报道称,透明带的厚度、均质性与卵子质量之间有正相关性,因此,临床上把透明带的厚度和双折射性作为估计卵子质量的一个形态学指标。

(二)透明带功能

透明带是卵子受精、胚胎植入前阶段中的重要功能性结构,从卵子生长、成熟、受精、胚胎发育直至囊胚孵出,透明带都发挥重要作用。

1. 识别同物种精子、诱导精子顶体反应

透明带表面特异性精子受体能够识别结合同物种精子表面特异性抗原,保证同物种之间精卵结合,这是受精的关键步骤。缺乏透明带蛋白的雌鼠不能受孕,精子不能结合到透明带上。小鼠的 ZP3 被认为是精子受体,负责识别结合同物种精子,结合精子的部位是 ZP3 上的寡糖链。ZP3 与精子抗原识别结合后,诱导精子顶体反应。一旦发生顶体反应,由 ZP2 接替 ZP3 与精子顶体内膜蛋白进行次级结合,维持顶体在透明带上打开的通道。在人类,除了 ZP3,ZP4 也参与识别结合人精子,诱导精子顶体反应发生,在受精过程中发挥重要作用。

2. 阻止多精受精

精子膜与卵胞浆膜融合后,立即发生透明带反应,卵母细胞表面皮质颗粒向卵母细胞边缘聚拢,随后释放其内的蛋白分解酶样物到卵周间隙,作用于透明带中 ZP1,使透明带变硬,弹性消失,阻止其他精子继续穿透透明带,从而阻止多精受精。

3. 保护受精卵、胚胎

1)保护受精卵免受母体免疫性攻击:透明带作为天然屏障,可以阻断母体免疫系统对受精卵的免疫攻击损伤。如果这个屏障功能障碍,就可能引起免疫性的反复流产。

2)维持胚胎完整性:受精卵在输卵管和宫腔内移动的同时进行卵裂,形成桑葚胚、囊胚,透明带可以保护卵裂期胚胎的卵裂球不分散。尤其是早期卵裂胚胎的卵裂球,为了适应在输卵管和宫腔内移行时变形需要,卵裂球之间联系微弱,如没有透明带保护,更容易分散,此时透明带对维持胚胎完整性的意义尤为显著。

3)保护受精卵免受外界环境影响:在输卵管和宫腔内可能存在细菌、病毒,或者它们分泌的毒素、炎性因子等。当受精卵缓慢通过生殖道的时候,如果没有透明带保护,就有可能受到伤害,影响受精卵发育潜能。

4. 物质交换

卵细胞生长早期阶段,只能从颗粒细胞得到营养物质。电镜下可见颗粒细胞伸出突起

进入透明带,有的达到卵细胞,形成缝隙连接。因此,透明带有可能是物质交换和信息传递的重要场所。异常的透明带,会间接损伤卵细胞的发育潜能。

(三)囊胚孵出困难的原因

囊胚扩张到一定程度,透明带变得极薄,最终断裂,或者在自身、周围组织分泌的溶解酶作用下,透明带局部溶解,与前者一起共同促使囊胚从透明带内孵出。因此,透明带的延展性、胚胎自身/周围组织分泌溶解酶的功能是否正常,都影响着囊胚孵出过程。

临床药物促排卵过程,以及卵子和胚胎的体外培养过程,都可能使卵子或胚胎的透明带发生硬化。透明带硬化会导致胚胎孵出能力下降,影响移植后的胚胎种植率。体外培养的胚胎发育迟于体内发育的,碎片增多,导致胚胎自身产生的溶解酶在质和量上都不足,加上体外培养环境缺乏子宫内组织释放的溶解酶,也会影响囊胚孵出进程。

另一方面,囊胚孵出困难与透明带厚度有关。有学者观察 1 277 个胚胎辅助孵化前后透明带厚度与临床结局的关系,得出结论:透明带厚度在 $12\sim15.9~\mu m$ 妊娠率为 45.9%,透明带厚度在 $16\sim20.9~\mu m$,妊娠率降为 12.5%,说明透明带的厚度与妊娠率密切相关。另外,有学者还观察到,透明带薄的分裂期胚胎有着好的妊娠结局。透明带逐渐变薄是胚胎发育的一个主动过程。人们观察到胚胎早期发育阶段,透明带的厚度厚薄不一,透明带厚度与部分患者的年龄相关,体外培养和冷冻还可以造成透明带的再硬化,这些都会影响透明带的孵化,透明带孵出困难至少是患者种植率低下的原因之一。

透明带厚度和种植率之间的关系一直有争议,推测成功孵出的影响因子不只是透明带厚度,透明带内层的再静止也是阻碍透明带孵出的重要因素之一,因此,对这类患者,仅仅将透明带外层削薄并不能改善 D3 胚胎的种植率,而在透明带上打个孔有可能提高胚胎的种植率。

三、AH 机制

AH 促进胚胎种植的机制仍未十分清楚。子宫内膜种植窗是指子宫内膜允许胚胎着床的时间,是一个严格的时间段,要求种植的胚胎和子宫内膜的发育同步。当子宫内膜达到接受胚胎种植状态的时候,透明带孵化发生。

研究显示,囊胚在"种植窗口期"内种植时期的早晚与患者临床妊娠结局有关联。囊胚种植发生在种植窗口早期的患者,其临床妊娠率高,流产率低;相反,囊胚种植发生在种植窗口较晚期的,往往流产率较高。胚胎在体外发育速度慢于在体内发育的,而接受促排卵治疗的子宫内膜的"种植窗口期"又早于自然周期,以至于留给胚胎孵出种植的时间段缩短,不利于囊胚种植。AH 可能促进胚胎孵出,促进胚胎较早与子宫内膜细胞接触,减轻囊胚孵出与内膜不同步性的程度,有利于胚胎种植,这可能是 AH 提高胚胎种植率的原因之一。

其次,尽管透明带能够允许物质自由通过,但是透明带厚度会影响物质双向转运的效率,AH 可以促进生长因子和代谢物质在透明带两边的转运,因此,较早的胚胎-内膜接触,可以使胚胎较早接触到一些生长因子。在动物老鼠模型上观察到,AH 能够促进囊胚形成,可能与 AH 打开了透明带通道,使得培养液里的营养物质容易转运,这也是 AH 促进胚胎种植的机制之一。

再者,卵子、胚胎暴露在体外培养液里会降低透明带弹性,降低胚胎的孵出能力。有研究报道,在非优化体外培养系统中,胚胎的透明带裂解过程会有不同程度损伤,这也解释了为什么 IVF-ET 获得的胚胎其透明带硬化,孵出困难,而 AH 可能帮助胚胎孵出,提高胚胎种植率。

另外,胚胎周围组织可能分泌一些溶解酶,胚胎自身也可能分泌一些"孵化因子",这些酶和因子在囊胚扩张后期孵出过程中发挥着重要作用。因此,在胚胎发育较早期,削薄透明带或在透明带上打孔或许可以克服这些胚胎源性溶酶体和因子功能缺陷,增加胚胎孵出概率。

四、辅助孵化的适应证

对所有患者普遍使用 AH 是不科学的、不合适的。不加选择地对所有胚胎行 AH 的研究数据显示,实验组和对照组的临床妊娠率和种植率无显著差异。美国生殖医学实践委员会综合评定有关 AH 的各个文献,提出 AH 临床应用指南:AH 在临床上是有用的,不同 ART 流程应该评估自己的患者群体,以确定哪一类患者能够从中获取最大益处,对所有胚胎行 AH 在某种程度上是没有依据的。

AH 可以提高一部分胚胎的种植能力,推荐使用 AH 的指征如下。

1. 女方年龄>37 岁

高龄女性卵巢储备功能下降,卵子透明带容易硬化,受精能力下降,胚胎碎片增加,异常核型胚胎增多,临床妊娠结局往往不好。此外,内分泌环境改变也可以影响胚胎孵出,或者胚胎周围组织的溶解酶分泌缺乏,在一定程度上影响了子宫内膜的容受性,这些也是高龄女性反复失败的原因之一。AH 可能有助于胚胎的孵出,从而对提高高龄女性临床妊娠率有一定的作用。

2. FSH 基础水平升高

FSH 基础水平(月经第 3 天血 FSH>12 mIU/ml)升高往往预示卵巢反应性低下,卵子质量下降,透明带异常比例增加,内分泌水平改变也会影响胚胎孵出。AH 有助于胚胎孵出和种植,因此,AH 对改善这类患者妊娠结局有帮助。

3. 既往 IVF-ET 治疗,移植优质胚胎却着床失败≥2 次者

无法解释的反复优质胚胎移植失败的 IVF-ET 患者,下一治疗周期移植也不容易成功。这类患者采用 AH,有时会获得显著增加的临床妊娠率和种植率。

4. 透明带异常

当胚胎出现透明带异常,包括形态异常、厚度>15 μm、透明带呈深色,提示透明带存在一定功能缺陷,可能影响囊胚孵出。研究显示,针对透明带厚度超过 15 μm 的胚胎行 AH,能够提高胚胎的着床率。

5. 冷冻胚胎

胚胎经历冷冻解冻过程后,透明带基质糖蛋白会发生改变,透明带硬度增加,弹性下降,胚胎孵出困难。需要借助 AH 以促进胚胎孵出种植。但也有文献报道,AH 对胚胎冷冻-解冻结局没有显著改善。目前多数中心还是对冷冻-解冻胚胎给予 AH 处理。

6. 胚胎质量差和生长速度缓慢

有报道提示,针对发育迟缓、碎片太多的胚胎进行 AH 可以促进胚胎在"种植窗口期"内种植,从而改善临床妊娠结局,但这仍需要进一步研究。

第二节　辅助孵化技术

一、辅助孵化方法

AH 技术有很多种,每种方法都各有利弊。人类第一次实施 AH 技术是在 1990 年,用一根锐利的细针将透明带划一个小口,即机械切割透明带法(partial zona dissection,PZD)。其后相继出现化学方法、激光辅助孵化、PIEZO 技术。其中化学、机械方法需要借助显微操纵系统才能在透明带上获得一个可控的、标准化的微孔。AH 过程需要尽可能缩短胚胎在培养箱外的暴露时间,避免培养液的 pH 值、温度的大幅度波动。激光辅助以其操作简便、可重复性好、对胚胎损伤小的优势已被广大胚胎学家接受并采用。

(一)机械法

1. 部分透明带切割法(PZD)

部分透明带切割法由 Cohen 等首次提出,是在胚胎发育早期用穿刺针将透明带进行不同形状的切割而达到辅助孵化的目的。PZD 不容易在透明带上控制孔的大小和形状,不一定得到满意的孔径大小。后来出现改良 PZD,即在透明带切割线上改变角度再切割一条,形成交叉的开口。这种方法在透明带上形成一个皮瓣样的开口,有利于胚胎孵出。Nijs 等运用改良过的显微针将透明带局部削薄,并不穿透透明带,这样可以最大限度降低 PZD 引起的卵裂球逸出、微生物入侵、免疫因子攻击等风险。现以"十"字形切口为例进行介绍。

1)用持卵针将胚胎固定,置卵周间隙稍大的区域于 6 点方向。

2)另一侧用显微穿刺针在胚胎 4－5 点方向向 7－8 点方向进针,从透明带与卵裂球之间穿过,一直穿透对侧透明带。

3)松开胚胎,将穿刺针连带胚胎置于持卵针上方,轻轻摩擦被切割的 ZP 至胚胎脱离纤维穿刺针,在 ZP 上形成"一"字形切口。

4)转动胚胎,使切口于 6 点位置清晰可见,方向垂直于进针方向。重复上述步骤,完成第 2 次切割,形成"十"字形切口(图 7-1)。

机械法对胚胎的损伤相对较小,但是机械方法对技术要求较高,中途换针费时,若胚胎卵周间隙较小,则操作困难。

2. 机械性扩张透明带

发明这项技术的灵感来自对囊胚自然膨胀孵出过程的观察。透明带机械性扩张法不用削薄或打穿透明带,只提高透明带内的静水压以扩张/延展透明带,促进胚胎的孵出。国内学者通过在人中期囊胚透明带下注油以膨胀透明带,观察到透明带具有顺应囊腔膨胀的暂时可塑性。还有学者将 D3 解冻胚胎随机分为 2 组,一组用提高静水压方法扩张透明带,另

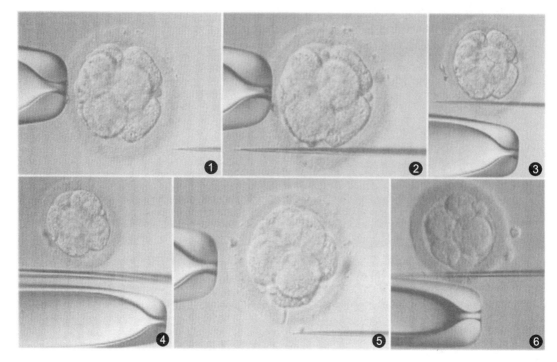

图 7-1 "十"字形切口

一组用 PZD 法。随后观察 2 组的临床妊娠率和种植率,结果前者有更高的临床妊娠率和种植率。推测胚胎冷冻后透明带硬化,而在解冻后提高透明带内静水压有利于透明带延展和胚胎孵出。研究指出,透明带扩张方法是安全、有效的方法。不过,在实际工作中可能因为操作复杂而很少应用。

(二)化学方法

1. 酸物质化学方法

酸物质化学法是通过显微操作系统,用显微穿刺针在透明带上释放酸性化学物质,使透明带局部形成一个小孔。这种方法需要操作迅速,以避免胚胎暴露于不必要的酸性环境,后者可能损伤与透明带相邻的卵裂球。具体操作如下。

1)将胚胎用持卵针固定好。

2)用装有 Tyrod's 酸的显微针在透明带(选择卵周间隙较大处的透明带)3 点处喷 Tyrod's 酸溶液,控制每次释放的 Tyrod's 酸的量,一旦透明带穿透,立即回吸以防止过量的酸进入卵周间隙。

3)操作完毕立即将胚胎转移到不含酸性液体的培养液滴内漂洗,确保胚胎不受酸的影响,再转入到干净培养液滴内培养。

2. 酶溶解法

酶溶解辅助孵化方法的操作不同于酸物质化学方法,因为酶的溶解作用较酸溶解作用弱。将待辅助孵化的胚胎放到 0.5% 的蛋白酶的培养液中消化,在体式显微镜下持续观察

（25～30 s），当透明带厚度变薄至原来的 1/2 时，快速将胚胎转移到不含酶消化液的培养液中漂洗数遍，再转入到干净培养液滴中培养。

（三）激光辅助孵化法

激光辅助孵化方法最早于 1991 年报道，因激光容易在靶点上聚焦，可以根据透明带的厚度随时精确控制能量大小、位置，不同人操作可重复性好，使辅助孵化过程标准化。又因激光辅助孵化操作简便，所需时间很短，可以在无菌环境下操作，是目前使用最广泛的一种辅助孵化方法。

最初，激光用来在透明带上形成单个穿透的孔。到了近期，激光可以被精确控制以削薄透明带。有研究报道，用激光削薄一定范围透明带比打穿透明带可获得更高的临床妊娠率。经过激光辅助孵化过的胚胎在光镜和电子扫描镜下均未见明显的显微结构改变，通过这项技术出生的儿童被报道是安全的。用激光切割透明带不会对胚胎发育潜能造成明显损害。激光厂家和品牌众多，以 RI 系统为例做介绍。

（1）点开激光设置，将胚胎在激光物镜下调节清晰。

（2）点击激光图标，屏幕显示激光发射的安全范围环。

（3）根据需要选择"单击"或"活检"模式。"单击"模式多用于囊胚冷冻前皱缩囊腔，释放囊腔液，也用于 PGD。"活检"模式多用于解冻后胚胎或囊胚的辅助孵化，或者 D3 新鲜胚胎移植前的辅助孵化。

（4）如选择"单击"，将激光安全环移动至透明带目标区域，根据透明带厚度调节激光安全环直径大小，根据需要可以削薄或打穿透明带，一般削薄 60%～80% 的透明带。

（5）如选择"活检"，将激光条带覆盖 1/8～1/4 区域的透明带，根据需要打穿或削薄透明带。一般选择内细胞团对面的、卵周间隙大部位的透明带进行辅助孵化。

激光法可以进行各种透明带的处理，操作简单，但设备昂贵，激光的热效应可能对胚胎造成损伤，因此，在操作时一定要确保卵裂球或滋养层细胞在激光安全环之外。

二、辅助孵化处理方式

AH 对透明带的处理方式有打薄或打穿的区别，打薄的方法又分为外层打薄和内层打薄两种。对透明带的处理范围有 1/8 范围、1/4 范围、1/2 范围等，1/4 范围的打穿方式可能有着更好的临床妊娠结局。

透明带对胚胎早期有帮助作用，但到了囊胚期，透明带就限制了胚胎的种植。体外对异常受精胚胎的研究发现，取卵后 D3 的胚胎打薄和打穿都会影响其囊胚的形成率，打薄影响更小，打薄的囊胚孵出率更高，所以对于 D3 卵裂期胚胎而言，打薄能尽量保存透明带早期对胚胎的保护作用，从而有利于囊胚的形成和孵出。但是对于囊胚期而言，透明带的作用就显得较小，反而对囊胚的孵化发挥了抑制效果。如图 7-2 显示，囊胚孵出分别停滞在早期和较晚期，这可能因为囊胚体积显著扩张，而透明带弹性差，透明带孵出口的孔径小，致使囊胚嵌顿、退化。所以，一般选择较大范围打穿透明带方式。

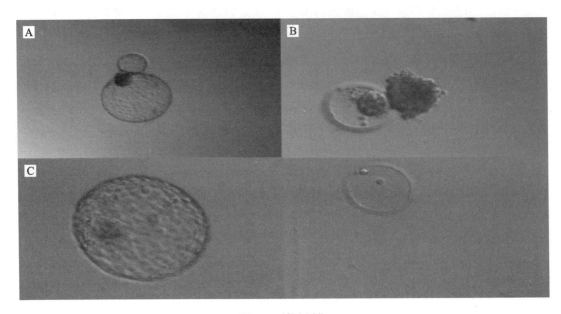

图 7-2　辅助孵化

A－B. 透明带对囊胚孵化的限制作用；C. 从透明带孵出囊胚。

　　人囊胚体外自然孵化几乎都是从内细胞团对侧透明带破壳而出,而小的靠近内细胞团的透明带开孔可能引起内细胞团孵出嵌顿,造成单卵双胎。因此,常在内细胞团对面透明带行辅助孵化。但是,国内也有学者回顾性分析发现,在囊胚内细胞团附近或对面的透明带处行辅助孵化,并不影响临床妊娠结局、种植率及抱婴率。

三、辅助孵化技术的安全性

(一)技术本身的安全性

　　AH 能够改善部分患者的临床妊娠结局。但是,AH 技术本身可能影响胚胎发育潜能。化学方法和机械法需要借助显微操纵系统才能在透明带获得一个可控的、标准化的微孔。这个过程与操作者技术熟练程度紧密相关,需要尽可能缩短胚胎在培养箱外的暴露时间,避免培养液的 pH 值、温度的大幅度波动,从而损害胚胎的发育潜能。另外,化学方法 AH 还可能因其化学性质造成胚胎损害,比如酸性液体渗入透明带里面,或者装有酸性液体的穿刺针刺到卵裂球,导致卵裂球坏死。已有报道卵子暴露在酸性化学物质下,对胚胎的发育潜能会有影响。化学物质的毒性作用也是尚未明确的风险之一。同样酶溶解法可能对胚胎造成损伤。激光法操作简便,影响范围较小,目前使用较为广泛,但是激光法产生的部分热效应是否对胚胎的表观遗传造成影响有待于进一步的研究。

(二)AH 的潜在风险

　　透明带可以保护胚胎不被生殖道内有害因子伤害,如毒素、微生物、免疫细胞等。辅助孵化技术人为在透明带上穿孔,改变了透明带完整性,会破坏胚胎自身的防护外层,导致胚胎直接暴露在有害因子下。卵裂期胚胎透明带上打孔,可能导致卵裂球嵌入透明带上的小孔,从而影响胚胎的孵出过程,也可能导致卵裂球从较大的孔里逸出,导致单卵双胎,甚至胚胎死亡。囊胚期透明带上打孔,滋养层细胞可能在小的孔径处卡住,从而引起孵出失败。

单卵双胎在接受 IVF-ET 助孕妇女中较常见,尤其是接受了 AH 的患者更容易发生。来自日本的一项统计数据显示,在自然受孕人群中,单卵双胎的发生率约为 0.4%,在接受辅助生殖技术的受孕人群中约为 0.9%,而在接受辅助孵出技术的受孕人群中高达 1.5%。国外一项研究数据也指出,674 个接受过 PZD 的胚胎移植后,单卵双胎发生率为 1.2%,而对照组 559 个胚胎未接受 PZD 处理,无 1 例发生单卵双胎。

AH 后高单卵双胎发生率的原因目前依然不清楚,推测主要有以下几方面。AH 在透明带上形成狭小孔洞,尤其是 PZD 法,使得囊胚局部膨出呈现 8 字形,8 字形的滋养层细胞容易再分开形成单卵双胎。再者,卵裂期 AH 可能导致卵裂球从透明带上孵化口逸出,人类胚胎卵裂球之间产生紧密连接是在 6~8 细胞期,卵裂球之间连接疏松使得卵裂球容易通过透明带上较大的孔洞逸出,从而产生新的胚胎个体。因此,对于卵裂期胚胎,要强调避免在透明带上造成较大的孔洞,避免卵裂球逸出,形成单卵双胎。

(丁晓芳　舒德峰)

【参考文献】

[1] Cohen J. Assisted hatching of human embryos[J]. J In Vitro Fertil EmbryoTransf,1991,8:179-190.

[2] Pokkyla RM,Lakkakorpi JT,Nuojua-Huttunen SH,et al. Sequence variations in human ZP genes as potential modifiers of zona pellucida architecture[J]. Fertility and sterility,2011,95:2669-2672.

[3] Lefièvre L,Conner SJ,Salpekar A,et al. Four zona pellucida glycoproteins are expressed in the human [J]. Hum Reprod,2004,19:1580-1586.

[4] Chirinos M,Carino C,Gonzalez-Gonzalez ME,et al. Characterization of human sperm binding to homologous recombinant zona pellucida proteins[J]. Reprod Sci,2011,18:876-885.

[5] Gook DA,Edgar DH,Borg J,et al. Detection of zona pellucida proteins during human folliculogenesis [J]. Hum Reprod,2008,23:394-402.

[6] Green DP. Three-dimensional structure of the zona pellucida[J]. Rev Reprod,1997,2:147-156.

[7] Ghannadi A,Kazerooni M,Jamalzadeh F,et al. The effects of laser assisted hatching on pregnancy rates [J]. Reprod Med,2011,9:95-98.

[8] Pelin Kutlu,Ozhan Atvar,Omer Faruk Vanlioglu. Laser assisted zona thinning technique has no beneficial effect on the ART outcomes of two different maternal age groups[J]. Assisit Reprod Genet,2010, 27:457-461.

[9] Mohamad EH,Constanze F-H,Khaled RA. Assisted hatching in assisted reproduction:a state of the art [J]. Assist Reprod Genet,2011,28:119-128.

[10] Vaughan D A,Ruthazer R,Penzias AS,et al. Clustering of monozygotic twinning in IVF-ET[J]. Assist Reprod Genet,2016,33:19-26.

[11] Jain JK,Boostanfar R,Slater CC,et al. Monozygotic Twins and Triplets in Association with Blastocyst Transfer[J]. Assist Reprod Genet,2004,21:103-107.

[12] Geber S,Bossi R,Lisboa CB,et al. Laser confers less embryo exposure than acid tyrode for embryo biopsy in preimplantation genetic diagnosis cycles:a randomized study[J]. Reprod Biol Endocrinol,

2011,9:58-62.

[13] Kim HJ,Kim CH,Lee SM,et al. Outcomes of preimplantation genetic diagnosis using either zona drilling with acidified Tyrode's solution or partial zona dissection[J]. ClinExp Reprod Med,2012,39: 118-124.

[14] Chailert C,Sanmee U,Piromlertamorn W,et al. Effects of partial or complete laser-assisted hatching on the hatching of mouse blastocysts and their cell numbers[J]. Reprod Biol Endocrinol,2013,11:21-26.

[15] Debrock S,Peeraer K,Spiessens C,et al. The effect of modified quarter laser-assisted zona thinning on the implantation rate per embryo infrozen/vitrified-thawed/warmed embryo transfer cycles:a prospective randomized controlled trial[J]. Hum Rreprod,2011:26:1997-2007.

[16] Hiraoka K,Hiraoka K,Horiuchi T,et al. Impact of the size of zona pellucida thinning area on vitrified-warmed cleavage-stage embryo transfers:a prospective,randomized study[J]. Assisted Reprod Gene, 2009,26:515-521.

[17] Mantoudis E,Podsiadly BT,Gorgy A,et al. A comparison between quarter,partial and total laser assisted hatching in selected infertility patients[J]. Hum Reprod,2001,16:2182-2186.

[18] Martins WP,Rocha IA,Ferriani RA,et al. Assisted hatching of human embryos:a systematic review and meta-analysis of randomized controlled trials[J]. Hum Reprod update,2011,17:438-453.

[19] Park SB,Kim HJ,Choi YB,et al. The effect of various assisted hatching techniques on the mouse early embryo development[J]. Clin Exp Reprod Med,2014,41:68-74.

[20] Petersen CG,Mauri AL,Baruffi RL,et al. Laser-assisted hatching of cryopreserved-thawed embryos by thinning one quarter of the zona[J]. Reprod Biomed online,2006,13:668-675.

[21] Ren X,Liu Q,Chen W,et al. Effect of the site of assisted hatching on vitrified-warmed blastocyst transfer cycles:a prospective randomized study[J]. Assisted Reprod Genet,2013,30:691-697.

[22] Wan CY,Song C,Diao LH,et al. Laser-assisted hatching improves clinical outcomes of vitrified-warmedblastocysts developed from low-grade cleavage-stage embryos:a prospective randomized study [J]. Reprod Biomed online,2014,28:582-589.

[23] Wong BC,Boyd CA,Lanzendorf SE. Randomized controlled study of human zona pellucida dissection using the zona infrared laser optical system:evaluation of blastomere damage,embryo development, and subsequent hatching[J]. Fertil Steril,2003,80:1249-1254.

[24] 孙伟. 人胚胎透明带与辅助孵化的研究进展[J]. 中国优生与遗传杂志,2007,15:3-4.

[25] 黄国宁,叶虹,刘红,等. 三维透明带部分切割辅助胚胎孵化在助孕治疗中的应用[J]. 中华妇产科杂志,2002,37:243-246.

[26] 吕祁峰. 人胚胎透明带顺应性及其开孔所致孵化干扰[J]. 中山大学学报(医学科学版),2009,30: 55-60.

第八章　卵母细胞体外成熟技术

第一节　卵母细胞体外成熟简介

一、卵母细胞体外成熟的概念

卵母细胞体外成熟(IVM)技术指不经超促排卵或应用少量促性腺激素(gonadotropin, Gn),从卵巢获取未成熟卵母细胞,进行体外培养,使其成熟并具备受精和支持胚胎发育至足月分娩的能力。IVM 技术在辅助生殖临床应用、妇女生育力保存等方面有着广阔的应用前景。

二、卵母细胞体外成熟的研究历史

1935 年 Pincus 和 Enzmann 首先报道,取自兔子卵巢处于生发泡(germinal vesicle, GV)期的未成熟卵在体外自发成熟,生殖泡破裂(germinal vesicle breakdown, GVBD),经第一次减数分裂中期(metaphase Ⅰ, M Ⅰ)进入第二次减数分裂中期(metaphase Ⅱ, M Ⅱ),并具有受精的能力。受此启发,人们开始了卵子体外成熟的研究。1944 年,Rock 和 Menkin 描述了来自妇科患者卵巢中人卵母细胞的分离、培养、受精和卵裂。1965 年,Edwards 报道了人未成熟卵能在体外培养成熟,并提出了卵母细胞体外成熟的概念,认为这种技术避免了辅助生殖技术中大量激素的应用,有很大的发展前景。1970 年,第一个经 IVM 技术产生的小鼠出生了。直到 1983 年,IVM 技术才在人类应用成功,Veek 将促排周期的未成熟卵母细胞,体外成熟后受精形成胚胎,并分娩出两个正常婴儿。然而,1991 年才开始真正意义上的未成熟卵体外成熟的临床应用研究,Cha 等从因良性病变而行切除或活检的卵巢标本中获取未成熟卵,经体外培养成熟、受精共形成 5 个胚胎,植入 1 名卵巢早衰的患者,剖宫产分娩出三胞胎女婴。1994 年,Trounson 等报道了多囊卵巢综合征(PCOS)患者应用 IVM 技术成功获得妊娠。该患者未经促性腺激素处理,在最大卵泡为10～12 mm 时取卵,获得的均为不成熟卵子,在体外培养了 30～48 h,成熟后予以受精。该病例代表了人类 IVM 的最基本的形式。

为了改善卵子的回收率及成熟率,尿促卵泡激素(FSH)预处理被引入人类 IVM。在 1998—2000 年,一项针对 PCOS 患者就 FSH 预处理进行了随机对照研究(randomized controlled trial, RCT),结果显示,FSH 低剂量预处理组卵母细胞成熟率(59%)和妊娠率(29%)明显高于未进行 FSH 处理者(44%,0)。然而,这个 RCT 研究样本例数太少(预处理组 24

例,未处理组仅 12 例),不足以证实 FSH 应用的优势。

为了促进卵母细胞在体外培养过程中减数分裂的恢复,Tan SL 和 Chian RC 尝试用人绒毛膜促性腺激素(hCG)诱导中等大小卵泡的核成熟过程,即在卵泡在 10～12 mm 时给予 hCG。这种方案改善了卵母细胞的成熟率和妊娠率,每移植周期妊娠率达到 30%。Chian 报道对 PCOS 患者在周期 10～14 d 给予 10 000 单位的 hCG,这样处理使未成熟卵在采集之前有 46% 获得一定程度的成熟,体外再培养 12～24 h 即可,而比未行 hCG 预处理的周期培养 48 h 要早得多。2009 年一项 RCT 研究纳入了 400 例正常卵巢的患者进行 IVM。400 例患者随机分配到未处理组、FSH 预处理组、hCG 预处理组、FSH 联合 hCG 处理组,结果显示,卵母细胞成熟率分别为 48.4%、50.9%、57.9%、77.4%,妊娠率则为 15.3%、17.3%、7.6%、29.9%。似乎 FSH 联合 hCG 组取得了最佳的临床效果,单独应用 FSH 的预处理并未产生明显的优势,而单独用 hCG 的妊娠结局是最差的。可能 hCG 的过早使用增加卵母细胞核和卵浆成熟的不同步性。Chian 研究组也发现,在给予 hCG 的 IVM 周期中,获得的不成熟卵子的发育能力明显不如体内成熟卵。这究竟是由于卵子内在的发育能力差还是 hCG 的影响,尚无定论。

IVM 技术在畜牧业方面,如绵羊、山羊和牛,取得了巨大的成功。牛卵母细胞体外成熟率大约为 90%,每年有 130 000 头牛通过 IVM-IVF 技术而产生,已经成为成熟的工业。然而,就人类而言,虽然有大量的人类未成熟卵母细胞体外成熟的能力和机制的研究,人类 IVM 技术的妊娠率仍然比常规成熟卵 IVF-ET 的技术要低得多,有待于进一步深入研究和开发。

三、关于 IVM 概念的争议

近 20 年来,学者们在 IVM 及其临床应用中不断总结,积累了大量的经验,目前全世界通过 IVM 技术诞生的婴儿已超过 400 人。但是各项研究间妊娠率、种植率及自然流产率存在很明显的不一致性和不可重复性。这是因为不同的生殖中心临床医生对 IVM 及相关概念有不同的认识,导致选择的研究对象不同,采用的临床方案不同,移植的胚胎的数目和类型也各不相同。因此,加拿大学者 Dahan DM 提出在人类生殖领域统一 IVM 的相关概念,以便对治疗方案及结果进行比较。通过对文献中临床的各种方案进行分析,Dahan 提出如下的 IVM 定义:卵巢中小卵泡和中等大小的卵泡中卵母细胞的获取,其最大卵泡直径不超过 13 mm。

这个概念主要针对的是卵泡的大小,认为 IVM 是对卵巢中不超过 13 mm 的小及中等卵泡的收集,并明确表示在使用 hCG 或者 GnRH 的周期可能获得成熟卵子(MⅡ期)。其图解如图 8-1 所示。

Dahan 的观点很快得到了回应,意大利学者 Coticchio G 和比利时学者 De Vos M 都肯定了 Dahan 提出的对 IVM 统一认识的看法,然而对他提出的 IVM 定义进行了质疑。Coticchio G 认为 hCG 扳机的 IVM 病例,获得 MⅡ期卵子的概率是 0～85%,与经典 IVF-ET 得到的卵子有 75%～85% 为 MⅡ期是不同的。因此,应用 hCG 扳机就是带来差异的根源。这类用药方案称为截短型 IVF-ET 更合适。而且,这个定义可能会在人和动物 IVM 的共同领

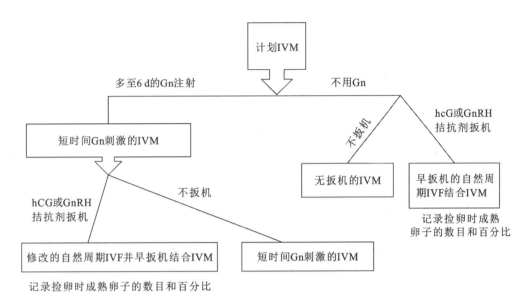

图 8-1　Dahan 提出的 IVM 定义图解

域造成混乱。De Vos M 赞同 Coticchio G 的观点，认为 50 年前 Edwards 对 IVM 的定义是非常清晰的：来自窦卵泡的未成熟卵母细胞-卵丘细胞复合物的体外成熟。

　　这个概念可以囊括给予 FSH 或 FSH 类似物预处理后获得的不成熟卵，但是排除了应用 hCG 或 GnRH 激动剂扳机获得的卵子，也不包括在 IVF-ET/ICSI 周期中去除卵丘细胞后得到的不成熟卵。De Vos M 也认为对应用 hCG 或 GnRH 激动剂扳机的周期相对标准的 IVF-ET/ICSI 周期而言，仅仅是缩短了 FSH 的使用时间，可称为截短型 IVF-ET。总结如图 8-2 所示。

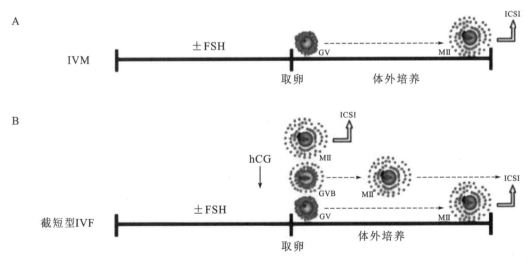

图 8-2　IVM 和截短型 IVF-ET 的定义图解

由此看来,关于 hCG 的预处理的问题,成了最近厘清 IVM 概念的焦点。确实,hCG 的应用,导致了一些概念出现混乱。

首先是语义的问题。IVM 本意是未成熟卵母细胞的体外成熟培养,然而 hCG 的应用使获卵时卵母细胞所处的减数分裂阶段不再均为 GV 期,而是 GV、MⅠ、MⅡ期都有。这些 MⅡ期卵子已经成熟了,可以直接进行受精操作了,那么这种临床程序还能称为 IVM 吗?

其次,也正是因为 hCG 的应用使获卵时得到部分体内成熟的卵子,这部分卵子产生的胚胎可能具有更高的发育能力,以及更高的种植能力。因此,取卵周期的有效性明显扩大。

最后,hCG 的应用也使体外培养的要求发生变化。培养室需要根据卵丘细胞的伸展状况对卵母细胞的成熟状态做出判断,并进行不同的培养和处理。对卵丘细胞伸展的卵丘细胞-卵母细胞复合物(cumulus-oocyte complexes,COCs),可能包含一个成熟的卵子,因而受精前仅需培养 4～6 h;而卵丘细胞包裹紧密的 COCs,可能是一个 GV 期卵母细胞,则需要培养 30～48 h。另一个结果是,对卵丘细胞伸展的 COCs,必须去除卵丘细胞才能观察卵子的成熟状态。如果卵子尚未成熟,则需要继续培养。鉴于卵丘细胞在卵母细胞成熟中的重要作用,去除卵丘细胞的过程可能会损害某些卵子的发育能力。

因此,Dahan 提出的定义只是对目前各种临床方案的一个汇总,各种方案的文字表述也非常繁杂,而且存在概念上的混乱。应用 hCG 以后,获得的卵子包含 MⅡ、MⅠ和 GV 期等不同发育阶段,获得的胚胎也存在来源的区别,所获得的妊娠和活产也存在这种差别,那么在后代的随访过程中分清这种区别是必要的,只有做到这一点,我们才能明确了解卵母细胞的体外成熟技术对子代的影响。如果按照 De Vos M 提出的思路,那么对临床操作而言,简洁明了,同时也有利于进一步研究 IVM 技术的临床价值。美国生殖医学委员会也表达了类似的观点,他们将 IVM 定义为:"符合卵母细胞的体外成熟的条件是来源的卵泡可以是接受过或未接受 FSH 的刺激,但在获取前不能用过 hCG 或 LH。"相信未来对 IVM 概念和处理的共识,能更好推动 IVM 的发展。

四、IVM 的研究意义

IVM 技术的发展在生殖生物学及临床医学领域内有重要的意义。

(1)可作为研究卵母细胞发育动力学的重要模型。通过卵母细胞的 IVM 的模型,在一个相对简单的系统中研究各类激素、生长因子和生物活性成分,从而排除了卵泡、卵巢及整个机体中各种混杂因素的影响,可以深入了解影响卵母细胞成熟的相关因素的作用,还可深入了解卵母细胞成熟机制及胚胎发育的机制。

(2)与体外受精(IVF)、卵胞质内单精子注射(ICSI)等技术结合治疗某些不孕症。首先对 PCOS 和 PCO 的不孕患者,IVM 治疗可有效避免卵巢过度刺激综合征(ovarian hyperstimulation syndrome,OHSS)的发生。这类患者卵巢中有大量小卵泡发育,对外源性激素刺激敏感,常规 IVF-ET 治疗易于产生超刺激反应,引起严重 OHSS。其次,在控制性超数排卵诱发的卵泡期中,由卵泡产生的和在排卵后引发的高雌激素水平,对某些激素依赖性肿瘤(如黑色素瘤)和乳腺癌、卵巢癌是个潜在的危险因素。在正常妇女月经周期中有 10～50 个卵泡同时发育,如果能在发育早期获得这些不成熟卵母细胞,并进行 IVM,则患者可避免上述风险,同时也相应地减少排卵监测、血液生化检查及治疗费用,更容易被患者接受。另外对某些 FSH 有抵抗的妇女,对使用药物有限制的妇女,IVM 技术同样提供了获得妊娠的可能。

(3)用于生育力的保存。IVM 技术可为将来从冷冻卵巢组织中获取未成熟卵母细胞进行体外成熟奠定实验基础,从而实现人类生育能力的储备。这对于某些急需治疗的肿瘤患者解决将来的生育问题提供了可能。当前供卵来源缺乏已成为生殖工程领域的一道难题,而 IVM 技术可在一定程度上提供解决方案。如果把 IVM 和卵母细胞冷冻技术或卵巢皮质组织冻存结合起来,则可建立一个卵子库,其前景尤为可观,为面临早绝经(Turner's 综合征、家族性早绝经)、卵巢早衰(premature overy failure,POF)及肿瘤治疗后的年轻妇女还有其他情况的高龄妇女提供了生育希望。

第二节　卵母细胞的成熟及调控

一、卵母细胞的成熟

卵母细胞的成熟(oocyte maturation)是指在排卵前数小时,充分发育的优势卵泡中的卵母细胞在促性腺激素峰的作用下恢复减数分裂,获得受精及支持胚胎继续发育的能力的过程。卵母细胞的成熟大致包括 3 个方面。①卵母细胞核的成熟:是卵母细胞成熟的关键,胞核的成熟指完成第一次减数分裂进入第二次减数分裂中期,第一极体的形成是卵母细胞成熟的标志。②卵母细胞质成熟:包括细胞器(线粒体、皮质颗粒等)的重排,胞质内微丝微管合成增加,母源性 mRNA 的合成及随后蛋白质等营养物质的积聚,对卵母细胞的受精过程及早期胚胎发育有重要意义。③卵母细胞膜的成熟:与精子的黏附和穿透有关。此三方面的协调一致对于卵母细胞质量、卵母细胞的受精过程及早期胚胎发育有十分重要的意义。

一个具有完全发育能力的卵母细胞要求核与质以高度协调的形式同步成熟,各种细胞器和减数分裂相关分子必须处在合适的状态。Sirard 将卵母细胞的发育能力划分为 5 个水平:①恢复减数分裂的能力。②受精后卵裂的能力。③发育到囊胚的能力。④诱导妊娠的能力。⑤胚胎正常地发育到足月的能力。这些能力的获得与卵母细胞的成熟程度紧密相关。目前,除了卵母细胞受精能力、胚胎发育能力之外,还没有其他确定的能衡量卵母细胞质成熟的指标。因此,在相关的研究中,一般用卵母细胞的成熟能力、受精能力和胚胎的发育能力来判断卵母细胞的质量。

二、卵母细胞成熟调控

胎儿期的卵巢中卵原细胞在进行有丝分裂增殖的同时开始减数分裂,进入第一次减数分裂前期成为初级卵母细胞,并经细线期、偶线期、粗线期发育并停滞于双线期后期的核网期,周围由前颗粒细胞包绕成为原始卵泡。卵泡在生长发育过程中,卵母细胞的体积大约要增加 50 倍(直径从 20～30 μm 增长到 115～120 μm),RNA 和蛋白质不断聚积,而细胞核一直处于减数分裂停滞状态。该期卵母细胞的明显特征是有一大核,称为生发泡。当卵泡发育成为排卵前卵泡的时候,在促性腺激素峰的作用下,卵泡中的卵母细胞恢复减数分裂,完成第一次减数分裂,排出第一极体并再次停滞在第二次减数分裂中期,直到受精才恢复减数分裂并完成第二次减数分裂。卵母细胞的减数分裂的停滞与恢复是一个复杂而又协调一致的过程,其所处的卵泡微环境在这一过程起重要作用。

(一)卵母细胞-颗粒细胞交流

卵丘细胞围绕在卵母细胞周围,两者间存在着广泛的缝隙连接,允许小分子量的物质包括葡萄糖代谢物、氨基酸和核苷等相互转运。长期以来的观点认为,卵母细胞被动地接受来自颗粒细胞的营养支持,10余年来的研究使人们重新认识了卵母细胞和颗粒细胞之间的关系,并提出了卵母细胞-颗粒细胞调控环路(oocyte-granulosa cell regulatory loop)的理论。该理论认为卵母细胞和颗粒细胞之间存在双向交流过程:卵母细胞通过分泌旁分泌因子(即卵母细胞分泌因子,oocyte-secreted factors,OSFs)调控颗粒细胞的增殖、分化和功能活动;而颗粒细胞则通过缝隙连接和旁分泌因子为卵母细胞提供营养,支持、协调卵母细胞的发育和成熟。更重要的是在这个过程中,卵母细胞占主导地位,通过对颗粒细胞的调控,积极创造有利于自身发育的微环境(图 8-3)。

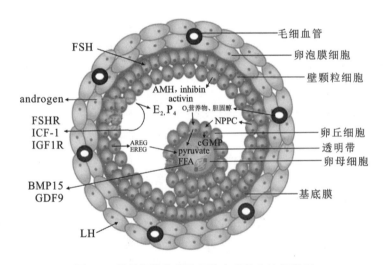

图 8-3 卵母细胞和卵泡细胞之间的交流示意图

FSH:促卵泡激素;AMH:抗苗勒氏管激素;inhibin:抑制素;activin:激活素;androgen:雄激素;FSHR:促卵泡激素受体;E2:雌二醇;P4:孕激素;LH:黄体生成素;IGF-1:胰岛素样生长因子-1;IGF1R:胰岛素样生长因子-1 受体;BMP15:骨形成蛋白-15;GDF9:生长分化因子-9;FFA,游离脂肪酸;O₂:氧气;pyruvate:丙酮酸;NPPC:C 型利钠肽前体;cGMP:环磷酸鸟苷;AREG:ampiregulin,EREG:epiregulin,AREG 和 EREG 均为表皮生长因子样生长因子。

高分化的卵丘细胞具有清晰的穿过透明带的突起结构(trans-zonal projections,TZP),它伸进透明带,与卵膜相接触。在 TZP 顶端和卵丘细胞之间的缝隙连接允许小分子量的物质在卵母细胞和卵丘细胞、卵丘细胞相互之间转送。卵泡细胞间缝隙连接的交流对卵泡发育和生殖很关键。连接蛋白-37(connexin-37,Cx37;一种卵母细胞-卵丘细胞缝隙连接蛋白)或连接蛋白-43(connexin-43,Cx43;卵丘细胞之间的缝隙连接蛋白)缺失的小鼠,卵泡发生和卵子发生均不能进行。在卵母细胞和卵丘细胞之间,葡萄糖代谢物、氨基酸和核苷都能通过。另外,缝隙连接允许小分子调节物如环腺苷酸(cyclic adenosine monophosphate,cAMP)、嘌呤(purines)通过,参与局部和卵母细胞减数分裂的调控。如此紧密的代谢联系在将内分泌信号从颗粒细胞转送到卵母细胞上起着关键性的作用。因此,涉及对卵母细胞发育能力的营养、代谢或激素因素的研究,必须将卵丘细胞-卵母细胞复合物作为一个整体来分析,而不是只针对孤立的卵母细胞。

颗粒细胞、卵丘细胞不但对卵泡的生长发育起重要作用,而且卵丘细胞对卵母细胞体外自发的成熟起重要作用。在减数分裂恢复前后,卵丘细胞的 TZP 开始退缩,离开卵膜,到卵母细胞到达 M I 期时,卵母细胞与卵丘细胞之间的缝隙交流几乎完全终止。卵丘细胞产生大量的细胞外物质——透明质酸引起卵丘细胞的分散,或卵丘细胞的伸展。然而,在这个时期,卵丘细胞仍继续与卵母细胞交流。比较 IVF-ET 后去除卵丘细胞,在 IVF-ET 之前去除卵丘细胞会妨碍受精和胚胎发育。

(二)卵母细胞减数分裂阻滞与恢复调控

卵母细胞减数分裂停滞依赖于细胞内高浓度的 cAMP。G 蛋白(Gs)通过表达在卵母细胞膜表面的 G 蛋白偶联受体的激活,刺激腺苷酸环化酶合成内源性的 cAMP。近年研究揭示,C 型利钠肽(c-type natriuretic peptide,CNP)是动物体内维持卵母细胞减数分裂阻滞的关键物质。卵泡壁层颗粒细胞分泌的 CNP,作用于卵丘细胞上的受体,如利钠肽受体 2(natriuretic peptide receptor,NPR2),从而激活鸟苷酸环化酶,将环鸟苷三磷酸(cyclic guanosine triphosphate,cGTP)转化为环鸟苷酸(cyclic guanosinc monophosphate,cGMP),cGMP 进入卵母细胞后抑制磷酸二酯酶(phosphodiesterase,PDE)的活性,维持卵母细胞内高水平的 cAMP,通过激活蛋白激酶 A(protein kinase A,PKA)来抑制成熟促进因子(maturation promoting factor,MPF)的活性,维持减数分裂阻滞状态。如图 8-4 所示。

黄体生成素(luteinizing hormone,LH)峰出现后,诱导表皮生长因子(epidermal growth factor,EGF)相关蛋白的表达,促使卵母细胞内 cGMP 的快速下降,同时卵丘细胞伸展,诱导 Cx43 翻译的抑制,引起卵母细胞和卵丘细胞之间及卵丘细胞相互之间缝隙连接的破坏,阻止 cGMP 及 cAMP 的弥散,而且,LH 也抑制 CNP 及受体的翻译表达,进一步降低卵母细胞内 cGMP 及 cAMP 的水平,促进卵母细胞减数分裂的恢复。因此,LH 从多条途径诱导卵母细胞内 cAMP 的下降,促进卵母细胞从减数分裂抑制状态中恢复。卵母细胞减数分裂过程的顺利进行,不仅需要各条途径的通畅,还需要卵母细胞内已经有充分的蛋白积累,能顺利进行各信号通路中蛋白的磷酸化与去磷酸化过程。如果蛋白分子积累不足,则影响卵母细胞的成熟及发育能力的获得,这也是为什么卵母细胞的直径必须达到一定数值的原因。

(三)卵母细胞胞质的成熟

卵母细胞生长和发育过程的代谢特征是大量基因活跃的转录和翻译。在卵母细胞成熟过程中持续存在蛋白质翻译活性,即使在减数分裂恢复、GVBD 的过程中,RNA 仍以低水平不断合成,而且一些新合成的 RNA 在生发泡破裂前释放到胞质中去。哺乳类动物卵母细胞提供的蛋白质不仅是受精卵开始分裂所必需的,也调节着受精后父系基因组的表达。如果

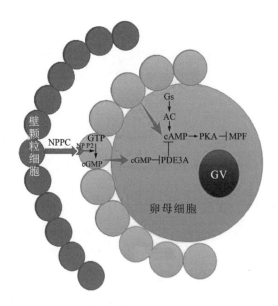

图 8-4　卵母细胞减数分裂停滞的机制

NPPC:C 型利钠肽前体;NPR2:利钠肽受体 2;GTP:鸟苷三磷酸;cGMP:环磷酸鸟苷;Gs:兴奋型 G 蛋白;AC:腺苷酸环化酶;cAMP:环磷酸腺苷;PKA:蛋白激酶 A;MPF:成熟促进因子;PDE3A:磷酸二酯酶 3A。

卵母细胞胞浆未充分成熟,将导致雄性原核不能激活,使受精后染色体异常。卵母细胞生长发育过程中的蛋白质变化呈现一定的规律,即对应不同核成熟期,卵母细胞具有阶段特异性合成蛋白质的特征。特异性蛋白质的合成既是胞质成熟必需的,也是 MPF 激活和 GV-M 过程的标志。在特异性蛋白质合成过程中,胞浆细胞器重新定位,膜运输系统发生变化。如果这个过程未完成,将导致妊娠失败。除了 mRNA 和蛋白质,胞质成熟的因素还包括母体遗传背景对基因重甲基化的程度、基因表达和先天异常的作用等。

在细胞质成熟过程中,线粒体的变化最为显著。线粒体作为卵子胞质中数目最多的细胞器,在卵子成熟过程中发生了一系列的显著变化,包括线粒体的数目和 DNA 拷贝数、形态结构、空间分布及功能状态的改变。线粒体 DNA 的拷贝数目从卵泡募集前每个卵子约含有 6 000 个线粒体 DNA 拷贝,增长到卵子成熟时的 200 000 个线粒体 DNA 拷贝。由于卵子中线粒体 DNA 呈单拷贝状态,线粒体 DNA 拷贝数的变化也反映了卵子胞质中线粒体的实际数目的变化。线粒体的形态也从原先的球形逐渐拉长成椭圆形,内部结构也有显著变化,在卵子成熟前线粒体的基质密度高,嵴数目较少,线粒体内膜总面积相对较小,功能也相对较弱(也被称为不成熟型线粒体)。在卵子成熟过程中,线粒体的基质密度逐渐降低,嵴的数目大幅增多,从而使线粒体内膜面积大为增加,因而更有利于三磷腺苷(adenosine triphosphate,ATP)的生成(也被称为成熟型线粒体)。在此期间,卵子线粒体的位置也从最初聚集在卵子胞质外围,在微丝系统牵引下,逐渐向卵子中央(核周)迁移。线粒体的跨膜电位也逐渐增大,卵母细胞成熟前后,卵浆中的 ATP 贮量也有较大变化。由此可见,卵子细胞质的成熟和线粒体适应性改变都是需要一定时间积累才可能完成的渐进过程。

如何检测胞质成熟是目前卵母细胞体外成熟研究的难题之一。直接评估指标包括卵母细胞自身的形态学、细胞和分子生物学指标。形态学评估以其简便易行的优点广泛应用于临床,但由于该方法带有主观性,故在预测卵母细胞质量方面有一定局限性;对于细胞和分子生物学的检测,大多损伤卵母细胞的活力,因而不具有实用性。例如,胞质的成熟可以用皮质颗粒(CG)和细胞内的谷胱甘肽来判断。CG 位于卵母细胞皮质下则为胞质成熟,位于中部或正由中部向边缘迁移则为胞质未成熟。GSH 是胞质成熟的标志之一,其在胞核和线粒体周围有较高浓度,可保护 DNA 免受氧自由基的损害。因此细胞质的异常在早期无法发现,只有到了胚胎分裂和着床前期才会有所表现。因此,许多卵子都能受精,但是不能发育到正常的胚胎,更不能得到正常的婴儿。

(四)胞膜成熟

卵母细胞胞膜不仅能防止多精子受精,而且还能选择性透过一些小分子物质以调节卵母细胞的成熟,因此胞膜的成熟机制研究对 IVM 有重要意义。Sezen 等研究发现,从初级卵母细胞到 MⅡ期卵母细胞,其胞膜表面微绒毛的数量不断增多,微绒毛长度逐渐增加,至完全成熟后微绒毛数量下降。表明卵母细胞活化与胞膜成熟有关,而且对精子穿过卵母细胞膜完成受精也有作用。

(五)卵母细胞体内成熟和体外成熟的差异

了解卵母细胞在体内成熟和体外成熟的差异,有利于发展更有效的体外成熟培养液,促进IVM 技术的发展。卵母细胞在体内成熟和体外成熟过程中,存在多方面的差异,包括减数分裂动力学方面,减数分裂的信号途径及形态学方面。这方面的研究均是通过动物模型进行的。

在减数分裂动力学方面,小鼠卵母细胞在体内成熟过程中,LH 峰后 2 h,卵母细胞仍能保持在 GV 阶段,到 LH 峰后 3 h 才发生 GVBD。然而,在体外培养 2 h,大部分卵母细胞已发生 GVBD。体内成熟卵的核成熟和胞质成熟表现出良好的同步性,从 GV 期到减数分裂中期转变在一个非常短的时间间隔。当用 Roscovitin(一种 MPF 抑制剂)处理未成熟卵时,卵母细胞则展现一个 GVBD 的延迟效应,卵母细胞成熟后细胞骨架的特征与体内成熟卵更加相似。

在减数分裂恢复的信号途径方面,体外成熟过程中,卵母细胞减数分裂的恢复可以解释为当 COCs 与壁层颗粒细胞分离以后,由于卵丘细胞上的受体 NPR2 接收不到来自壁层颗粒细胞 CNP 的刺激,卵丘细胞不能产生足够的 cGMP,卵母细胞内 cGMP 浓度下降;同时不适宜的培养液也可能进一步破坏卵母细胞和卵丘细胞之间的交流,因而不能维持减数分裂的停滞状态,启动成熟过程。

体内成熟与体外成熟的卵母细胞在形态学上的差异是显著的,主要体现在以下 3 个方面。

1. TZP 在卵母细胞成熟过程中的变化

在给予 hCG 后,在不同时间点分离小鼠 COCs,可以观察到 TZPs 发生一系列的变化。hCG 给予 1 h,TZPs 均匀一致的密集地穿过透明带与卵子接触,在 GV 的位置更加密集;在2 h,TZPs 没有什么明显的变化;但是在 4 h,TZPs 发生了戏剧性的变化。伴随着 GVBD 的发生,MⅠ期纺锤体的形成,在整个卵子表面 TZPs 的密度全面下降,只有纺锤体定位处仍旧比较多。因此在卵母细胞体内成熟时,TZPs 分布表现为一个动态变化,集中在 GV 期和MⅠ期纺锤体所在的皮质处。

在体外成熟的过程中,尤其是缺少合适的 FSH 的条件下,TZPs 和卵子的骨架系统严重受损。在体外培养的 2～4 h,TZPs 的数目呈现进行性下降,到体外培养 6 h,已经检测不到了。相对应的,体外培养 2 h,GV 离开卵母细胞皮质,结果是一个异常大的 M I 期纺锤体在卵母细胞中央形成,尽管纺锤体在培养 6 h 移动到皮质区。当体外成熟培养液中添加 FSH 时,COCs 表现为一个正常的 TZPs 的密度和细胞骨架的动力学。因此,不恰当的 IVM 条件将损害 TZPs,尤其在 GV 期和纺锤体锚定的皮质区。最终导致的结果是形成一个大的纺锤体和一个大极体(代表性图像见图 8-5)。对卵子而言,意味着大量胞质的丢失,卵子发育能力的降低。这些都是在建立 IVM 的培养条件时需要考虑的因素。

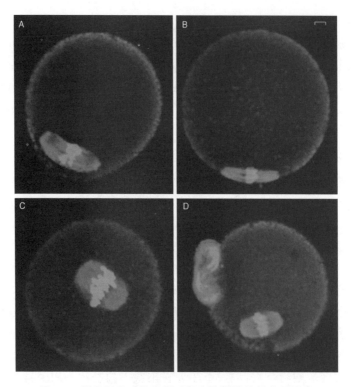

图 8-5 卵母细胞减数分裂过程中纺锤体的代表性图像

A 和 C 代表体内和体外成熟 8 h,卵母细胞处于第一次减数分裂中期的纺锤体;B 和 D 代表体内和体外成熟 16 h,卵母细胞处于第二次减数分裂中期的纺锤体。图中标尺为 10 μm。

2. 细胞器的微观变化

对人类卵母细胞进行透射电镜(transmission electron microscopy,TEM)的分析显示,IVO 卵母细胞中数量最多、最常见的是线粒体-滑面内质网(mitochondria-smooth endoplasmic reticulum,M-SER)聚集物,直径从 0.5～5 μm 不等。小囊泡(small vesicles)直径为 0.3～0.5 μm,与线粒体形成一个复合物,称为 MV(mitochondria-vesicle)复合物。然而在 IVM 卵母细胞中,典型的 M-SER 聚集物很少见。而大的 MV 复合物,直径为 2～2.5 μm,在 IVM 卵母细胞中明显增多,似乎部分替代了 M-SER 聚集物。另外观察到的一个现象是,当 IVO 卵母细胞在体外放置数小时再分析的时候,M-SER 聚集物就被大的 MV 代替,这种现象在 IVO 的高龄卵子更多见。这可能是长时间的体外培养导致的结果，具体的形成机制及原因尚不清楚。

在 IVO 和 IVM 卵母细胞之间，胞质均表现正常，细胞器分布均匀一致。线粒体的形态和数量相似，皮质颗粒数量相似，均排列在卵膜下，形成一个连续的环状分布。在 IVM 卵子，仍有少量单独的皮质颗粒滞留在胞质中（图 8-6）。

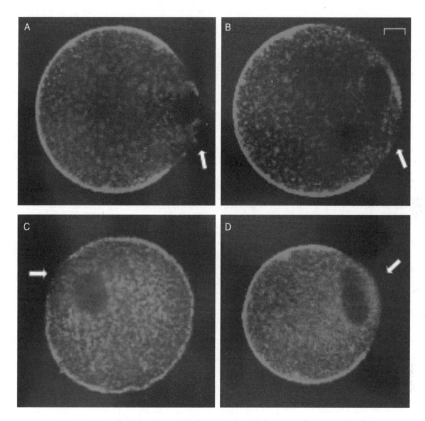

图 8-6　卵母细胞减数分裂过程中皮质颗粒分布类型的代表性图像

A 和 C 代表体内和体外成熟 8 h，卵母细胞纺锤体周围出现第一次无皮质颗粒区（如箭头所示）；B 和 D 代表体内和体外成熟 16 h，卵母细胞皮质颗粒分布出现第二次无皮质颗粒区（如箭头所示）。图中标尺为 10 μm。

3. 对受精过程的反应

在成熟卵子细胞内自由钙离子浓度的振荡对协调一致的受精过程非常重要，如皮质颗粒的释放、减数分裂的恢复、原核的形成、母源性 RNAs 的募集。小鼠的研究结果显示，储存在滑面内质网（smooth endoplasmic reticulum，ER）池中的 Ca^{2+} 在受精时被三磷酸肌醇（inositol trisphosphate，IP3）介导，向胞质中释放。IP3 和位于 ER 膜上的受体相互作用启动了胞质中 Ca^{2+} 释放。体内成熟的过程中，ER 表现为一个重新分布的过程，同时伴随着 IP3 受体大量增加，从而增强了成熟卵子对 Ca^{2+} 释放的敏感性。因此，在受精时能取得最大的 Ca^{2+} 释放能力。相反，体外成熟过程似乎影响了 IP3 受体的表达，相比体内成熟卵，IP3 受体数目明显下降，使得对 Ca^{2+} 释放的敏感性下降。

第三节 未成熟卵母细胞体外培养系统的发展

一、卵母细胞的体外成熟培养体系的建立

在窦卵泡内,卵泡壁细胞尤其是卵丘细胞与卵母细胞的相互作用,卵泡液的成分、卵泡环境的温度和血管分布等均影响着卵母细胞的成熟及发育能力的获得。这些因素大多随卵泡的大小及卵母细胞的生长而变化。比较而言,IVM 的培养条件是以体细胞的需要为基础的,常不能反映卵泡环境,而且含有复杂的成分或添加物,如成分不明确的大分子添加物。培养液中的代谢物如葡萄糖、丙酮酸、氧和氨基酸对卵母细胞的成熟和发育能力显示出不同的影响。

不同物种需要的基础培养基不同,用人类的卵母细胞来进行一个足够大的实验检测不同的 IVM 培养基是不可能的,因而人类 IVM 基础培养基的选择特别困难。自从 IVM 技术建立开始,文献报道最常用于人类卵母细胞的 IVM 的基础培养基通常为组织培养液(tissue culture media 199,TCM199)、Ham's F10、人输卵管液(human oviductal fluid,HTF)等。常用的添加剂则有 FSH、LH、卵泡液(fouicular fluid,FF)、代血清、胎牛血清(fetal bovine serum,FBS)、人血白蛋白、胰岛素生长因子(insuline like growth factor-Ⅰ,IGF-Ⅰ)、EGF 等,其基本构成几十年来并未发生改变。

(一)能源物质

在 IVM 培养液中,供给卵母细胞的能量底物有葡萄糖、丙酮酸、乳酸和氨基酸,这些都是影响胚胎发育的重要代谢物。这些实验都是以动物实验为基础建立的,人类卵母细胞的代谢及需求缺乏系统研究。

1. 葡萄糖

在 IVM 中,葡萄糖的充足供给是卵母细胞代谢的基本要求。葡萄糖加入牛和恒河猴的成熟培养液中可改善减数分裂的恢复、胚胎卵裂、桑葚胚和囊胚的形成。然而,IVM 中高浓度的葡萄糖对后继的胚胎发育有不良的影响,可能与反应活性氧(reactive oxygen species,ROS)的产生增加和细胞内的谷胱甘肽(glutathione,GSH)下降有关。

卵丘细胞在 COCs 的葡萄糖利用方面起着关键性的作用。成熟的人类卵母细胞仅表达一种促进葡萄糖转运的异构体(GLUT-1),而卵丘细胞表达 4 种异构体。缺少卵丘细胞时,哺乳动物未成熟的卵母细胞显示出很低的葡萄糖吸收水平、糖酵解活性和葡萄糖氧化。研究认为,COCs 内葡萄糖的作用基本上是产生丙酮酸/乳酸,以供卵母细胞作为能量底物。在 IVM 过程中,COCs 产生 ATP,尤其是卵子内 ATP 的产生与发育能力相关。不仅作为能量供应,也是 cAMP 产生的底物。这对于维持减数分裂停滞状态有重要意义。

根据 COCs 消耗葡萄糖的数学模型预测,约 15% 的葡萄糖进入卵子。尽管葡萄糖利用的水平相对较低,但卵母细胞内的糖酵解途径和磷酸戊糖途径(pentose phosphate pathway,PPP)与减数分裂进程及发育能力有关。糖酵解活动产生 ATP,提供丙酮酸,减少细胞

内进一步氧化的当量,同时也供给其他的代谢中介物,尤其是糖基。PPP 途径起始于葡萄糖向葡萄糖-6-磷酸(G-6-P)的氧化过程,是合成 DNA、RNA 等核糖核酸必需的过程。牛卵母细胞中的 G-6-P 脱氢酶的活性比卵丘细胞高,这表明卵母细胞内 PPP 途径的优先性。这个途径的一个产物 5-磷酸核糖-1α-焦磷酸(phosphoribosyl pyrophosphate,PRPP)被卵母细胞用来合成嘌呤。PPP 途径通过 NADP$^+$ 转变成还原型辅酶 II(NADPH)——一种在代谢过程中比如 GSH 转化时产生的底物,与细胞内其他的酶过程相联系。在卵母细胞减数分裂调节中,葡萄糖是通过 PPP 途径而不是糖酵解途径代谢的。

成年和性成熟前的牛的卵母细胞的代谢情况不同,特别是糖酵解活性。后者的卵母细胞的糖酵解活性在培养的 12～24 h 增加,而前者在培养的 0～12 h 增加。这种代谢的延迟与减数分裂恢复的延迟相对应。后者的卵母细胞比前者要小,暗示发育能力的获得可以由糖代谢来反映。体内成熟的猪和猫的卵母细胞通过糖酵解及 PPP 途径利用葡萄糖比体外成熟的卵母细胞有更高的效率。而且,与更高的糖酵解活性相关的 IVM 条件也促进卵母细胞发育能力的提高。这表明卵母细胞利用葡萄糖的能力与之后的胚胎发育潜力正性相关,能作为卵母细胞质量的预测标志物。

在 IVM 的最后阶段,牛 COCs 消耗的葡萄糖中 25% 并不是通过糖酵解代谢的,而是通过氨基己糖生物合成途径(hexosamine biosynthesis pathway,HBP)以产生细胞外基质(extracellular matrix,ECM)。通过 HBP,葡萄糖提供 UDP-N-乙酰葡萄糖胺(UDP-N-Glc-NAC)用于合成透明质酸,为卵丘细胞伸展所需要。这个途径在牛、小鼠卵子 IVM 时,FSH 存在条件下明显上调,表现为 FSH 有助于卵丘细胞的伸展。多个研究显示,卵丘细胞中 HAS2 的表达与卵母细胞发育能力相关。然而,HBP 活性增强却对卵母细胞有害。因此,IVM 培养系统中添加合适浓度的葡萄糖对卵母细胞的体外成熟和发育能力的获得有重要意义。

2. 羧酸

卵母细胞的成熟和早期卵裂的能量底物是丙酮酸钠及乳酸。葡萄糖单独作为培养液中的代谢底物会妨碍卵母细胞的发育能力,含有丙酮酸钠的培养基对卵母细胞的作用优于只含葡萄糖的培养基。而最近的研究表明,丙酮酸钠还可作为抗氧化剂保护卵母细胞抵抗外界环境的不利影响,很可能通过其抗氧化作用从而维持卵母细胞还原型谷胱甘肽/氧化型谷胱甘肽(GSH/GSSG)比例,并阻止总 GSH 含量的降低及胞质内 ROS 水平的升高,从而显著抑制凋亡的发生。小鼠卵母细胞内丙酮酸的消耗与卵母细胞的成熟直接相关。因此,当卵母细胞成熟时,丙酮酸的需求增高。体外成熟培养液中均添加一定比例的丙酮酸。各物种未成熟卵对培养液中丙酮酸的需求可能不一样,对人类合适添加量尚不清楚,小鼠卵母细胞体外成熟系统中通常添加 0.23 mmol/L。

3. 氨基酸

氨基酸作为一个能量来源可以被卵母细胞及颗粒细胞利用,而且氨基酸在卵母细胞内起重要作用。当在化学成分确定的培养液中添加非必需氨基酸和必需氨基酸时,其胚胎发育率、囊胚细胞计数、卵母细胞内的母源性 mRNA 的量均优于不添加氨基酸和大分子物质。

在 IVM 过程中,外源性的半胱氨酸的存在是很有必要的。这是因为在卵母细胞成熟过程中,GSH 池的积累对精子核的去浓缩及雄原核的形成有重要作用,GSH 还有助于 COCs 对 ROS 的防护。而且,GSH 在 IVM 过程中的积累较在体外受精和体外培养期间的合成来说,对胚胎发育的影响更大。在 IVM 培养液中添加低分子量的巯基化合物,如巯乙胺、β-巯基乙醇可通过减少半胱氨酸的氧化提高卵母细胞内 GSH 的水平。在 IVM(存在半胱氨酸或胱氨酸条件下)中加入这些化合物,提高了卵母细胞的发育潜力。而且,与单独培养在 TCM199 的胚胎比较,加入巯乙胺到体外培养液中,将增加牛 6～8 细胞胚胎发育到囊胚的能力。因此,IVM 培养系统必须含有充足的 GSH 的前体物质,如谷氨酰胺、巯乙胺。

4. 脂类

在 IVM 培养体系中,研究最少的是脂类及其 β 氧化产生 ATP 的作用。但是很多物种的卵子中都含有脂滴,主要是甘油三酯,约占总脂类的 50%。卵母细胞内这些脂滴通常与线粒体相联系。在猪、牛和人类卵母细胞,软脂酸、硬脂酸、油酸、亚麻酸是细胞内最丰富的脂肪酸。在发育能力差的卵母细胞中,硬脂酸的含量更多而油酸含量少。这些脂类在卵母细胞成熟过程中的作用尚不清楚。在脂类代谢过程中,甘油三酯被裂解释放脂肪酸,进入线粒体产生乙酰 CoA。由于脂肪酸代谢能产生充足的能量,利用内源性脂质产生 ATP 的能力应该能改善卵子的发育能力,这方面尚有待进一步的研究。

(二)大分子供给物

在 IVM 培养液中是否应该添加蛋白质和大分子物质是个长期争论的问题。基于动物实验的结果,蛋白添加物可全面改善卵子的质量。实际上,没有证据显示血清对 IVM 系统是必需的。胎牛血清和牛血清白蛋白是动物实验 IVM 中最常用的蛋白质供给物。对人类 IVM,应用的则是患者自身血清和人类白蛋白。对牛未成熟卵来说,供给胎牛血清比其他蛋白质会产生更好的成熟率、卵裂率和囊胚形成率。胎牛血清中含有生长因子、脂类、白蛋白、激素、甾体类、胆固醇、肽类及其他未确定的成分,对卵母细胞的成熟和胚胎发育是有利的。由于蛋白质添加物的成分不确定,因而在很多研究上不受欢迎,因为不确定的成分在不同的生产批号间可能不同,也可能形成污染。

在卵母细胞和胚胎培养时,聚乙烯醇(polyvinyl alcohol,PVA)是常用的蛋白质添加物的非生物替代品。比较添加蛋白质的培养液中成熟的卵母细胞,在含有 PVA 的培养液中,成熟的卵母细胞虽然有较低的多精受精率,但囊胚的形成率也受到损害。尽管如此,以 PVA 为基础的 IVM 培养液(添加 E、LH、FSH 等激素,EGF 和其他因子,如 β-巯基乙醇、牛磺酸)则能提高囊胚形成率,这表明在 IVM 培养液中,非生物源性的大分子和确定的蛋白质添加物可能替代血清或牛血清白蛋白。

当卵泡液被用作 IVM 培养液中血清的替代物时,胚胎发育不受 FF 来源的卵泡大小的影响。在含有 FF 或血清的培养液中成熟的卵母细胞没有任何差异,虽然 FF 来源的卵泡的大小对胚胎发育的影响很小,但来自非闭锁卵泡的卵泡液比闭锁卵泡的卵泡液有更好的支持卵母细胞发育的能力。比较小的或中等卵泡的卵泡液,非闭锁的主导卵泡的卵泡液加入含有血清的 IVM 培养液中能更好地提高胚胎发育。

FF 在 IVM 培养液中的浓度能影响卵母细胞的成熟。当 FF 的浓度在 60% 或更高时,其对卵母细胞的核成熟起抑制作用,阻滞在 GV 期和 MⅠ 期的卵母细胞占很高的比例。一般研究中 FF 的添加比例为 $10\%\sim20\%$。卵泡液可促进卵丘细胞的伸展,对卵母细胞的生长发育及以后的胚胎发育并没有额外的好处。

(三)Gn、细胞因子对卵母细胞 IVM 的作用

排卵前的卵泡液中含有 FSH、LH、EGF、胰岛素样生长因子(insulin like growth factor,IGFs)、激活素(activin)、抑制素(inhibin)等物质,它们在卵母细胞体内成熟过程中起促卵母细胞成熟和维持卵泡生长的作用。目前关于它们在卵母细胞体外培养中的作用研究十分活跃。

1. Gn

促性腺激素 FSH、LH 是 IVM 系统中最常见的添加剂。虽然卵母细胞自发成熟完全不需要 FSH 和 LH,但一般认为这些激素依靠显著改变卵丘细胞的活动来改善胞质的成熟。FSH 作用于颗粒细胞使其分泌多种物质,不仅控制核成熟,也在细胞质的成熟过程中起重要作用。其作用机制是 FSH 与颗粒细胞上的 C 蛋白家族 FSH 受体结合,进而通过 cAMP 依赖的蛋白激酶通路诱导芳香化酶系统催化雄激素向雌激素转变,使得颗粒细胞产生雌激素,随后雌激素和 FSH 协同作用进一步增强芳香化酶的活性。FSH 同时能刺激卵母细胞蛋白质和 mRNA 合成增加,提高卵母细胞成熟度和发育潜能。另外,Gn 还可调节卵巢内一些肽类物质,如 IGF、EGF 等的生成来调控卵泡的生长发育。

对卵泡壁、颗粒细胞、卵丘细胞和卵母细胞行 RT-PCR 显示,FSH 受体 mRNA 出现在除卵母细胞外的其他所有部分,相反 LH 受体 mRNA 仅在膜细胞检测到。证据显示,FSH 应该加入 IVM 培养系统。FSH 刺激 COCs 的葡萄糖利用,FSH 能改善卵泡细胞的健康状况。然而,对人未成熟卵培养的合适的 FSH 浓度,并不清楚。最近的证据显示,FSH 的浓度、剂量深刻影响 COCs 在体外的发育,尤其是相对高的浓度(10^{-1} IU/ml)不能维持卵丘细胞-卵母细胞之间的缝隙连接的交流;相反,一个很低的浓度(10^{-4} IU/ml)则有利于缝隙连接的存在,使减数分裂恢复后染色质浓缩及转录沉默能以协调的方式进行,有利于产生一个具有发育能力的卵子。

由于人类卵丘细胞和小鼠一样,仅表达极少量的 LH 受体,尤其在小到中等大小的卵泡中很可能不表达 LH 受体。因此,体外成熟培养液中添加 LH 是否有作用,尚需进一步的证实。在有些方案中,用 hCG 替代 LH,尽管在体内,hCG 可以代替 LH,形成一个峰促进卵母细胞恢复减数分裂,然而两者并不能等同。因此,在体外培养液中添加 hCG,其作用值得怀疑。

2. 甾体激素

排卵前卵泡中存在大量的甾体激素,而且卵母细胞内能检测到雌激素受体的存在,推测雌激素可能参与了卵母细胞细胞质成熟的一系列事件。在人颗粒细胞上同样存在雌激素受体,而且在人的成熟卵母细胞上已检测到雌激素受体 mRNA,但没有迹象表明雌激素参与减数分裂的恢复。对于卵泡的生长和卵母细胞核成熟而言,并不需要高浓度的雌激素,但雌激素在调节卵母细胞细胞质成熟方面起重要作用。有研究表明,在培养液中添加雌激素,桑葚胚及囊胚形成率均明显增加,说明雌激素能促进胞质成熟,进而提高卵母细胞的发育潜能。小鼠卵丘细胞中的 EGF-EGFR 能通过调节 StAR 的活性刺激甾体激素的生成,而生成的甾体激素反过来可以通过经典的甾体受体途径启动卵子的成熟。

添加黄体酮不能促进卵母细胞的体外成熟。在犬卵的 IVM 中,较大剂量的黄体酮反而会降低卵子恢复减数分裂的能力,但恢复分裂后的卵母细胞成熟率不受其剂量大小的影响。雄激素对灵长类动物卵母细胞的核成熟有副作用,也可降低小鼠卵母细胞的体外发育能力,加入雄烯二酮或与 FSH 同时添加会降低发生生殖泡破裂的卵母细胞百分率。总体上看,卵母细胞对不适宜的类固醇激素高度敏感。

总的来说,在 IVM 过程中甾类激素的作用有争议。有研究认为,在 IVM 培养液中加入甾类激素对猪卵母细胞的成熟不是必要的。因为 COCs 在成熟期间可以分泌甾类激素,其产生激素的量完全可以满足卵母细胞的需要。另一项研究结果同样证实,牛 COCs 在体外成熟过程中可以产生甾类激素,因此在 IVM 培养液中加入甾类激素需要慎重考虑。

3. 表皮生长因子相关蛋白

表皮生长因子影响卵母细胞的成熟及发育潜能,其诱导冠丘扩张、启动核成熟的作用已在很多物种中得到证实,包括猪和牛,TCM199＋ EGF＋孕马血清(PMSG)被认为是牛卵体外成熟的理想培养液。在人类研究中发现,女性生殖道组织中也存在丰富的 EGF,可介导雌激素对靶组织的作用,促进细胞分裂和增生,在体外有助于卵母细胞生发泡破裂和第一极体释放,能促使未成熟卵母细胞的体外成熟。人类原始卵泡、初级卵泡、窦前卵泡和窦卵泡中的卵母细胞及卵泡膜细胞、颗粒细胞和黄体细胞同时存在 EGF/TGF-α 受体表达,始基卵泡和初级卵泡的卵母细胞中有 EGF 弱表达。

LH 通过 cAMP 依赖途径诱导 EGF 相关蛋白的表达,比如双调蛋白(amphiregulin, AREG)、上皮调节蛋白(epiregulin, EREG)和 β 细胞素(betacellulin, BEG)。这些 EGF 相关蛋白通过旁分泌和自分泌的方式作用于卵泡膜细胞和卵丘颗粒细胞,在卵母细胞成熟过程中发挥重要作用。在小鼠、山羊、猪和非人灵长类的实验中均证实,EGF 加入 IVM 培养液中对卵母细胞的成熟和发育能力的改善都有良好的促进作用。将生理剂量的 EGF(2 ng/ml)、E$_2$、促性腺激素加入培养液中,培养人未成熟卵母细胞,生殖泡破裂率显著高于对照组。同样,EGF 还能促进细胞质的成熟,使卵母细胞体外受精后的受精卵形成含有较多细胞的囊胚,提高囊胚形成率。

4. 胰岛素样生长因子

胰岛素样生长因子系统在女性生殖道中广泛存在,卵巢组织是 IGF-I 的靶器官。IGF-I 对卵泡内颗粒细胞增殖分化、窦卵泡发育、卵母细胞生长和成熟是必需的,它可以提高卵母细胞的成熟度、受精率及卵裂率。这在体外培养实验中也得到了一致的结果。IGF 受体 mRNA 在卵母细胞的不同成熟阶段均有表达,并与 FSH 受体 mRNA 的表达呈同步性,表明在卵母细胞成熟过程中,IGF 与 FSH 存在协同作用。IGF-I 可促进带有卵丘的不成熟卵母细胞核的成熟并呈剂量依赖性,最大浓度为 100 ng/ml,FSH 可促进卵丘细胞 IGF-I 受体的表达,故与 IGF-I 有协同作用,但对其后的胚胎发育能力方面,两者促进作用无叠加效果。IGF-I 对裸卵无作用,亦不能促进卵丘细胞扩散。但也有研究发现,在卵泡发育过程中添加 IGF-I 虽然能够促进 E2 的分泌,但对卵的存活和成熟率并无影响,因此在 IVM 培养液中添加 IGF-I 的必要性仍在研究中。

5. 血管内皮生长因子

研究证实,人类颗粒细胞、卵泡膜细胞、卵丘细胞中普遍存在血管内皮生长因子(vascular endothelial growth factor,VEGF)和 VEGFmRNA 的表达,卵泡液中 VEGF 浓度高于血清 10~100 倍。人类卵巢间质、窦前卵泡和窦卵泡中,有 VEGF165 和 VEGF121 的 mRNA 的表达,其表达随着卵泡生长发育和成熟而逐渐增强。而在卵母细胞减数分裂过程中,VEGF 参与微血管的再生过程,调节卵母细胞周围氧溶解度,以及提供更多的营养物质和生长因子支持优势卵泡的生长,从而改善卵泡生长微环境,还能同时促进卵母细胞胞核和胞质的成熟。在改良的合成输卵管液中加入 VEGF 培养牛 COCs,发现牛卵母细胞 IVM 过程中,VEGF 组成熟率和受精率分别为 90.5% 和 79.8%,远高于无 VEGF 组的 78.2% 和 63.0%($P<0.05$)。结果显示其显著提高了卵子成熟率、受精率、胚胎的卵裂率和囊胚形成率,证实 VEGF 能够同时促进卵母细胞胞核和胞质的体外成熟。

6. 生长激素

生长激素(growth hormone,GH)可以通过自分泌和(或)旁分泌而影响卵母细胞成熟。已有报道证明培养液中添加生长激素可以加速卵母细胞的核成熟,诱导卵丘颗粒细胞扩增,促进早期胚胎发育。另一方面 GH 还有抑制颗粒细胞凋亡的作用。卵母细胞和卵丘细胞上均表达 GH 受体,GH 可能通过与其受体结合途径对 COCs 产生作用,合成的信号传导直接启动卵母细胞成熟。GH 在促卵母细胞成熟的同时可促卵丘细胞扩散,但对裸卵无促成熟作用。对人类 GH 与 Gn 联合应用可获得较好的超排卵反应,使可移植的胚胎数量增加。

7. 卵母细胞分泌因子

卵母细胞分泌因子如生长分化因子 9(growth differentiation factor 9,GDF9)和骨形成蛋白 15(bone morphogenetic proteins,BMP15)等在调控卵泡发育及卵母细胞成熟过程中起着重要作用。这些卵母细胞分泌因子调节其周围卵丘细胞的分化和增殖,抑制其凋亡,增加窦卵泡 FSH 受体的表达,抑制卵泡过早黄素化,并影响卵巢甾体激素、蛋白酶及细胞因子的合成分泌,从而使卵泡的微环境有利于卵母细胞的发育。基因重组的 GDF9 和 BMP15 加入牛 IVM 培养液中,显著改善了牛卵发育至囊胚的能力及囊胚的质量。GDF9 加入小鼠 IVM 中也改善了着床前胚胎的发育能力及胚胎移植后胎儿的存活率。在 IVM 培养液中供给 GDF9 和/或 BMP15 已应用到家畜生产和啮齿动物体外胚胎的产生程序中。这些研究为临床 IVM 的应用提供了借鉴。

二、颗粒细胞联合培养对卵母细胞体外成熟的影响

关于颗粒细胞在共培养中的作用,看法并不一致,Dandekar 认为颗粒细胞共培养有助于卵母细胞生长,并提高其成熟率及受精率,而 Trounson 则认为无明显作用。两者的结果不一致可能与培养液中是否加 hMG、hCG 有关。Trounson 的培养液中含有 Gn,当与颗粒细胞共培养时,对卵母细胞成熟率及受精率无影响。Dandekar 用的培养液中仅含有 7.5% 血清,而无 Gn,当与颗粒细胞共培养时显示有促卵母细胞成熟的作用。Schramm(1996 年)进一步证实,颗粒细胞共培养对不成熟卵母细胞的成熟率、受精率、卵裂率及发育到 8 细胞期无促进作用,但如延长胚胎体外培养的时间,则发现共培养组形成 9~15 细胞胚胎比例提

高,若用于共培养的颗粒细胞是来自接受 FSH 刺激的卵泡,发育到桑葚胚及囊胚期的比例提高。这主要是因为颗粒细胞可分泌雌二醇、激活素、抑制素等物质促进卵母细胞质的发育,提高了卵母细胞的胚胎发育能力。

三、IVM 培养液中减数分裂抑制剂的使用

卵泡的生长发育是一个长期的过程,由于卵泡液中抑制因素的作用,在整个过程中卵母细胞保持减数分裂停滞状态,而胞质内则持续进行着相关物质的合成与积累,如 RNA 的转录,蛋白质的合成及摄取。这些物质将用来支持卵母细胞成熟、受精、原核形成及胚胎生长发育等过程的正常进行。随着卵母细胞体积的逐渐增大,胞质内合成和储备的物质也越多,直到卵母细胞体积达到峰值,胞质内积累了足够的 RNA 及蛋白质等物质。此时在性激素峰的刺激下,卵母细胞恢复减数分裂,并很快进展到第二次减数分裂中期。因此体内的卵母细胞胞质及核同步成熟,具备完全的发育潜力。

在体外,窦前卵泡的未成熟卵不具备自发恢复减数分裂的能力,而窦卵泡的卵母细胞大多能自发恢复减数分裂,但由于缺乏抑制因素,成熟过程加快,一般在培养的 36～48 h 到达 M II 期,成熟后受精、卵裂、发育到足月的能力明显降低。对小鼠未成熟卵的研究显示,当卵母细胞的直径达到最大直径($75～80\ \mu m$)的 80%($60～65\ \mu m$)时,在体外能完成成熟过程,但受精后不能正常发育;当直径达到 $65～70\ \mu m$ 时,则能以正常的速率发育到 2 细胞阶段,但此后发育潜力下降;直径达到 $75～80\ \mu m$ 时,则具有发育到正常产仔的能力。由此可知,卵母细胞生长的最后阶段的发育变化对获得完全的发育能力是关键性的。此外,诱导小鼠精子核解聚及雌雄原核形成的因子均在生殖泡期形成和积累。因此,体外成熟的卵母细胞发育潜力下降,可能是因为其胞核成熟加快,GV 期缩短,胞质内物质合成积累减少,以致胞质内缺少一种或多种胞核、胞质成熟及胚胎发育所必需的因子。

基于此种考虑,人们尝试用"两步法"来培养未成熟卵,即先用某种抑制剂抑制卵母细胞的生殖泡破裂,延长 GV 期,使其在恢复减数分裂前获得较充分的时间合成某些必要的物质,然后再用不含抑制剂的成熟培养液进行培养,以期改善未成熟卵的发育潜力。早在 1989 年,Eippig 及同事就曾报道通过"两步法"培养小鼠窦前卵泡,代孕后获得正常小鼠的研究。虽然其实验中移植的 137 个胚胎仅出生了 7 只小鼠,然而却表明此种体外成熟的卵母细胞具备完全的发育能力,从而为改善 IVM 卵母细胞的发育潜力提供了借鉴。

卵泡液、单层颗粒细胞或卵泡膜细胞、半个卵泡或部分卵泡壁都能延迟或抑制减数分裂。Fouladi Nashta 进行了比较,培养在完整卵泡壁中,96.8% 的卵子保持在 GV 期,而仅接触部分卵泡壁的卵子仅 24.6% 处于 GV 期。从卵泡分离后,囊胚形成率也更高(48.4% 对比 32.8%)。然而这种方法应用起来太过复杂,对人类 IVM 临床应用尚有很多其他问题需要考虑,因而实用价值较小。

MPF 是促进卵母细胞恢复减数分裂的一种关键性因子,由细胞周期蛋白 B 和周期素依赖性激酶 1(P34cdc2)结合构成。MPF 的激活必须有新的蛋白质的合成和 P34cdc2 依次的磷酸化及去磷酸化过程。成熟抑制剂就是通过干扰 MPF 的激活过程而发挥作用的。曾研究用过的成熟抑制剂包括次黄嘌呤、联丁酰基-cAMP(dbcAMP)、3-异丁基-甲基黄嘌呤(IB-

MX)、环己酰亚胺、6-二甲基腺嘌呤(6-DMAP)等。次黄嘌呤抑制 cAMP 的水解,dbcAMP 为膜渗透性 cAMP 类似物,IBMX 是磷酸二酯酶(PDEs)家族广谱抑制剂,能抑制 PDEs 水解 cAMP,此三种物质均通过提高细胞内的 cAMP 水平,使 MPF 超磷酸化而失活,抑制卵母细胞减数分裂的恢复。环己酰亚胺是蛋白合成抑制剂,抑制新蛋白质的合成;6-DMAP 是一种丝-苏氨酸蛋白磷酸化抑制剂,能直接抑制 MPF 的磷酸化过程,它们均使 MPF 不能激活,故卵母细胞减数分裂不能恢复。这些物质虽然能保持卵母细胞处于减数分裂停滞状态,但由于他们的非选择性作用,不可避免对卵母细胞胞浆内其他的一些必要的生理过程也产生抑制效应,如新的蛋白质的合成与积累,某些重要激酶的激活。因此,这些试剂对未成熟卵用"两步法"培养后,难以产生预期的效果。例如,对人及小鼠成熟卵的研究发现,6-DMAP 虽能可逆性抑制卵母细胞的 GVBD,与对照组比较,卵母细胞的成熟率、受精率及卵裂率的差异无显著意义,但其囊胚形成率却低于对照组。因此,有必要寻求具有选择性抑制效应的成熟抑制剂。

　　CDC2 抑制剂 roscovitine 和 BL-Ⅰ 常用于牛卵的研究。roscovitine(25 μmol/L)也能可逆性抑制 H1 激酶,但之后囊胚形成率不佳,表明这种抑制作用损害了胚胎进一步发育的能力。用 BL-Ⅰ 抑制 24 h 是可逆的,90％的卵子可以达到 MⅡ 期,70％正常受精,但数个研究显示,BL-Ⅰ 加入 IVM 培养液中并不改善卵子的发育能力。利用这两种抑制剂,部分研究发现,抑制去除后,卵子成熟的时间缩短,比对照组提早了 4 h。因而,这种减数分裂加速表明并不是所有导致 GVBD 的事件都被 MPF 抑制剂所抑制。可能卵子胞质仍在成熟进展中,仍在积累细胞周期进展的相关因子,比如染色质浓缩。应用 MPF 抑制剂后,卵子的细胞周期刚好进展到 GVBD 前。除了加速减数分裂以外,MPF 抑制剂还引起了卵子超微结构的变化。roscovitine 和 BL-Ⅰ 均破坏了卵丘细胞与卵子之间的缝隙连接,引起皮质颗粒的退化,诱导核膜的卷曲,而 BL-Ⅰ 还引起所有细胞器的外周迁移。

　　动物实验显示,激酶或蛋白合成抑制剂加入 IVM 以后并不能增强卵子的发育能力。因为这些抑制剂并非细胞特异性的。因此他们在影响卵母细胞减数分裂的同时,也干扰了 COCs 的颗粒细胞。这种方法第一次被 Anderiesz 用于人类卵子,6-DMAP 有效抑制减数分裂至少 24 h,不影响卵子在之后的培养中成熟到 MⅡ 期的能力,但与动物实验相类似,移除 6-DMAP 以后,卵母细胞的发育能力并未改善。

　　cAMP 是控制卵子减数分裂停滞和恢复的关键分子。用 cAMP 类似物控制自发的卵子成熟可能是一种更有效的方法。猪的胚胎常规用 IVM 技术获得,其 IVM 培养液中包含 1 mM 的 dbcAMP,用于 44 h 的 IVM 培养的前 20 h。通常用于控制啮齿类动物 COCs 减数分裂的分子,如次黄嘌呤、dbcAMP 和 IBMX 等通常在大的物种中的阻滞效果较差。

　　cAMP 水解酶 PDEs 的抑制剂近年来吸引了 IVM 领域的注意。一般而言,PDE3 直接作用于卵子,PDE4 作用于卵丘细胞和颗粒细胞。由于这种 PDE 亚型在不同细胞类型的分布表达,因而对 IVM 时选择特异性的抑制剂是可行的。在 IVM 过程中添加 PDE3 抑制剂能改善卵子的发育能力。

　　其他改良的 IVM 方案的形式:①衰减的自发 IVM,在 PDE3 抑制剂持续作用下,IVM 时间被延长。②双相的 IVM,在前一半时间在培养液中添加 PDE3 抑制剂,后一半时间则去除抑制剂。这两种情况均延长了 IVM,以取得更有利的效果。当联合腺苷酸环化酶激动剂如 FSH 或 forskolin,这些 PDE3 抑制剂减慢了减数分裂的恢复,同时延长了卵丘细胞和卵母细胞缝隙连接交流的时间,因而有利于卵母细胞 IVM 过程中持续地获得来自卵丘细胞的支持,从而提高了发育能力。

在人类 IVM 应用上,与动物研究相似,PDE 抑制剂可逆性阻滞人卵的成熟,减缓对于卵丘细胞缝隙交流的破坏,允许卵子超微结构的改变以准备减数分裂的恢复。然而,对人卵发育能力的提高并不十分明显。因而,这种方法有一定的潜力,但作为临床治疗的一种选择方案,还需进一步的研究。相比 10 年前,近来已经很少有此类的研究了。当前 IVM 条件的限制和卵子的发育能力需要从卵母细胞成熟调控新进展中找到改善的方法。

第四节　卵母细胞体外成熟的临床应用

一、未成熟卵的来源

卵母细胞体外成熟实际上是非常致密的卵丘细胞-卵母细胞复合体在体外培养中生长发育,直到卵母细胞成熟的过程。用于 IVM 的人卵母细胞来源通常有以下 3 类群体。

(一)从控制性超促排卵周期中得到的卵母细胞

为了增加可移植的胚胎数,大部分生殖中心均采用控制性超促排卵(controlled ovarian hyperstimulation,COH)卵巢的方法提高采卵数。常规 COH 的方法是,先给患者注射适量促性腺激素,当优势卵泡直径达 $18\sim22$ mm 时,再给患者注射 hCG 10 000 IU 超促排卵,36 h 后取卵进行体外培养。用这种方法能得到 $85\%\sim90\%$ M II 期卵母细胞和 $10\%\sim15\%$ M I 期或 GV 期卵母细胞,其中的部分不成熟的卵母细胞可在体外通过 IVM 培养成熟、受精发育成正常胚胎。此外,部分对促性腺激素超促排卵反应过度的患者,如仍采用常规注射 hCG,可引起严重的卵巢过度刺激,此时可放弃使用 hCG,提前取卵,采用 IVM-IVF 技术获得胚胎,可在避免超促排卵引起 OHSS 的同时,完成治疗周期。

(二)IVM 周期

针对排卵障碍性疾病,如 PCOS、未破裂卵泡黄素化综合征(luteinized unruptured follicle syndrome,LUFS)等采用促性腺激素促使多个卵子同时发育。常用方案一般是从月经第 3 天开始,给患者每人注射 FSH 75 IU/d,连续注射 6d 后在月经的 $10\sim14$ d 取卵,或取卵前 36 h 给患者注射 hCG 10 000 IU。在早、中卵泡期开始用 B 超检测子宫内膜厚度及卵泡大小,在主卵泡出现之前卵泡直径 $\leqslant12$ mm 取卵。通常具有多囊卵巢或患有 PCOS 的不孕妇女,经 IVM 卵母细胞受精率和植入率可分别达 $30\%\sim35\%$ 和 $10\%\sim15\%$。

(三)自然周期得到的卵母细胞

对促排卵激素敏感,容易出现卵巢过度刺激综合征和一些副作用的患者及 PCOS 患者或不排卵患者也可从自然月经周期中取卵,能够避免卵巢过度刺激,并使治疗更加简单。研究表明,年龄、月经周期的天数等均会影响获得未成熟卵母细胞的数量和质量。Barnes 等发现,来自月经周期规则患者卵母细胞的分裂率比来自月经周期不规则患者高。Chian 等也通过动物模型发现,卵巢中的优势卵泡不会影响其他未成熟卵母细胞的质量及早期胚胎的发育。血清 FSH 水平和年龄与取卵数呈负相关,基础 FSH 浓度越低则取卵越多,但基础 FSH 和 E2 水平与卵子质量无关,即与卵母细胞成熟率、受精率、卵裂率无关。

二、卵母细胞体外成熟技术应用人群

目前 IVM 在临床上的应用主要针对 PCOS 或者 PCO 患者,因为这些患者的卵巢中存在更多的窦卵泡,因而穿刺可获得较多不成熟卵,更重要的是这些患者在常规刺激周期更容易出现卵巢过度刺激综合征,所以这些患者更可能从 IVM 治疗中获益。IVM 也可应用于具有正常月经周期和正常状态卵巢的妇女,这样可以减少患者的费用和常规 IVF-ET 周期中激素刺激所产生的不适。

此外,IVM 能应用于患有雌激素敏感的肿瘤患者,或需要应用具有生殖毒性的药物进行治疗前生育力保存。然而相对常规 IVF-ET,IVM 技术的妊娠率和种植率较低,因此美国生殖医学协会(ASRM)建议,IVM 应该只在某些生殖中心作为一种试验性的治疗手段,需要通过有效性和安全性的评估并仔细选择患者,并告知 IVM 的妊娠率,进行充分知情同意。

三、卵母细胞体外成熟临床方案及治疗程序

(一)卵泡的临床预处理

目前临床上有 3 种方案,第一种方案为从月经周期第 3 天开始给予 FSH 3～6 d,接着停止给药 2～5 d,在周期第 9～10 天取卵。根据动物实验(如牛)的结果,FSH 的回撤可引起一个轻微的闭锁效应,这种早期的闭锁效应可能被卵子认为是排卵前的信号(比如孕激素和雄激素合成的增加、来自颗粒细胞的代谢物的下降),从而改善卵子的质量。

预处理可能促进小卵泡的发育,以提高获卵数,改善卵母细胞的发育能力。然而对 FSH 预处理的作用,现有的研究结果差异很大。2000 年 Suikkari 等的一项研究显示,黄体期末使用低剂量 FSH 可能增加有排卵患者卵母细胞的采集数。也有研究发现,采用 FSH 促排组的成熟率、受精率和妊娠率分别为 76.5%、75.8% 和 31.4%,而未采用 FSH 促排组的成熟率、受精率和妊娠率分别为 71.9%、69.5% 和 36.4%,二者差异不显著,说明采用 FSH 促排对 IVM 的成功率没有显著影响。另一项研究则表明,FSH 的预处理不影响采卵数量,但的确可提高体外成熟率。原因可能与各个研究之间选择的病例背景不同、应用 FSH 的时机不同(有的在黄体期、有的在卵泡期)、受精方式也不同等。

第二种方案单独应用 hCG 预处理,第三种方案则为 FSH 联合 hCG 应用。采卵前 36 h 肌注 hCG 10 000 IU 可替代内源性 LH 峰。hCG 预处理有利于卵丘细胞的松散,促进胞核的成熟,提高获卵率。Chian 等研究了 IVM 中 hCG 预处理的作用,并获 2 例宫内临床妊娠,推广至 PCOS 患者的研究,结果显示卵母细胞体外成熟的速度和百分比均有所提高。现在的研究还表明,hCG 可以启动小的窦卵泡体内成熟程序,这样更利于其在体外完成减数分裂;然而,一方面 hCG 加速卵泡的体内成熟是否会导致其核与细胞质成熟不同步还不清楚,

另一方面,hCG 的给予是否会影响其他更小的卵泡的正常发育呢？曾有研究显示,给予 hCG 后,获得的不成熟卵体外培养时发育能力明显下降。同时,hCG 预处理导致在获卵时,即可获得部分体内成熟的卵子。那么妊娠率的提高是由于这部分体内成熟的卵子还是体外成熟的卵子,尚不得而知。

尽管 IVM 技术目前的主要应用对象是 PCOS 患者,然而有一些生殖中心由于各种原因也将其推广到月经周期正常的患者。PCOS 患者和月经周期正常者的卵泡发育动力学是完全不同的。因此,适合 PCOS 的 IVM 程序可能对月经周期正常的患者就不是最佳的方案。与 IVF-ET/ICSI 相似,设计一种适合所有患者的方案是困难的。根据患者的病史、卵巢储备、激素模式、适应证等制订个体化的方案可能是最佳的策略。

(二)取卵时机

卵母细胞的发育能力是指其完成减数分裂、受精等过程的能力及支持胚胎发育和妊娠的能力。这种能力随着卵泡直径的增大而增强。人卵母细胞在体外恢复减数分裂的时间较长,在体外自发成熟的比例也较其他种系的动物要低。人类卵母细胞的直径从 90～120 μm,将显著提高其恢复减数分裂的能力。在窦卵泡中,人卵母细胞达到成熟直径的大小为 100～120 μm。从直径 9～15 mm 卵泡采集的卵子的体外成熟率较直径 3～4 mm 的卵泡的成熟率要高。Wynn 1998 年报告直径 5 mm 的卵泡也可在体外培养成熟,这可能是能获得一个有发育潜力的卵泡的最小的直径。

另一方面有证据表明,当优势卵泡直径超过 14 mm 时,获得的未成熟卵母细胞的数量和体外成熟能力便会降低,因此,为 IVM 目的而采集未成熟卵母细胞的过程在内源性促性腺激素加强窦卵泡早期募集,尚无优势卵泡形成时为宜。一般选择最大卵泡的直径不超过 13 mm,内膜厚度大于 5 mm。

未成熟卵子的取卵过程与成熟卵子基本相同。Trounson 将用于 IVF-ET 的穿刺针加以改进,用于获取不成熟卵母细胞。IVM 使用特制的取卵针,针斜面变小,针尖端的长度缩短,穿刺时斜面朝下,降低吸引的负压至 7.5 kPa。

(三)未成熟卵子的拾取

成熟卵母细胞的卵-冠-丘复合物较大,在卵泡液中表现为一个较大的白色黏液团,在体式显微镜下很容易分辨。但是未成熟卵的鉴别要困难得多,因为未成熟卵的颗粒细胞包裹的比较紧密,整个黏液团的体积也较小,甚至没有黏液团,必须在体式显微镜下仔细辨别。而且,进行穿刺的卵泡大小不一,多为小卵泡,卵泡液较少,抽吸物包含血液,因此在冲洗液中加入肝素(2 IU/ml),以避免发生凝血。可以用滤网过滤的方法将未成熟卵挑选出来,即将穿刺物用细胞过滤网(70 μm)进行过滤,然后用预热的冲洗液进行冲洗,并转移到另一个培养皿中再次寻找未成熟卵。

对于给予 hCG 处理的病例,卵泡液中存在 MⅡ期、MⅠ期、GV 期三个不同发育阶段的 COCs,尤其需要注意。未成熟卵泡中的取卵过程和挑选卵-冠-丘复合物的过程都比较长,因此需要注意维持操作台周围环境的温度及培养液的 pH 值。

体外判断卵母细胞成熟度最经典、最常用的方法是评价 COCs 的形态学特征:①未成熟型,COCs具有紧密的放射冠和紧密的颗粒细胞团,紧贴在透明带外缘,细胞内有一个完整的生发泡,泡膜颗粒细胞小,排列紧密,呈团块状。②中间型成熟,COCs细胞团直径增大,放射冠细胞分散,卵母细胞的生发泡破裂,但尚未排出第一极体,处于第一次减数分裂中期。③成熟型,颗粒细胞伸展,细胞之间距离大,放射冠呈放射状排列,卵母细胞排出第一极体,颗粒细胞丰富,排列松散,形成一个黏液团。

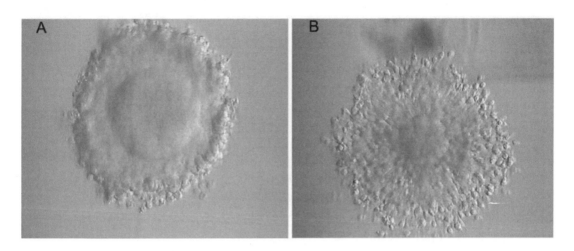

图 8-7　卵-冠-丘复合物的代表性图像

A 为 IVM 周期中获得的人未成熟型卵母细胞-颗粒细胞复合物;B 为 IVF-ET 周期中获得的成熟型卵-冠-丘复合物。

Wood 根据不成熟卵母细胞形态对其进行分级。①Ⅰ级:优秀。卵母细胞胞浆均匀,核圆,偏向一边,外周有 5 层以上紧密包绕的卵丘细胞及完整的放射冠。②Ⅱ级:良好。除放射冠少于 5 层外,其余与Ⅰ级相似。③Ⅲ级:一般。卵母细胞胞浆欠均匀,有完整放射冠,但不像优质COCs那样紧密包绕。④Ⅳ级:差,胞质极不均匀或有碎片,冠、丘细胞稀疏或缺如。

(四)未成熟卵的体外培养

1. IVM 培养液

目前被用于 IVM 的基本培养基有 TCM-199、合成的人类输卵管液 HTF 或 Ham's F-10,这些培养液都能够保持基本的代谢、生长需要。来自动物实验研究的结果提示,卵母细胞需要丙酮酸作为能量的来源,而颗粒细胞则可以利用葡萄糖作为能量代谢底物,并将其转化为丙酮酸提供给卵子。因此,在人类 IVM 培养液中往往增加丙酮酸的供给。蛋白来源一般为人血白蛋白或血清代用品。IVM 培养液中通常添加一定浓度的激素,如 FSH、LH 及EGF、IGF-Ⅰ等生长因子,以促进卵母细胞的成熟和发育能力的提高。目前有公司提供商品化的 IVM 培养液,但无证据显示商品化的 IVM 培养液有更好的体外成熟效果。

Chian 等报道的培养体系为:TCM199＋体积分数 10% 合成血清替代物＋0.075 IU/ml rFSH＋0.075 IU/ml hCG＋1.0 mg/ml E2＋0.25 mol/L 丙酮酸钠＋1 mol/L 谷氨酸。卵母细胞在此培养液中成熟率为 55.7%。多数生殖中心应用的 IVM 培养液与此相类似。Hreinsson 等报道的培养体系为:TCM199＋体积分数 10% 患者血清＋0.3 mmol/L 丙酮酸＋0.075 IU/ml rFSH＋0.05 mg/ml 青霉素＋0.5 IU/ml rLH＋0.075 mg/ml 链霉素,此培养

体系中卵母细胞的成熟率为 56%。

2. 未成熟卵母细胞体外培养条件

对于未进行 hCG 预处理的未成熟卵,一般将其放入 37℃、5% 的 CO_2 浓度和饱和湿度条件下培养 30~48 h,显微镜下观察卵丘颗粒细胞的松散程度。透明质酸酶消化颗粒细胞后进一步观察卵母细胞的形态,以第一极体排出为卵母细胞成熟的标志。对于应用 hCG 预处理后获得的 COCs,可能存在一部分已经成熟的卵子。因而需要早期对 COCs 中卵子的成熟程度进行评估。对于可能已成熟的卵子,在体外培养 6 h 后去除卵丘细胞,观察是否成熟,成熟卵则予以受精;对于未成熟卵,则需要在体外培养 24~28 h。在体外培养的过程中,不同的 COCs 发育速度不同,因此可能需要每隔 3~4 h 观察一次,以免部分卵子老化,影响临床结局。然而,对于不成熟卵可能由于过早去除卵丘细胞而影响其成熟过程中发育能力的获得。有研究表明,体外条件培养 30 h 之内成熟的 GV 期卵比那些需要更长培养时间的卵有更好的发育能力。

培养体系中最适宜的氧气的浓度,应该是既不会增加 ROS 的生成,也能保持 COCs 的活力。由于卵丘细胞的保护作用和卵母细胞内 ROS 防护机制,很少有直接证据显示 ROS 介导的发育能力的损害。当卵母细胞离开选择性的 MPF 抑制剂所引起的减数分裂停滞环境时,5% 的 O_2 能改善卵母细胞的发育能力。IVM 时合适的氧气浓度可能还依赖于培养系统的其他因素,如葡萄糖的浓度。

(五)未成熟卵母细胞的体外受精、培养和移植

对体外成熟的卵母细胞,ICSI 和 IVF-ET 两者授精方式的受精率和卵裂率基本相同,或 ICSI 者略高,报道不一致。多数生殖中心对已经去除颗粒细胞的卵母细胞行 ICSI。之后的观察处理与常规 IVF-ET 相同。16~18 h 后观察原核的形成,并于受精后每 24 h 进行胚胎观察和评分一次。受精后第 3 天行宫腔内胚胎移植术或胚胎冷冻。

(六)子宫内膜的准备和黄体支持

当卵母细胞被吸取后,雌激素水平下降,不再产生 LH 峰。没有内源 LH 峰或外源 hCG,被吸取卵母细胞的卵泡不再转变为黄体。既没有卵泡产生的高水平雌激素,也没有黄体产生的黄体酮,子宫内膜的发育就与胚胎发育不一致,不宜接受移植的胚胎。临床采取以下处理措施:一是采卵时加用大剂量雌激素,剂量根据子宫内膜厚度调节,受精时则采用注射方式或阴道栓剂加用黄体酮;二是冷冻所有胚胎,等待下一自然周期或人工周期中准备子宫内膜,解冻并移植。

在 IVM 过程中,子宫内膜的准备往往是一个被忽视的环节。近年有研究显示,IVM 获得的冷冻胚胎在复苏后也可获得良好的治疗结果,复苏周期获得了 21.9% 的胚胎植入率和 31.8% 的临床妊娠率,远高于新鲜周期(分别为 6.9% 和 9.4%),因此早先 IVM 新鲜周期妊娠率低的一个重要因素可能与内膜的不协调有关。

四、IVM 临床治疗结局

(一)结局的预测

总体上看,IVM-ET 的临床妊娠率在 20% 左右,特别是 IVM-ET 周期通常移植了较常规 IVF-ET 更多的胚胎,其实际胚胎种植率在 10% 以下,均显著低于常规 IVF-ET。给予 FSH 增加妊娠率到 29%。而在 PCOS 妇女,联合给予 FSH 和 hCG,其卵母细胞的成熟率从 69% 提高到 84%,受精率从 45% 提高到 80%,妊娠率从 31% 提高到 38.5%。但在严格意义 的自然周期中获得的不成熟卵母细胞,IVM 后经 IVF-ET 发育并出生的正常试管婴儿目前 仍为数不多。

(二)IVM 的优势

IVM 技术对于排卵障碍中卵母细胞成熟阻滞和卵巢过度刺激风险的不孕症患者是一 项有效的治疗方法,可以提供无或轻微卵巢刺激的、简便、安全和较好的妊娠率的一种新的 辅助生殖技术,对患者而言,可减少用药量,减少去医院的次数,降低治疗费用。而对某些肿 瘤患者,IVM 技术则为其提供了生育力的保存,因而有非常广阔的临床应用前景。

(三)IVM 的安全性

目前,通过 IVM 技术出生的孩子数量很少,从报告的数据看,出生缺陷并未增加。一项 回顾性的研究显示,相比自然受孕,IVM 的孩子先天畸形的比值为 1.42,IVF-ET 为 1.21, 而 ICSI 为 1.69,三者间差异并无显著性。Shu-Chi 对 21 个自然受孕的婴幼儿和 21 个 IVM 婴幼儿进行比较,结果显示,IVM 婴幼儿均有正常核型,平均成长指数都在正常范围。另一 项 46 个 IVM 婴幼儿的研究也得到了相似的结果,这些婴幼儿的神经、精神发育在 24 个月 内均在正常范围,身体发育的各项指标与自然受孕的幼儿相似,并未出现先天畸形升高和精 神发育滞后的表现。由于总体上数据较少,尚不能得出确切的结论。

IVM 过程卵母细胞脱离体内自然环境,不仅内分泌和旁分泌环境会发生改变,而且可 受额外的化学物理因素刺激,改变卵母细胞和植入前胚胎表观遗传重新编程的进程,可能是 目前 IVM 较常规 IVF-ET 受精、卵裂率、胚胎生长速率和 ET 后妊娠率明显降低的重要 原因,也是当前关于 IVM 出生婴儿中远期安全性忧虑的关键点。卵母细胞的成熟过程、胚 胎发育过程中都在进行重要的去甲基化及甲基化的过程,因此,卵母细胞的体外成熟培养过 程仍有很大的甲基化异常、基因印记疾病的风险。

最早成为 IVM 研究的对象是牛卵母细胞。实验发现其后代常常出现雄性比例增加、自 然流产率升高、体能下降,以及"巨大后代综合征"(large offspring syndrome,LOS)等问题, IVM 胎鼠和幼鼠死亡率高,均认为与 IVM 所致印记基因形成缺陷有关。在人类 IVM 乃至 ART 子代中,印记破坏对胚胎发育和出生后患病风险的影响尚需进一步研究。

第五节　卵母细胞体外成熟技术的发展前景

自从 1989 年第一例 IVM 婴儿出生以来,IVM 技术已经发展将近 30 年了。相比 IVF-ET 取得的成就而言,IVM 的进展非常缓慢。很显然,人类还不能完全模拟卵泡内的环境来 提供卵母细胞成熟所需的营养和信号,导致真正进行体外培养时,卵母细胞的成熟率低,发 育能力下降,临床妊娠率达不到人们的期望。

以下这些问题依然尚待解决:①在穿刺6～12 mm的小卵泡之前,有必要应用FSH刺激吗? ②IVM周期中卵泡穿刺的最佳时期是什么时候? ③卵泡穿刺前有必要应用hCG吗? ④在准备子宫内膜时,为了弥补缩短的卵泡期,最有效的甾体激素的替代方案是什么? ⑤什么是理想的小卵泡群(能产生良好的发育潜能的胚胎)?

人类IVM技术的发展需要在体外培养系统及子宫内膜容受性两方面有更大的突破。近年来,在生殖生物学领域,关于卵母细胞的成熟调控的研究取得了很大的成就,这些基础研究的成果可能为IVM的发展提供新的可能。例如,卵母细胞-颗粒细胞双向调控理论使人们更加充分认识到颗粒细胞的重要性,而保持减数分裂停滞的关键分子及其作用途径的发现,有可能使人们在分子水平模拟卵母细胞在体内成熟发生的变化,提高发育能力。最近有报道显示,Mottershead DG所在的研究组合成一种由BMP15和GDF9的活性成分结合而成的异质二聚体cumulin,对猪未成熟卵的研究显示,其在促进卵母细胞成熟及改善卵母细胞发育潜力上有巨大作用。同时,新型材料的出现为IVM的发展提供了新的发展空间,不仅可为未成熟卵及卵泡的发育提供新的培养模式如立体培养,还可为体外培养提供缓释的生长因子。

毋庸置疑,IVM技术在未来有广阔的应用前景,特别在基础研究领域和生育力的保存方面。新技术的出现将有利于IVM发展突破瓶颈。IVM的发展将为卵母细胞或卵泡发育调控的研究提供更好的模型,而后者的进一步进展则可促进IVM技术的进一步完善。

(张玲)

【参考文献】

[1] Ali A,Benkhalifa M,Miron P. In-vitro maturation of oocytes:biological aspects[J]. Reprod Biomed Online,2006,13(3):437-446.

[2] Ashourzadeh S,Khalili MA,Omidi M,et al. Noninvasive assays of in vitro matured human oocytes showed insignificant correlation with fertilization and embryo development[J]. Arch Gynecol Obstet,2015,292(2):459-463.

[3] Berwanger AL,Finet A,El Hachem H,et al. New trends in female fertility preservation:in vitro maturation of oocytes[J]. Future Oncol,2012,8(12):1567-1573.

[4] Brito IR,Lima IM,Xu M,et al. Three-dimensional systems for in vitro follicular culture:overview of alginate-based matrices[J]. Reprod Fertil Dev,2014,26(7):915-930.

[5] Buckett WM,Chian RC,Tan SL. Human chorionic gonadotropin for in vitro oocyte maturation:does it improve the endometrium or implantation[J]. J Reprod Med,2004,49:93-98.

[6] Chian RC,Gulekli B,Buckett WM,et al. Priming with human chorionic gonadotropin before retrieval of immature oocytes in women with infertility due to the polycystic ovary syndrome[J]. N Engl J Med,1999,341:1624-1626.

[7] Chian RC,Uzelac PS,Nargund G. In vitro maturation of human immature oocytes for fertility preservation[J]. Fertil Steril,2013,99(5):1173-1181.

[8] Combelles CM,Chateau G. The use of immature oocytes in the fertility preservation of cancer patients:current promises and challenges[J]. Int J Dev Biol,2012,56(10-12):919-929.

［9］　Coticchio G,Dal-Canto M,Guglielmo MC,et al. Human oocyte maturation in vitro［J］. Int J Dev Biol,2012,56(10-12):909-918.

［10］　Coticchio G,Guglielmo MC,Dal Canto M,et al. Mechanistic foundations of the metaphase Ⅱ spindle of human oocytes matured in vivo and in vitro［J］. Hum Reprod,2013,28(12):3271-3282.

［11］　Coticchio G. IVM in need of clear definitions［J］. Hum Reprod,2016,31(7):1387-1389.

［12］　Coticchio G,Dal Canto M,Mignini Renzini M,et al. Oocyte maturation:gamete-somatic cells interactions,meiotic resumption,cytoskeletal dynamics and cytoplasmic reorganization［J］. Hum Reprod Update,2015,21(4):427-454.

［13］　Coticchio G,Dal Canto M,Guglielmo MC,et al. Double-strand DNA breaks and repair response in human immature oocytes and their relevance to meiotic resumption［J］. J Assist Reprod Genet,2015,32(10):1509-1516.

［14］　Dahan MH,Tan SL,Chung J,et al. Clinical definition paper on in vitro maturation of human oocytes［J］. Hum Reprod,2016,31(7):1383-1386.

［15］　De Vos M,Smitz J,Thompson JG,et al. The definition of IVM is clear-variations need defining［J］. Hum Reprod,2016,31(11):2411-2415.

［16］　De Lambert G,Poirot C,Guérin F,et al. Preservation of fertility in children with cancer［J］. Bull Cancer,2015,102(5):436-442.

［17］　Dumesic DA,Meldrum DR,Katz-Jaffe MG,et al. Oocyte environment:follicular fluid and cumulus cells are critical for oocyte health［J］. Fertil Steril,2015,103(2):303-316.

［18］　EHachem H,Atallah D,Grynberg M. Fertility preservation in breast cancer patients［J］. Future Oncol,2014,10(10):1767-1777.

［19］　E Hajj N,Haaf T. Epigenetic disturbances in invitro cultured gametes and embryos:implications for human assisted reproduction［J］. Fertil Steril,2013,99(3):632-641.

［20］　Fadini R,Dal Canto MB,Mignini Renzini M,et al. Effect of different gonadotrophin priming on IVM of oocytes from women with normal ovaries:a prospective randomized study［J］. Reprod Biomed Online,2009,19:343-351.

［21］　Fadini R,Mignini Renzini M,Dal Canto M,et al. Oocyte invitro maturation in normo-ovulatory women［J］. Fertil Steril,2013,99(5):1162-1169.

［22］　Gilchrist RB,Lane M,Thompson JG. Oocyte-secreted factors:regulators of cumulus cell function and oocyte quality［J］. Hum Reprod Update,2008,14(2):159-177.

［23］　Gilchrist RB. Recent insights into oocyte-follicle cell interactions provide opportunities for the development of new approaches to in vitro maturation［J］. Reprod Fertil Dev,2011,23(1):23-31.

［24］　Grynberg M,El Hachem H,de Bantel A,et al. In vitro maturation of oocytes:uncommon indications［J］. Fertil Steril,2013,99(5):1182-1188.

［25］　Hennet ML,Combelles CM. The antral follicle:a microenvironment for oocyte differentiation［J］. Int J Dev Biol,2012,56(10-12):819-831.

［26］　Krisher RL. In vivo and in vitro environmental effects on mammalian oocyte quality［J］. Annu Rev Anim Biosci,2013,1:393-417.

［27］　Lee JA,Sekhon L,Grunfeld L,et al. In-vitro maturation of germinal vesicle and metaphase I eggs prior to cryopreservation optimizes reproductive potential in patients undergoing fertility preservation［J］. Curr Opin Obstet Gynecol,2014,26(3):168-173.

［28］ Linher-Melville K,Li J. The roles of glial cell line-derived neurotrophic factor,brain-derived neurotrophic factor and nerve growth factor during the final stage of folliculogenesis:a focus on oocyte maturation[J]. Reproduction,2013,145(2):43-54.

［29］ Mao L,Lou H,Lou Y,et al. Behaviour of cytoplasmic organelles and cytoskeleton during oocyte maturation[J]. Reprod Biomed Online,2014,28(3):284-299.

［30］ Mikkelsen AL,Lindenberg S. Benefit of FSH priming of women with PCOS to the in vitro maturation procedure and the outcome:a randomized prospective study[J]. Reproduction,2001,122:587-592.

［31］ Matzuk MM,Burns KH,Viveiros MM,et al. Intercellular communication in the mammalian ovary:oocytes carry the conversation[J]. Science,2002,296(5576):2178-2180.

［32］ Nogueira D,Sadeu JC,Montagut J. In vitro oocyte maturation:current status[J]. Semin Reprod Med,2012,30(3):199-213.

［33］ Reinblatt SL,Son WY,Shalom-Paz E,et al. Controversies in IVM[J]. J Assist Reprod Genet,2011,28(6):525-530.

［34］ Rose BI. Approaches to oocyte retrieval for advanced reproductive technology cycles planning to utilize in vitro maturation:a review of the many choices to be made[J]. J Assist Reprod Genet,2014,31(11):1409-1419.

［35］ Salama M,Mallmann P. Emergency fertility preservation for female patients with cancer:clinical perspectives[J]. Anticancer Res,2015,35(6):3117-3127.

［36］ Sauerbrun-Cutler MT,Vega M,Keltz M,et al. In vitro maturation and its role in clinical assisted reproductive technology[J]. Obstet Gynecol Surv,2015,70(1):45-57.

［37］ Sonigo C,Grynberg M. In vitro oocyte maturation for female fertility preservation[J]. Gynecol Obstet Fertil,2014,42(9):657-660.

［38］ Telfer EE,Zelinski MB. Ovarian follicle culture:advances and challenges for human and nonhuman primates[J]. Fertil Steril,2013,99(6):1523-1533.

［39］ Telfer EE,McLaughlin M. Strategies to support human oocyte development in vitro[J]. Int J Dev Biol,2012,56(10-12):901-907.

［40］ Sirard MA. Follicle environment and quality of in vitro matured oocytes[J]. J Assist Reprod Genet,2011,28(6):483-488.

［41］ Sánchez F,Romero S,De Vos M,et al. Human cumulus-enclosed germinal vesicle oocytes from early antral follicles reveal heterogeneous cellular and molecular features associated with in vitro maturation capacity[J]. Hum Reprod,2015,30(6):1396-1409.

［42］ Sauerbrun-Cutler MT,Vega M,Keltz M,et al. In vitro maturation and its role in clinical assisted reproductive technology[J]. Obstet Gynecol Surv,2015,70(1):45-57.

［43］ Thanaboonyawat I,Makemaharn O,Petyim S,et al. The correlation of cumulus mucification patterns with oocyte maturation rate in vitro in FSH＋LH-primed IVM cycles:a prospective study[J]. Arch Gynecol Obstet,2016,293(3):681-686.

第九章　辅助生殖新技术概述和未来发展

第一节　干细胞在辅助生殖领域的研究现状与应用前景

一、干细胞技术简介

干细胞是存在于胚胎、胎儿和成年阶段体内的未分化的细胞,可以形成分化的细胞构建组织和器官。在出生后和成年阶段,组织器官中存在的特异性干细胞可以在器官损伤时进行修复。干细胞的特征是自我更新(广泛增殖的能力)、克隆性(通常源自一个细胞)、潜能(分化成不同细胞类型的能力)。干细胞分为全能干细胞、多能干细胞和单能干细胞。全能干细胞是在胚胎早期发育中完全未分化的细胞,比如早期卵裂的细胞,以及囊胚时期的内细胞团,具备向 3 个胚层分化的能力。多能干细胞,比如来自三胚层——外胚层、内胚层和中胚层的多能干细胞可以分化成细胞形成多个组织和器官。单能干细胞,通常存在于成体的组织和器官,具备定向分化为组织中某种细胞的能力,比如卵原干细胞和精原干细胞。

胚胎干细胞(ESCs)是来源于囊胚内细胞团的全能干细胞,其基本特征是来源于植入前胚胎、在多能性状态下长期增殖和形成三胚层所有衍生物的稳定的潜能。间充质干细胞(MSCs)是最常见的成体多能干细胞之一,它们来源于各种组织,包括骨髓、脂肪细胞、骨骼、脐带血和外周血。MSCs 黏附于细胞培养板并且具有特异性的细胞表面标记物。MSCs 表达不同水平的 CD105(SH2)、CD73(SH3/4)、基质抗原 1、CD44、CD166(血管细胞黏附分子)、CD54/CD102(细胞间黏附分子)和 CD49(极迟抗原),并且缺乏表达其他细胞表面分子标记物,如造血干细胞(HSCs)(CD14、CD34、CD45 和 CD11a/LFA-1)、红细胞(血型糖蛋白 A)和血小板及内皮细胞(CD31)。MSCs 能够分化成中胚层来源的组织,例如脂肪组织、骨、软骨和肌肉。有研究发现,MSCs 分化形成源于外胚层的神经组织,这为转移分化提供了一个例证,也就是说,来自中胚层的细胞分化成了外胚层的神经组织。

干细胞也可以来源于胚胎外的组织(羊膜、绒毛膜、胎盘和脐带)。羊膜和绒毛膜含有特征和分化潜能类似于骨髓间充质干细胞的基质细胞,并且能够分化成脂肪细胞、内皮细胞、肝细胞、成骨细胞、肌细胞和神经元。胎盘来源的干细胞可以分化成外胚层、中胚层和内胚层细胞,而脐带基质干细胞移植到肌肉损伤严重的小鼠模型内,可以增强肌肉再生和促进缺血性脑疾病动物模型的血管形成和神经系统功能。胚胎外组织来源的干细胞的主要优势是取自出生后拟丢弃的组织而避免了道德伦理上的质疑。

Takahashi 和 Yamanaka 利用体细胞重编程产生多能干细胞,这类细胞被称为诱导多能干细胞(iPSCs),具有类似胚胎干细胞的特征,形态上类似 ESCs,表达 ESCs 标记分子,具有正常的核型、表达端粒酶活性和维持分化成三胚层的发育潜能。由于患者获得免疫相容性细胞很难,因此来源于自身细胞的 iPSCs 的定向分化被认为是治疗很多疾病的有效途径。在这个方面,iPSCs 和基因编辑技术为获得足够的健康的自体细胞提供了前所未有的解决方案。值得注意的是,尽管现在重编程技术已经有很大的进步,但是除了少量的正在进行的临床研究,目前还未能应用于患者体内。iPSCs 功能与人胚胎干细胞相比能否对等,现在还不明确,在其应用到临床治疗前,还需要仔细分析 iPSCs 的基因组和表观遗传的完整性。

下面就干细胞在生殖领域的研究现状和应用前景分别加以论述。

二、干细胞在女性生殖医学领域的研究现状与应用前景

(一)卵原干细胞的研究现状与应用前景

对于哺乳动物卵原干细胞的研究超过半个世纪,早期有两个观点:①在出生前或出生时,卵巢内的卵母细胞数量是固定的。②卵巢上皮内卵子发生形成卵原干细胞与发情周期一致。1951 年 Solomon Zuckerman 发表了其在 50 年间的研究结果并得出结论:出生后的哺乳动物没有可再生的卵原干细胞。这一观念在接下来的 60 年里成为生殖界的教条,直到 2004 年 Tilly 等研究人员提出在出生后的哺乳动物卵巢内存在卵原干细胞。支持卵原干细胞存在的证据有以下几点:首先,使用生殖细胞标记 Vasa(MVH,也称作 DDX4)和 SCP3 (synaptonemal complex protein 3),联会复合体蛋白,分析幼年和成年小鼠的卵巢,发现 SCP3 和 MVH 阳性细胞位于卵巢表面(前称为生殖上皮)。应用 BrdU 标记增殖的 DNA 后,发现有一部分 MVH 和 BrdU 双阳性细胞存在,提示这类细胞不同于卵母细胞,具备细胞增殖和分裂的能力。其次,在成年小鼠卵巢组织中也检测到第一次减数分裂前期有关基因 Spc3、Spo11、Dmc1 的表达。因此,Tilly 认为这些双标记的细胞可能为卵原干细胞。再次,使用具有生殖细胞毒性的药物白消安处理小鼠后,如果马上评估卵巢内卵泡数量,发现其毒性并不影响窦状卵泡的数目或排卵。而白消安对于卵母细胞的影响要在药物处理 2 周后才会出现,主要原因是药物对于卵原干细胞的影响,从而阻止了原始卵泡生成,最终导致卵巢中所有卵泡的丢失。最后,取自野生型小鼠的卵巢组织移植到全身表达绿色荧光蛋白的小鼠切除一半的卵巢组织上,结果发现,在表达绿色荧光蛋白的卵母细胞有非绿色荧光蛋白的野生型颗粒细胞包围。以上证据表明,哺乳动物存在卵原干细胞,此后关于这个结论争议不断。Johnson 等对此提出质疑,其争议的一个主要焦点就是对于卵泡减少率的推断。他认为 Tilly 报道的高卵泡闭锁率是罕见的而不能代表卵泡正常的动力学改变。用于评估健康的和退化的卵泡的计数方法是高度主观和不可靠的,不能真实地反映卵泡闭锁率,而且固定组织的方法可能会导致不健康样的卵泡出现。也有研究人员认为,用于计算卵泡动力学的数学模型不当会导致推论不准确,因为已知 C57Bl/6 小鼠品消耗卵泡储备的速度异常快速。另外,白消安处理小鼠卵泡计数结果也被认为不可信,因为这个方法的建立基础是白消安对于精原干细胞的毒性,而并没有任何证据表明其对于卵巢内卵泡存活的影响。因此,反对者认为将药物暴露下的原始卵泡损失解释为卵原干细胞消耗是不正确的,而是由于白消安对整个卵巢卵泡的毒性作用。此外,Johnson 提出定位于卵巢上皮附近的 MVH 阳性细胞

并不是一个表明卵原干细胞的新发现,因为以前就有报道这些细胞是迁移出卵巢的残余的生殖细胞。BrdU 和 MVH 双标记细胞是卵原细胞增殖而不是卵母细胞更新的证据。对于 RT-PCR 检测到的早期减数分裂基因转录,被推断为是因为这些基因长久残余的未翻译的 mRNA 携带入双线期阶段或是由于小鼠年龄或品系而发生的细微改变。此外,使用 SCP3 来标识卵原干细胞可能产生假阳性结果,因为这个蛋白在 3 d 大的小鼠的双线期的卵母细胞中仍可以检测到。

2005 年,Tilly 和他的科研团队提出新的数据表明,骨髓作为出生后小鼠卵巢的生殖细胞的来源。成年小鼠骨髓出现生殖细胞标记物 Oct4、Mvh、Dazl、Stella、和 Fragilis,而 Mvh 水平随着动情周期变化而波动,但是在切除卵巢的雌性小鼠中没有表达。使用环磷酰胺和白消安处理小鼠现有的卵原干细胞,再进行骨髓移植后,重新获得了含有卵泡的卵母细胞。此外,共济失调毛细血管(Atm)敲除小鼠不能产生成熟的生殖细胞,通过骨髓移植后卵巢内形成了卵泡。由此推断骨髓来源的卵原干细胞存在于外周血中,在它们流经卵巢时进入。于是他们使用 Oct4 启动子驱动的 GFP 转基因小鼠的外周血转入化疗后的野生型成年小鼠或 Atm 敲除鼠体内,在两种品系小鼠中都发现了 GFP 阳性卵母细胞,提示 Oct4-GFP 小鼠的卵原干细胞可能来自骨髓自血流循环而来。这些 GFP 标记的细胞也表达 Mvh、Hdac6、Nobox 和 GDF9 蛋白,表明它们处于不同的阶段。

卵原干细胞来源于骨髓的这一推断很快受到 15 位科学家的共同反对。他们的质疑点包括卵泡化疗消融术后没有足够的时间允许卵子发生,使用干细胞标记物作为生殖细胞标记物,缺乏展示野生型外周血转移入 GFP 或 Atm 敲除小鼠内在卵巢内形成野生型卵母细胞的互补试验和女性化疗后进行骨髓移植或外周血转移的持续存在的不孕不育问题。Tilly 回应指出在卵母细胞产生之前卵子发生需要 2 个月的时间,GFP 阳性雄鼠的外周血转移不能在野生型雌性受体中产生 GFP 卵母细胞,一些有化疗经历的女性在治疗后意外地恢复了生育能力,如果这些外周血或骨髓中也包含有卵原干细胞而不仅仅是外周血细胞,则恢复生育力的概率会更高。

2009 年中国上海交通大学生命科学技术学院教授吴际在成年哺乳动物的卵巢中发现了雌性生殖干细胞,并且可以不断分化出卵母细胞。*Nature Cell Biology* 在线发表了这项足以撼动生殖与发育研究领域 80 多年定论的研究成果。吴际团队利用 MVH 抗体标记磁珠分选方法成功在雌性新生和成年小鼠卵巢内分离出雌性生殖干细胞(female germline stem cells,FGSCs),即卵原干细胞,并在体外建系分别达 15 个月和 6 个月,此外使用 GFP(绿色荧光蛋白)病毒转染这些 FGSCs 并移植到不孕小鼠体内,移植的细胞经过卵子发生产生含有 GFP 转基因的小鼠。2013 年 Tilly 在 *nature protoclos* 上发表了利用流式分选对小鼠和成人卵巢组织内卵原干细胞进行分离、纯化和培养。2016 年 7 月吴际课题组和上海交通大学赵小东课题组合作,对小鼠雌性生殖干细胞表观遗传学修饰谱进行研究,他们发现了标记增强子的雌性生殖干细胞特异性的组蛋白修饰标签,揭示了 DNA 甲基化作为一种主要的表观遗传调控机制,不仅通过抑制体细胞发育过程来决定雌性生殖干细胞的发育单能性,而且还参与其雌性性别特征的维持。

关于哺乳动物卵原干细胞是否存在依旧没有解决,双方都缺乏强有力的证据支持。有人指出现有数据已经足够在逻辑上证明在出生后的卵泡形成模型中包含卵原干细胞,尽管这些细胞可能对卵巢功能没有主要贡献。另一些人仍坚持卵母细胞储备不可再生这一传统教条,并且开始在非人类的灵长类模型开展反驳卵原干细胞和出生后卵子再生的实验。如同大多数生物学的未知,随着技术的进步和不同科学家的进一步研究,答案终将浮出水面。成年卵巢卵原干细胞能否成功分离出代表着其是否真的存在,其相关临床问题也必然会受到关注。到目前为止,有人认为哺乳动物卵原干细胞可能是去分化的细胞,并且在特定的体外条件下有发展成生殖细胞的潜能。随着是否存在"真的"成体卵巢卵原干细胞或去分化细胞的争论愈发激烈,它们在临床领域的潜在价值也被提出。卵原干细胞可以为生殖衰老等卵巢储备功能低下的女性提供卵母细胞补充和改善因线粒体功能障碍和非整倍性增加引起的生殖细胞衰老。无论它们是去分化的细胞还是真的卵原干细胞,在将它们应用于人类生育力保存的过程中还有很长一段路要走。具体而言,需要进一步优化它们在体内外选择和发育的条件,需要建立表观遗传"常态",以及证明它们最终可以形成受精的卵母细胞并且在受精后可以进行正常的胚胎发育。

(二)多能干细胞在女性生殖领域的研究现状与应用前景

随着干细胞技术的进步和生物学的发展,在过去的 5 年里已经有实验室开启了体外多能干细胞形成卵子的新方法。最近 Hikabe 等发表在 *nature* 上的一个开创性的研究表明,在体外可以利用小鼠多能干细胞重建卵子发生过程,来源于小鼠胚胎成纤维细胞和成年小鼠尾尖纤维细胞的胚胎干细胞和诱导多能干细胞通过体外培养形成了完全成熟的卵子,并且可以完成受精过程形成表面看起来健康的后代。这项研究的显著成就在于在体外重建了雌性小鼠的整个生殖系。过去有研究报道了小鼠多能干细胞(包括胚胎干细胞和诱导多能干细胞)在体外分化成原始生殖细胞样细胞(primordial-germ cell-like cells, PG-CLCs)——卵母细胞和精子的前体细胞,并且原始生殖细胞样细胞通过核移植技术在小鼠体内形成了卵母细胞。在这项最新的研究中,多能干细胞与小鼠 12.5 d 胚胎的卵巢混合,在体外诱导形成了具有一定功能的卵母细胞。这一结果表明,在没有自然卵母细胞存在的情况下,通过诱导多能干细胞可以产生小鼠,如果这项技术可以转化到人类,将为生殖医学领域带来新的期望和新的挑战。

(三)成体干细胞在子宫内膜修复中的研究现状与应用前景

子宫内膜是一个高度再生组织,其功能层在体内激素的作用下,发生周期性增殖、分泌和脱落。基底层在月经后再生并修复子宫内膜创面,重新形成完整的子宫内膜功能层。这种惊人的再生能力提示可能存在子宫内膜干细胞。目前有研究已证实这一观点,并进一步提示内膜干细胞有上皮和基质两种类型,可能存在于功能层和基底层,并可随月经排出。子宫内膜干细胞在内膜增生修复、组织分化等方面的特性使其受到越来越多的关注。

子宫内膜干细胞是一类定位于子宫内膜基底层血管周围的成体干细胞,具有一般成体干细胞的自我更新、无限增殖和多向分化的能力。子宫内膜干细胞的这种生物学特性使其在参与子宫内膜上皮和间质细胞的周期性再生,子宫内膜的动态再生修复中起到了至关重要的作用。

有研究认为,子宫内膜干细胞可能是胚胎干细胞遗留的产物,即部分胎儿上皮细胞和间充质干细胞(MSCs)遗留在子宫内膜促进组织循环更新。自从人类胚胎干细胞被分离以来,对其定向分化及再生医学的研究就从未停止。已证实骨髓来源的干细胞能够进入血液循环,因此,内膜干细胞极可能来源于骨髓干细胞。尽管血循环中骨髓来源的干细胞数量很少,却仍然在许多器官中归巢增殖。在接受人类白细胞抗原(HLA)非匹配骨髓移植的 4 例妇女中,有 0.2%～52% 的子宫内膜上皮、基质和血管细胞中存在供体骨髓来源的细胞,但其在子宫内膜细胞中出现的比例并不高。不过,有研究显示,这些骨髓来源的细胞即使在性激素的刺激下也不能克隆扩增、分化为子宫内膜组织,提示这些细胞可能只是来自骨髓的细胞,而非干细胞。但骨髓来源的 MSCs 在体外培养后经蛋白激酶 A(PKA)信号通路的刺激可以分化为蜕膜样细胞,具有向子宫内膜基底细胞分化的潜能。最近有研究显示,小鼠骨髓MSC 能在体外向子宫内膜上皮细胞方向分化,并且外源性因素,如 17β-雌二醇、转化生长因子 β(TGF-β)、表皮生长因子(EGF)、血小板衍化生长因子 BB(PDGF-BB)和内源性间质细胞分泌的因子在分化过程中起促进作用。总之,大多数研究显示子宫内膜出现的骨髓来源MSCs 数量和增殖能力有限,这提示骨髓 MSCs 对子宫内膜的修复和再生影响可能有限。子宫内膜固有的干细胞也许才是子宫内膜修复和再生的主要因素。

1)子宫内膜损伤与再生修复。子宫内膜损伤主要为内膜基底层的损伤,其主要原因与妊娠期刮宫有关,与正常子宫内膜相比,妊娠期子宫内膜基底层疏松,更容易受到损伤。基于我国国情及人工流产率逐渐增加的现状,子宫内膜受损的发生情况不容忽视。子宫内膜基底层受损,可能导致子宫内膜干细胞受损或缺失,与此同时,损伤内膜局部的感染和无菌性炎症会破坏干细胞的壁龛微环境,造成上皮和间质细胞再生修复发生障碍,血管形成受阻,致密纤维组织形成,最终导致宫腔仅覆盖少量内膜,甚至无内膜,腺体萎缩,宫腔失去正常形态和功能。

女性在育龄期子宫内膜历经 400 次以上的脱落、分化和循环再生,显示出子宫内膜的高度修复能力。正常月经周期,子宫内膜脱落后创面的修复经历两个阶段:①上皮再生。月经周期第 2～5 天,基底层的腺体上皮细胞迁移或间质细胞分化形成新的内膜上皮,48 h 内即可实现创面的重新上皮化。②间质修复。月经周期第 7～14 天,间质在各种细胞因子的精密调控下合成细胞外基质,上皮细胞与基质细胞不断分裂增殖,腺体及间质明显增生,从而形成新的功能层,在卵巢激素调节下发生周期性变化。

2)子宫内膜干细胞参与子宫内膜再生修复。

(1)分子机制:Wnt 蛋白/β-连环蛋白(β-catenin)信号通路是经典的信号传导途径,在未激活的情况下,β-连环蛋白与轴蛋白(axin)、腺瘤性结肠息肉病蛋白(adenomatous polyposis coli,APC)、糖原合成酶激酶 3β(glycogen synthase kinase 3β,GSK-3β)组成的降解复合物相结合,通过磷酸化、泛素化等过程发生降解,从而使得 T 细胞因子(T-cell factor,TCF)/淋巴增强因子(lymphoid enhancer factor,LEF)与相应的抑制物结合,阻碍下游基因的表达;激活时,Wnt 配体与细胞膜表面的 Frizzled 家族蛋白-低密度脂蛋白受体相关蛋白(frizzled and low-density lipoprotein receptor-related protein,Fz-LRP)受体结合,β-连环蛋白即可与 ax-in、APC、GSK-3β 组成的降解复合物分离,在细胞内积聚并向细胞核内转移,实现与 TCF/

LEF 的结合,从而调节下游基因的表达。研究表明,Wnt/β-连环蛋白通路激活对于维持多种干细胞的稳定增殖起着重要作用,目前已经在人类胚胎干细胞、肠道干细胞、造血干细胞、皮肤干细胞、神经干细胞内证实,该信号通路具有维持干细胞自我更新及抑制分化的作用。同时,Wnt/β-连环蛋白信号通路在子宫内膜再生修复过程中也有至关重要的作用。但是,子宫内膜再生修复过程中如何激活这一信号通路,该通路子宫内膜干细胞中发挥的作用,以及是否存在其他通路的相互作用等,均需进一步探索,以深化子宫内膜干细胞促进内膜再生修复的分子机制研究。

(2)研究进展:子宫内膜干细胞在多种动物异种移植模型中显示出其促进子宫内膜再生修复的直接作用,而其他来源的子宫内膜干细胞,如骨髓干细胞或胚胎干细胞,可在临床或动物体内转化为子宫内膜间质细胞、腺上皮细胞和内皮细胞,间接说明子宫内膜干细胞参与了内膜修复。子宫内膜干细胞的异种移植模型研究证实,子宫内膜干细胞能在异种移植体系中自我更新、高度增殖,并具有一定的分化潜能,参与子宫内膜的再生修复。将人类子宫内膜上皮和间质干细胞的单细胞悬液种植到免疫缺陷小鼠的肾包膜下,同时切除受体小鼠的卵巢并在术后补充雌激素,结果发现,人类子宫内膜干细胞能在小鼠体内存活、增殖,并能生成人类的子宫内膜腺体、间质、血管和肌层。重建的子宫内膜可对人工补充的周期性激素做出反应,雌激素补充可刺激上皮细胞和间质细胞增殖从而形成腺体,孕激素撤退后存在类似月经的血细胞团。2012 年,Cervelló 等同样将从人类子宫内膜上皮和间质细胞中分离出来的侧群细胞注射到非肥胖性糖尿病伴重症联合免疫缺陷(NOD/SCID)小鼠的皮下组织,结果发现,人类子宫内膜干细胞能够在异种移植模型中形成子宫内膜样组织,同时,内膜腺体可表达人 PR 且可进一步分化形成蜕膜。

其他来源的子宫内膜干细胞的临床研究:临床上,自体骨髓干细胞宫腔种植可治疗由于宫腔粘连引起的原发性不孕患者,促进子宫内膜再生修复,实现妊娠。同样,同种异体骨髓移植的受体子宫内膜中可检测到供体来源的子宫内膜内皮、上皮和间质细胞,证实骨髓干细胞可促进子宫内膜的新生血管形成、上皮和间质增生。1 例宫腔粘连患者既往行宫腔粘连分离术后,B超检查发现月经周期子宫内膜厚度无明显增长(最厚时为 3.2 mm),遂行骨髓穿刺分离骨髓干细胞,并于月经周期第 2 天行刮宫术后进行宫腔内原位注射,注射后给予雌孕激素周期治疗;治疗后月经周期第 14 天、第 19 天,内膜厚度分别为 5.0 mm、5.2 mm,月经中期内膜厚度可达 6.9 mm;行体外受精-胚胎移植从而成功妊娠。对 1 例同种异体骨髓移植血液病女性患者的子宫内膜活检发现,14% 的子宫内膜内皮细胞为供体来源。对 5 例骨髓干细胞移植患者的子宫内膜进行活检,结果显示,1.70%～2.62% 的子宫内膜为供体来源,其中 0.45%～0.85% 来源于供体的上皮细胞,1.00%～1.83% 来源于供体的间质细胞。

其他来源的子宫内膜干细胞的动物研究:不同子宫内膜损伤的动物模型,如薄型子宫内膜、宫腔粘连等,通过宫腔或尾静脉注射骨髓干细胞,可促进子宫内膜的上皮、间质成分增加。Zhao 等发现,通过宫腔注射骨髓间充质干细胞,可增加薄型子宫内膜大鼠的子宫内膜厚度;Jing 等发现,尾静脉注射可促进薄型子宫内膜的修复,提高子宫内膜容受性。骨髓干细胞可向子宫内膜募集,并具有子宫内膜的上皮细胞、间质细胞的分化潜能。Alawadhi 等发现,子宫内膜的机械性损伤可以促进骨髓间充质干细胞募集到宫腔粘连小鼠模型的子宫内膜,参与子宫内膜的再生修复,从而提高小鼠的受孕率。另外,胚胎干细胞体外可定向分化为子宫内膜上皮细胞,参与月经周期的内膜修复。研究表明,人类胚胎干细胞在新生鼠子宫内膜间质作用下,可募集并定植于子宫内膜,8 周可出现人类内膜腺体样组织。Song 等在宫角损伤小鼠模型中,进行胚胎干细胞结合胶原蛋白支架的移植,发现胚胎干细胞来源的细胞可定向分化为子宫内膜上皮细胞,修复受损的子宫,恢复其结构和功能,提高小鼠的受孕率。

三、干细胞在男性生殖领域的研究现状与应用前景

(一)胚胎干细胞在男性不育症中的研究现状与应用前景

Hubner 等首次成功在体外利用小鼠 ESCs 获得配子,随后另一个研究表明,小鼠 ESCs 有能力形成功能性精子通过胞质内注射产生成活后代。来源于人 ESCs 分化为男性生殖细胞也已得到证实。有研究表明,人 ESCs 可以分化为圆形精子。然而,由于分离人 ESCs 的伦理问题,极大限制了未来的临床应用。

(二)诱导多能干细胞在男性生殖领域的研究现状与应用前景

特异性诱导多能干细胞技术(iPSCs)的出现,可以克服应用 ESCs 所带来的伦理问题。最近几项研究已经报道,小鼠 iPSCs 和人 iPSCs 可以分化形成男性生殖细胞。小鼠 iPSCs 可以形成功能性精子,与卵母细胞通过胞质注射能够受精,并且胚胎移植后可以产生后代。到目前为止,人 iPSCs 仍未有能获得功能性配子的报道。

多能干细胞产生雄性配子可能有两种方式:体外分化成高阶段的单倍体细胞或体外分化结合体内移植分化实现。一般来说,多能干细胞体外产生雄性配子有两种方法:单层分化和形成胚状体(embryoid body)。人成纤维细胞单层直接分化比胚状体形成具有更好的分化一致性。体外诱导多能干细胞形成生殖细胞需要不同的生长因子或细胞因子,例如骨形态发生蛋白 4(bone morphogenetic protein 4,Bmp4)、干细胞因子(SCF)、表皮生长因子(EGF)和毛喉素(Forskolin),此外也包括维 A 酸(retinoic acid,RA)和睾酮。RA 是维生素 A 的活化衍生物,调节小鼠减数分裂。睾酮是体内精子发生所需的激素,刺激支持细胞产生不同的生长因子,包括促进生殖细胞分化的干细胞因子。现有体外诱导分化的成分包括维 A 酸、睾酮、毛喉素、人白血病抑制因子(LIF)、bFGF 及 CYP26 抑制剂 R115866。毛喉素参与减数分裂起始和通过活化环磷酸腺苷诱导生殖细胞增殖。LIF 促进精母细胞存活和增殖,bFGF 平衡 SSC 的自我更新和分化。R115866 抑制 CYP26 对减数分裂调节基因 STAR8 的抑制作用。

最新研究表明,体外分化结合体内移植实验更利于获得更高分化阶段的雄性配子。比如,将多能干细胞在体外诱导形成 PGC(原始生殖细胞)样阶段细胞,然后与未成熟的睾丸细胞悬液移植到不育小鼠睾丸内或异位移植到小鼠后背。在几种小鼠模型中,PGC 样细胞可以植入睾丸并且参与精子发生。干细胞替代治疗不育的一个限制步骤可能是受损的睾丸组织环境,一旦组织环境受损则不利于干细胞的移植,因而不能恢复患者的生育能

力。异位联合移植 PGC 样细胞和睾丸细胞可能是克服这个限制的方法,因为 Yang 等报道,尽管 iPSC 来源的干细胞可以重建曲细精管和维持在基底膜,但是重建的曲细精管内没有进一步分化。

(三)精原干细胞在男性不育症中的研究现状与应用前景

精子发生是一个复杂的过程,包括精原干细胞(SSC)自我更新和分化成单倍体精子。在哺乳动物中,这个过程发生在睾丸的曲细精管中,其为男性生殖细胞提供了一个功能性的环境,该过程包括 3 个主要阶段:有丝分裂、减数分裂和精子形成。在精子发生的任何阶段出现错误都可能导致生育力下降或不孕。SSC 存在于成人睾丸,在男性一生中维持精子发生和持续的精子生成。SSC 是来源于胚胎发生时期迁移至生殖嵴的未参与分化的二倍体细胞,具有自我更新、增殖和分化的能力。SSC 存在于曲细精管的基底膜附近。可以用于识别和分选 SSC 的分子标记物有多种:小鼠和大鼠的 SSC 标记物有胸腺细胞抗原 1(Thy-1)、CD9、阶段特异表达的胚胎抗原-4(SSEA4)、β_1 和 α_6 整合素;人 SSC 标记物有 SSEA4 和 G蛋白偶联受体 125(GPR125)。SSC 是治疗男性体内因无法分化形成配子而导致不育和体外恢复男性生育力的潜在工具。Hermann 和他的团队在 SSC 介导的精子形成中取得了重要的突破,他们将自体和同种异体的 SSC 移植到成年和青春期因烷基化化疗导致不育的猕猴受体睾丸中,结果显示受体精子再生并产生了有功能的精子。这些结果强烈体现了 SSC移植作为一个新颖的成功的治疗男性因青春期前化疗引起不育的治疗工具。尽管 SSC 似乎是一个不错的治疗男性不育的干细胞疗法,但是哺乳动物睾丸内 SSCs 浓度低,其分离、鉴别和培养方法的优化都是在其应用于临床前需要解决的。

(李晶　刘雯雯　李佳璺)

第二节　原始卵泡体外激活技术在辅助生殖领域的研究现状与应用

一、原始卵泡体外激活技术简介

随着我国社会经济的快速发展,环境的恶化、女性职业化和社会化程度的增加,以及晚婚晚育比例的升高,产生了大量新的生殖健康问题。卵巢早衰(POF)、多囊卵巢综合征(P-COS)、幼稚性卵巢及卵巢肿瘤等疾病严重影响着女性生殖健康。尽管以 IVF-ET 技术(试管婴儿)为代表的人工辅助生殖技术已经令数以万计的家庭实现了正常拥有孩子的梦想,然而其帮助的对象在所有不孕不育夫妇中却只占 20%。试管婴儿技术的关键是必须要求母亲提供一枚高质量的成熟卵子,如果母亲无卵可排或排卵功能低下,比如对于卵巢早衰症患者,那么这项技术则爱莫能助。

人类在初生时,每个卵巢大约含有 400 000 个原始卵泡,这些卵泡只有一部分会被激活继续发育,大多数则维持在静息状态。在女性的生殖生命中,这些休眠中的卵泡因为不断地消耗而越来越少,当卵巢中原始卵泡的数量低于 1 000 时,卵巢的排卵活动停止,女性也将步入更年期。卵泡发生是一个漫长的过程,包括许多复杂的卵母细胞和它周围卵泡细胞的变化。原始卵泡激活进入生长卵泡阶段的过程称为初始募集,原始卵泡一旦被激活,就会不可逆性地进入生长发育阶段,经过初级卵泡、次级卵泡;在次级卵泡阶段接受下丘脑 FSH 的调节,进一步发育直至排卵。卵母细胞成熟包括减数分裂的恢复和完成,以及细胞质、细胞核、细胞膜、透明带和卵丘细胞的成熟变化。原始卵泡组成的卵泡库相当于雌性生育能力的储备库,其初始募集快慢、正常与否将直接影响原始卵泡库的大小、女性生育力及生育期的长短。引起女性不孕的临床常发疾病卵巢早衰就是由于卵巢内原始卵泡数量不足或无法激活,从而导致本应在 45～55 岁才会出现的卵巢功能衰退提前出现(<40 岁)。但是在绝经期前后妇女或卵巢早衰症患者的卵巢中虽然没有发育卵泡的存在,但却仍然有一定数量的原始卵泡残留,只是在正常生理条件下无法激活进入生长状态。

原始卵泡体外激活技术(IVA)的建立则恰恰解决了这个难题,通过应用激活剂体外短暂处理卵巢组织,能够将静息的原始卵泡重新唤醒。由于整个过程为体外操作,所以这样的激活处理对于原始卵泡并没有选择性,当然也包括那些在生理状态下无法激活的原始卵泡。因此,IVA 技术主要适用于卵巢早衰症或卵巢功能低下患者,通过唤醒其卵巢中残存的原始卵泡,令其重新生长发育并恢复卵巢功能。利用这一技术,促进原始卵泡激活进入生长发育阶段从而大大增加卵子的来源。在临床上成功推广必将带来人类生殖学领域的另一场革命。

IVA 技术的核心是需要将患者的卵巢皮质取出并在体外进行短暂的药物处理和培养,因此在临床应用时需要将处理过的卵巢组织重新移植回患者体内,以便激活的卵泡继续生长发育。一旦卵泡在体内发育,便可依靠成熟的试管婴儿技术进行取卵、体外受精和胚胎移植,最后获得后代。可见,IVA 技术作为试管婴儿技术的有力补充,能够进一步扩大其适应证范围,帮助那些必须依靠"供卵"才能得到后代的患者得到真正属于自己的后代。

二、原始卵泡体外激活技术的发展现状

(一)原始卵泡激活的分子机制

关于初始募集机制的研究并不是很清楚。由于该过程并不受下丘脑分泌的促性腺激素 FSH 的影响,因此在过去的十几年里,人们一直注重于研究卵巢局部产生因子的调节作用。许多细胞因子和生长因子都已证明通过自分泌或旁分泌的方式参与调节原始卵泡起始募集,它们或作用于卵母细胞,或作用于卵泡体细胞,并与细胞内的信号通路、转录因子等共同构成卵泡起始募集的调控网络,调节原始卵泡库的维持和激活。许多研究表明,卵母细胞在原始卵泡始动募集中起着主导作用。近几年,一系列卵母细胞条件性敲除小鼠的研究发现了 PI3K(phosphatidylinositol 3 kinase)/AKT 信号通路在原始卵泡激活中的重要作用(图 9-1)。2010 年《美国科学院学报》首次发表了原始卵泡激活技术的研究成果,Jing Li 等将 PI3K 信号通路的两种激活剂——bpV 和 740-YP 作用于小鼠和人的卵巢组织后,发现无论小鼠还是人的卵巢组织在经过 PI3K 激活剂体外瞬时处理后,都可以激活原始卵泡并促进卵

泡的发育,次级卵泡、有腔卵泡数量明显增加,新生小鼠卵巢移植于受体鼠后,卵巢可以继续发育并得到成熟的卵子,将卵子进行体外受精和胚胎移植后,能够产生健康的具有生育能力的后代,从而证明了 IVA 激活后获得的卵子是有完整功能的。人卵巢皮质经过 PI3K 激活剂处理后,移植于免疫缺陷小鼠也发挥了类似的作用,人卵巢皮质中的原始卵泡激活后发育到有腔卵泡,hCG 后可以得到成熟的卵子。原始卵泡体外激活技术的建立,是世界上首个针对原始卵泡提出的治疗性技术,可以用于帮助那些由于原始卵泡储备不足,如卵巢早衰症等患者得到属于自己的后代。因此,一经建立就引起了广泛关注,为该技术的临床应用奠定了基础。

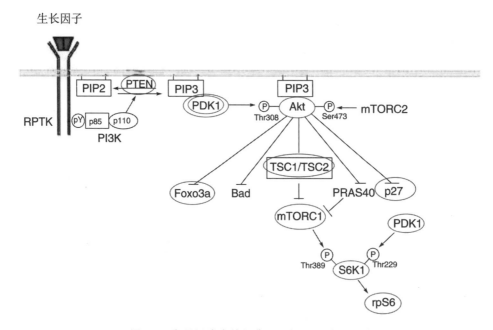

图 9-1 卵母细胞中的经典 IA 型 PI3K 信号通路

全身敲除或卵母细胞特异性敲除 PI3K 信号通路的抑制分子 PTEN、Foxo3、p27、TSC1/TSC2 引起原始卵泡的泛在激活,而卵母细胞特异性敲除 PI3K 信号通路的主要激酶 PDK1,则引起小鼠在性成熟前后,原始卵泡的直接清除。PIP2:磷脂酰肌醇二磷酸;PTEN:同源性磷酸酶-张力蛋白;PIP3:磷脂酰肌醇-3,4,5-三磷酸;PDK1:3-磷酸肌醇依赖性蛋白激酶 1;Akt:蛋白激酶 B;mTORC1:哺乳动物西罗莫司靶蛋白复合物 1;mTORC2:哺乳动物西罗莫司靶蛋白复合物 2;RPTK:受体蛋白酪氨酸激酶;PI3K:磷脂酰肌醇 3 激酶;Foxo3a:叉形头转录因子的 O 亚型;TSC1/TSC2:结节性硬化症复合物 1/2;Bad:Bcl-2 相关死亡启动子;PRAS40:脯氨酸富集的 Akt 底物;p27:细胞周期蛋白依赖性激酶抑制剂 1B;S6K1:核糖体蛋白 S6 激酶 β_1;rpS6:核糖体蛋白 S6 激酶 α_1。

红色圆圈标记的是用于全身敲除或卵母细胞特异性敲除的基因,其中敲除 PI3K 信号通路的抑制分子 PTEN、Foxo3、p27、TSC1/TSC2 引起原始卵泡的泛在激活,而卵母细胞特异性敲除 PI3K 信号通路的主要激酶 PDK1,则引起小鼠在性成熟前后原始卵泡的直接清除。

(二)原始卵泡体外激活技术的临床应用

近年科学家在 IVA 技术的研究中也不断深入,希望提高 IVA 的效率,由最初的 PI3K 激活剂,到之后的 YAP 阻断剂、mTOR 激活剂的联用,不仅提高了原始卵泡的激活效率,同时也使次级卵泡的发育率得到了提高,从而获得更多的成熟卵子。

2013年,世界首例IVA婴儿在日本出生,研究者选取了27名卵巢储备下降的患者,经过IVA后,有5名患者获得了成熟的卵子,2名患者怀孕,1名患者得到了正常子代,并且至今都没有发现任何异常。目前该中心又陆续有2名婴儿出生,还有数名患者在怀孕中。之后我国郑州大学生殖医学中心的研究者同样也使得一名卵泡储备不足的患者怀孕。IVA技术同样对于卵泡低反应的患者有治疗作用,利用IVA技术,西班牙的研究者使得一名卵泡低反应长期促排不成功的患者怀孕和另一名患者的排卵数目明显增加。从以上可以看出,IVA技术不仅适用于卵泡储备不足,还可促进次级卵泡的发育,使其可以帮助更多的卵巢低反应患者获得更多的卵子,增加受孕概率。

三、原始卵泡激活技术的未来发展

(一)原始卵泡激活技术存在的不足

IVA技术首先要求卵巢中有一定数量的原始卵泡存在,对于某些由于卵泡无法形成而引起的原发性闭经则无法适用。

IVA技术在短期带给患者的创伤太大,以目前的激活方案,患者需要手术先取出皮质,再经过一次手术将皮质移入体内,2次手术的创伤会加大患者的心理负担和经济负担。

IVA最终的目标是要获得成熟的卵子,目前,大多数的研究都是关于体外激活方面的,但是IVA患者的卵泡发育有其特殊性,因此常规的促排方案,效果必然不佳,改良超排方案得到更多的成熟卵子也将是IVA成功的关键所在。

虽然IVA婴儿目前为止都完全正常,但是正如IVF-ET和ICSI技术一样,其对于后代的长远影响,比如表观遗传学的影响,还有待于进一步证实。

(二)原始卵泡激活技术的未来应用

IVA技术将会使女性生殖力保存技术发生飞跃。来自患者(化疗患者、绝经妇女、卵巢早衰、子宫内膜异位)的卵巢皮质进行冷冻保存后,在需要时进行复苏并应用IVA技术激活皮质中的原始卵泡,然后将卵巢组织移植回患者体内继续生长发育,得到的成熟卵子进行体外受精(IVF-ET)或单精子卵胞质内显微注射(ICSI)后经胚胎移植入母体直至产生后代。未来,改良的卵泡体外培养"两步法"可以实现卵泡的完全体外培养:卵巢皮质应用IVA处理后培养能够促进原始卵泡在体外发育至次级卵泡阶段,机械分离卵泡后继续进行卵泡培养直至发育成熟。如图9-2所示。

未来的IVA技术必将不断地改进和提高,在激活培养移植过程中减少对患者组织的损伤,优化激活方案以减少患者手术的次数,随着卵泡体外培养技术的发展成熟,再结合IVA技术卵巢皮质培养为基础建立的新型"两步培养法",可能实现人类从原始卵泡到成熟排卵的完全体外培养,为人工辅助生殖领域带来另一大突破。

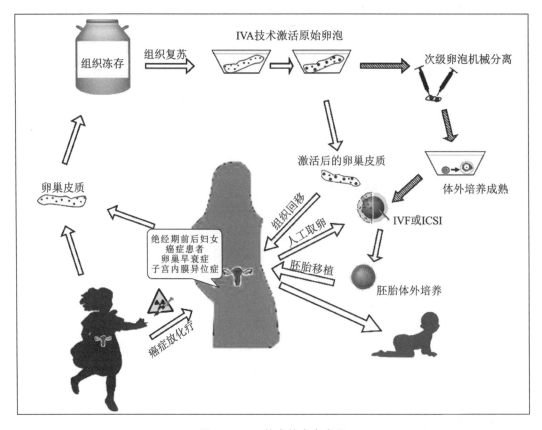

图 9-2　IVA 技术的未来应用

（李晶　张婧）

第三节　生物工程与新型材料在辅助生殖技术中的应用

一、新型材料在辅助生殖领域的研究进展

随着生物科学技术的发展,新型生物材料的产生为医学研究发展提供了新的方法和思路。体外组织培养需要使用人工环境模拟机体内细胞生长所需环境,除了基本的细胞培养基之外,起诱导生长作用的细胞支架也是至关重要的。不同的支架材料、孔隙率、孔径大小、空间取向等因素都会影响细胞生长的结果。目前已大量研究的支架材料包括丝素蛋白、胶原蛋白、壳聚糖、藻酸盐、蛋壳膜蛋白、聚乙二醇、聚乳酸、聚羟基乙酸等。这些新型生物材料具有的特点如易制造、相容性好、机械强度大、孔隙均匀可调、可降解等增加了体外模拟细胞组织生长环境的可行性。而新型生物材料的诞生为体外卵泡的培养与成熟、人造卵巢、人造子宫的构建提供了合适的环境和支架。目前应用于辅助生殖领域基础科学研究的生物材料主要有以下两种:胶原蛋白和海藻酸纤维。

胶原蛋白是生物体内一种纤维蛋白,具有很高的抗张强度,是动物结缔组织中的主要蛋白成分。由于胶原具有良好生物相容性、低免疫原性,接近正常真皮的组织学表现,以及维持细胞形态方面的优势,其被广泛应用于组织工程。海藻酸是一种天然多糖,主要来源于藻类植物,其盐类海藻酸盐是海洋生物资源之一,储量丰富,且具有良好的生物相容性。海藻酸纤维作为纺织用纤维已经有很长的历史,其具有很强的吸湿性,最多可以吸收近 20 倍的液体,还具有生物凝胶性、高透氧性、生物降解性、抗菌性等多种优异特性。

二、生物膜材料在子宫内膜修复中的应用

疾病或反复人工流产会引起子宫内膜发生不可逆性损伤,这可能会形成瘢痕,导致不孕或复发性流产。重建具有生育能力的子宫一直是研究者们的追求。由于子宫的生理和功能特殊,以及激素环境复杂,关于子宫重建的报道很少。组织工程的出现提供了替代器官和组织移植的方法。胶原蛋白是一种具有良好的生物降解性、生物相容性和弱免疫原性的生物材料,已经广泛运用到各个领域。胶原蛋白是构成细胞外基质的基本要素,由于其具有良好的生物降解能力和较高的生物相容性而被广泛应用于伤口修复和组织再生之中。胶原不仅作为结构支架为组织提供良好的支撑,还参与细胞活动的调节,如细胞的黏附、迁移和分化。在以往的研究中,孔径在 $120\sim200~\mu m$ 的多孔渗水胶原可以作为多种细胞如成纤维细胞、骨髓细胞、口腔黏膜上皮细胞体外三维培养的载体。而在修复子宫内膜的研究中,胶原蛋白多与干细胞结合,在体外构建出具有生物学功能的人造子宫内膜。

(一)子宫内膜生物学性质

子宫内膜根据其解剖学结构与功能分为功能层和基底层,功能层由柱状上皮腺体和疏松的基质组成,受卵巢激素调节,月经撤退时脱落;基底层由腺体的根部和致密的基质组成,不受卵巢激素影响,具有相对稳定性。女性在育龄期,子宫内膜历经 400 次以上的脱落、分化和循环再生,显示出子宫内膜的高度修复能力。正常月经周期,子宫内膜脱落后创面的修复经历两个阶段:①上皮再生。月经周期第 2～5 天,基底层的腺体上皮细胞迁移或间质细胞分化形成新的内膜上皮,48 h 内即可实现创面的重新上皮化。②间质修复。月经周期第 7～14 d,间质在各种细胞因子的精密调控下合成细胞外基质,上皮细胞与基质细胞不断分裂增殖,腺体及间质明显增生,从而形成新的功能层,在卵巢激素调节下发生周期性变化。

(二)利用胶原成分的生物膜材料重构子宫内膜

胶原蛋白是一种广泛应用于神经、血管组织、子宫内膜再生的生物材料。其具有良好的生物相容性、可降解性。现有的研究中,胶原膜为用于修复子宫内膜的骨髓间充质干细胞体外培养黏附提供三维支架。BM-MSC 在 15～30 min 将会黏附在胶原膜上,并且随着时间的推进,细胞将在黏附部位的周围增殖扩张。HE 染色显示胶原膜上的骨髓间充质干细胞有一个完整正常的形态学结构,并且嵌入胶原膜纤维孔隙之中,在体外培养 24 h、48 h、72 h 后胶原开始降解。电镜扫描的结果显示,胶原支架网络结构为骨髓间充质干细胞提供了自然的生长空间,细胞在 1 h 之内黏附到膜上,在 3 h 之内开始分散,到 24 h 布满覆盖胶原膜表面。在胶原膜开始降解的第 72 小时,细胞已经占领了支架网络结构的内部并且细胞间形成

连接,构成了三维网络的结构。BM-MSC 所表达的干细胞基因如 Oct-4、Nanog、Sox-2 在胶原培养过程中不会被抑制。也就是说细胞会一直保持其干细胞性质。随后进一步的动物实验,将体外培养 1～3 h 的黏附有骨髓间充质干细胞的生物膜移植入子宫内膜受损部位。移植后,BM-MSC 胶原结构使受损子宫仍能保持其管状结构,避免了子宫内的黏附。1 周后胶原与损伤部位边缘融合,BM-MSC 促进残留部分子宫内膜细胞迁移至损伤部位,4 周后,标记的骨髓干细胞在再生的子宫内膜上被检测到布满内膜基层。波形蛋白染色显示一些 BM-MSC 直接分化为子宫内膜基质细胞,并且各种生长因子如 bFGF、IGF-1、TGFb-1 及 VEGF 在胶原膜上的表达量都比自发修复损伤的模型高出很多。这显示了胶原蛋白和骨髓间充质干细胞对组织损伤修复的促进作用。随后对损伤修复的子宫内膜组织进行的组织学检测显示平滑肌细胞的标记物 a-SMA 的高表达都显示了子宫内膜的修复和增生。紧接着对移植后的动物进行交配实验,实验动物顺利受孕,胚胎植入至子宫损伤修复部位并产生健康的后代。这一系列的动物实验都证明了胶原生物膜材料在子宫内膜损伤修复中的积极作用。

(三)胶原膜修复重建子宫内膜的临床应用

经过大量的动物实验,用自身骨髓干细胞附着在特殊的支架材料上,对受到创伤而瘢痕化的子宫内膜进行修复,验证了该方法的安全性和有效性后,科学家们将该方法推向了临床试验。该技术已经成功为多名患者实现做妈妈的梦想。相信在不久的将来,这项技术将得到普及,为更多的因子宫内膜损伤而不能顺利生育的患者带来福音。

三、生物工程技术在卵泡体外成熟中的应用

经受化学治疗、放射治疗的癌症患者可能会遭遇不孕的后果。临床上已经建立的生育力保存的方法,如卵母细胞和胚胎冷冻保存,并不适用于所有的患者,如青春期前、年轻未孕的女性。这促进了针对需要经历生育毒性治疗的患者保存生育能力方法的发展,包括在治疗之前切除部分正常卵巢组织并进行冷冻保存。而在日后患者恢复生育能力的过程中,这些存在于冻存的正常卵巢组织中的早期卵泡需要经历成熟并产生具有正常生理功能的卵母细胞。现有的常规体外细胞培养技术并不能成功地模拟复制卵泡成熟这一复杂过程。因此科学家们通过对生物材料和组织工程的应用改进了传统的体外培养模式,成功模拟了体内卵泡生长卵母细胞成熟的环境,构建了体外卵泡三维培养并产生成熟健康卵母细胞的方法。这一技术为年轻未生育的癌症患者保存生育能力带来了希望。

(一)卵泡生长的生物学特性

卵泡作为卵巢的功能单位由生殖细胞(卵母细胞)和周围的体细胞(颗粒细胞、膜细胞)构成。青春期的女性每个卵巢中大约有 10^5 个卵泡,而到了更年期,卵泡数目却小于 1 000 个。原始卵泡是卵泡成熟过程中的最初阶段,在人类的胚胎期形成。卵巢中存在着大量的未成熟的卵泡,构成了卵巢储备。这些没有成熟的卵泡经过生长发育产生具有受精能力的成熟的卵母细胞。这一受机体高度调控的过程被称作卵泡生成。原始卵泡中的卵母细胞被阻滞在第一次减数分裂前期。卵泡从不能被补充的卵泡储备中被激活的机制目前还未明确,然而被选择的原始卵泡激活并成长为初级卵泡。初级卵泡的正中央是一个大的卵母细

胞,其周围被一层立方状的颗粒细胞和基膜包裹。随后,颗粒细胞增殖并形成几层包围着卵母细胞,膜细胞开始包围卵泡的基膜。这些进一步成熟的卵泡被称作次级卵泡或多层卵泡。在 FSH 的影响下,颗粒细胞增殖并分化为卵丘颗粒细胞(包围着卵母细胞)和壁层颗粒细胞(紧贴着基膜)。同样的,膜细胞分化为卵泡内膜细胞(雄性激素分泌细胞)和卵泡外膜。卵泡继续生长,体积增大并形成一个充满液体的空腔称为有腔卵泡(即窦卵泡)。有腔卵泡经过募集选择优势化成为排卵前卵泡,最后在 LH 的作用下,排卵前卵泡中的卵母细胞完成了第一次减数分裂并停留在第二次减数分裂中期。这些处于第二次减数分裂中期的卵母细胞一经排卵就具有了受精能力。卵巢中卵泡生成的过程是被高度调控的,在每个生理周期仅有几个甚至是一个(人类)卵泡被选择激活生长成熟为优势卵泡,而其他的卵泡却走向闭锁。卵巢基质细胞可能在卵泡形成过程中起重要作用,特别是在早期卵泡(原始和初级卵泡)的生长中。卵巢间质包含结缔组织、神经、血管和巨噬细胞。基质细胞在形态上类似于成纤维细胞(即纺锤形),构成了贯穿卵巢包围卵泡的结缔组织。基质表达胶原蛋白、纤连蛋白和层粘连蛋白细胞外基质(ECM)蛋白。卵巢皮质和髓质中的基质细胞形态不同。在卵巢皮质中,基质细胞有组织地平行于表面并且有一个圆形的结构。而在卵巢髓质中,基质细胞随机地构成一个细长的结构。髓质中的基质细胞相比于皮质中的基质细胞有更强的生成类固醇激素的能力。基质细胞被卵泡募集并分化为膜细胞,这个事实证明了上述假说。基质细胞为卵泡提供结构支撑,并且具有一个复杂的双向作用的旁分泌信号通路来调控卵泡形成过程。

(二)模拟体内卵泡生长环境构建人造卵巢模型

体外卵泡培养的关键是如何构建一个微环境来支持卵泡结构并为卵泡提供生长所需要的各种因素。科学家们围绕这个问题做了一系列的研究试验。他们把目光聚集在设计一个三维培养体系,也就是说,通过利用生物材料——水凝胶对卵泡进行封闭包裹,为其提供物理支撑,保护卵母细胞与体细胞间的自然连接,并且提高早期卵泡的存活率。以水凝胶为基础的卵泡三维培养体系必须要满足以下条件:第一,用于封闭包裹卵泡的材料和培养条件必须要温和。已经建立的体外受精 IVF-ET 的多年经验显示,培养基和培养条件对卵母细胞质量有着显著的影响。第二,在水凝胶内的卵泡生长必须要维持细胞间的连接和卵泡的整体结构,并且为卵泡提供扩张空间。鼠科动物的初级卵泡从最初的直径 $120~\mu m$ 生长到最后的直径 $400~\mu m$,体积增长了大约 37 倍。人类的次级卵泡从最初的直径 $120~\mu m$,经历了 4.7×10^6 倍的体积增长,最后直径达到 20 mm。在培养过程中,水凝胶或者其他支架的物理性能和降解能力需要满足卵泡体积扩增的这一需求。第三,卵泡和卵母细胞要能轻易地从水凝胶中分离出来用以进行下一步的体外受精 IVF-ET。最后体外培养体系需要满足为卵泡生长提供生长因子、激素、细胞外基质蛋白的条件。

1. 海藻酸水凝胶培养体系

海藻酸是从藻类提取出来的由单糖醛酸线性聚合而成的多糖,单体为 β-1,4-D-甘露糖醛酸(M)和 α-1,4-L-古洛糖醛酸(G)。M 和 G 单元以 M-M、G-G 或 M-G 的组合方式通过 1,4 糖苷键相连成为嵌段共聚物。这种温和的结构使其被广泛应用到各个领域。水凝胶可以通过添加钙离子螯合剂被溶解。然而这些试剂可能会影响卵泡间隙的连接,这些连接是卵母细胞与体细胞间交互作用所必需的。作为选择,海藻酸可以被海藻酸裂解酶降解,并且针对酶所带有的细菌等毒物是否会对卵泡产生毒害作用的实验中,研究者没有发现卵泡被损伤的现象。海藻酸裂解酶已经被用于降解海藻酸支架以得到完整的培养的卵泡来继续卵母细胞的体外成熟。颗粒细胞和膜细胞在海藻酸上可以直接黏附不需要载体,因此可以省去水凝胶的应用。同时,细胞外基质蛋白可以固定包裹到水凝胶模块中并与卵泡相互作用。分子量小于 20 kDa 的小分子物质在海藻胶中的扩散速率和在水中相同。大分子物质通过海藻胶上孔径在 5~200 nm 的孔隙以分子量大小的方式进行扩散。海藻酸的高孔隙率允许培养液里的卵泡刺激激素 FSH 在 15 min 之内扩散进入凝胶模块,并保持一个稳定的激素水平长达 4 h。海藻酸凝胶模块同样能够帮助卵泡维持正常的旁分泌信号通路,以模仿卵巢基质环境。

卵泡在海藻酸中的培养保持了它体内生长的正常形态,即位于中央的卵母细胞周围包裹着颗粒细胞和膜细胞,以及体细胞间、颗粒细胞与卵母细胞间的连接。海藻胶中次级卵泡的生长和激素释放模式类似于卵泡在体内的生长模式。在海藻酸水凝胶培养体系中经过培养的次级卵泡,得到的卵母细胞受精能力与体内正常成熟的卵母细胞相同。受精后得到的胚胎移入假孕鼠,得到了雌性、雄性的能生育的正常后代且成功率显著高于其他培养体系。研究发现 0.25% 浓度的海藻酸水凝胶更适合卵泡的生长发育。这个浓度的培养体系可促进卵泡的生长,增加类固醇激素生成,并且能产生更多的 MⅡ 期的卵母细胞。

2. 海藻酸培养体系的应用

卵巢皮质冷冻作为一种新型生育力保存方法,正在受到临床工作者们的关注。因为卵巢皮质中主要含有原始卵泡及其他早期发育卵泡,因此建立合适的卵泡培养体系,将使完全从体外获得成熟卵子成为可能。海藻胶培养体系在小鼠的研究已经表明,其在维持卵泡的结构和生存率具有无可比拟的优势,因此,其对于大型动物的卵泡培养的研究将为女性生育能力保存带来巨大的新机遇。海藻酸水凝胶培养体系已经用于一些大型动物的卵泡体外培养包括狗、猕猴、狒狒、人。狗的腔前卵泡和早期有腔卵泡可以持续生长 10 d 并维持正常的激素水平。狒狒的腔前卵泡可以不依赖于尿促卵泡激素培养至有腔卵泡阶段,并且从中得到的卵丘卵母复合体和卵母细胞可以在体外成熟。猕猴的次级卵泡在海藻酸水凝胶三维培养体系中可以持续生长并释放激素,最终得到成熟的卵母细胞,经过体外受精后,发育至桑葚胚。此外,人类早期卵泡也可以从次级卵泡生长发育至有腔卵泡,并能维持正常激素水平。

四、总结和展望

干细胞技术、原始卵泡体外激活技术、新型生物材料与生物工程技术在辅助生殖领域的研发和临床应用为辅助生殖技术的更新拓展带来了新的机会和方向。干细胞在组织损伤和功能重建中的应用,全能性干细胞在体外分化为配子的研究,为重构生殖系统功能奠定了基础,生物材料为人造子宫、人造卵巢提供合适的支架,生物工程原理为人造组织提供理论依据。原始卵泡体外激活技术极大地扩展了 IVF-ET 技术的适应证范围,而成熟的卵泡体外培养体系则令实现人类卵泡的完全体外培养成为可能。相信通过大量的实验探索,人类最终会从多角度实现生殖系统的功能再造,为更多的不孕不育患者带来治疗的福音。

(李晶 李佳娶)

【参考文献】

［1］ Barzilay R,Melamed E,Offen D. Introducing transcription factors to multipotent mesenchymal stem cells;making transdifferentiation possible[J]. Stem Cells,2009,27(10):2509-2515.

［2］ Bruder SP,Jaiswal N,Haynesworth SE. Growth kinetics,self-renewal,and the osteogenic potential of purified human mesenchymal stem cells during extensive subcultivation and following cryopreservation [J]. J Cell Biochem,1997,64(2):278-294.

［3］ De Miguel MP,Fuentes-Julián S,Alcaina Y. Pluripotent stem cells;origin,maintenance and induction [J]. Stem Cell Rev,2010,6(4):633-649.

［4］ Evans MJ,Kaufman MH. Establishment in culture of pluripotential cells from mouse embryos[J]. Nature,1981,292(5819):154-156.

［5］ Kolios G,Moodley Y. Introduction to stem cells and regenerative medicine[J]. Respiration,2013,85 (1):3-10.

［6］ Malik N,Rao MS. A review of the methods for human iPSC derivation[J]. Methods Mol Biol,2013, 997:23-33.

［7］ Ratajczak MZ,Zuba-Surma E,Kucia M,et al. Pluripotent and multipotent stem cells in adult tissues [J]. Adv Med Sci,2012,57(1):1-17.

［8］ Volarevic V,Ljujic B,Stojkovic P,et al. Human stem cell research and regenerative medicine—present and future[J]. Br Med Bull,2011,99:155-168.

［9］ Brinster,RL. Male germline stem cells;from mice to men[J]. Science,2007,316(5823):404-405.

［10］ Gustafson EA,Wessel GM. Vasa genes;emerging roles in the germ line and in multipotent cells[J]. Bioessays,2010,32(7):626-637.

［11］ Hermann BP,Sukhwani M,Winkler F,et al. Reconstitution in vitro of the entire cycle of the mouse female germ line[J]. Nature,2016,539(7628):299-303.

［12］ Izadyar F,Wong J,Maki C,et al. Identification and characterization of repopulating spermatogonial stem cells from the adult human testis[J]. Hum Reprod,2011,26(6):1296-1306.

［13］ Nolte J,Michelmann HW,Wolf M,et al. PSCDGs of mouse multipotent adult germline stem cells can enter and progress through meiosis to form haploid male germ cells in vitro[J]. Differentiation,2010, 80(4-5):184-194.

［14］ White YA,Woods DC,Takai Y,et al. Oocyte formation by mitotically active germ cells purified from ovaries of reproductive-age women[J]. Nat Med,2012,18(3):413-421.

［15］ Woods DC,Tilly JL. Isolation,characterization and propagation of mitotically active germ cells from a-dult mouse and human ovaries[J]. Nat Protoc,2013,8(5):966-988.

［16］ Zhang XL,Wu J,Wang J,et al. Integrative epigenomic analysis reveals unique epigenetic signatures involved in unipotency of mouse female germline stem cells[J]. Genome Biol,2016,17(1):162.

［17］ Zhao XY,Li W,Lv Z,et al. Viable fertile mice generated from fully pluripotent iPS cells derived from adult somatic cells[J]. Stem Cell Rev,2010,6(3):390-397.

［18］ Kovanci E,Schutt AK. Premature ovarian failure;clinical presentation and treatment[J]. Obstet Gynecol Clin North Am,2015,42:153-161.

［19］ De Vos M,Devroey P,Fauser BC. Primary ovarian insufficiency[J]. Lancet,2010; 376:911-921.

[20] Hsueh AJ,Kawamura K,Cheng Y,et al. Intraovarian control of early folliculogenesis[J]. Endocr Rev, 2015,36:1-24.

[21] Sun X,Su Y,He Y,et al. New strategy for in vitro activation of primordial follicles with mTOR and PI3K stimulators[J]. Cell Cycle,2015,14:721-731.

[22] Li J,Kawamura K,Cheng Y,et al. Activation of dormant ovarian follicles to generate mature eggs[J]. Proc Natl Acad Sci USA,2011,107:10280-10284.

[23] Kawamura K,Cheng Y,Suzuki N,et al. Hippo signaling disruption and Akt stimulation of ovarian follicles for infertility treatment[J]. Proc Natl Acad Sci USA,2013,110:17474-17479.

[24] Cheng Y,Feng Y,Jansson L,et al. Actin polymerization-enhancing drugs promote ovarian follicle growth mediated by the Hippo signaling effector YAP[J]. FASEB J,2015,9:2423-2430.

[25] Suzuki N,Yoshioka N,Takae S,et al. Successful fertility preservation following ovarian tissue vitrification in patients with primary ovarian insufficiency[J]. Hum Reprod,2015,30:608-615.

[26] Kawamura K,Kawamura N,Hsueh AJ. Activation of dormant follicles:a new treatment for premature ovarian failure[J]. Curr Opin Obstet Gynecol,2016,28(3):217-222.

[27] Desai N,Alex A,AbdelHafez F,et al. Three-dimensional in vitro follicle growth:overview of culture models,biomaterials,design parameters and future directions[J]. Reprod Biol Endocrinol,2010,8:119-121.

[28] Jing Z,Qiong Z,Yonggang W,et al. Rat bone marrow mesenchymal stem cells improve regeneration of thin endometrium in rat[J]. Fertil Steril,2014,101(2):587-594.

[29] Laronda MM1,Duncan FE,Hornick JE,et al. Alginate encapsulation supports the growth and differentiation of human primordial follicles within ovarian cortical tissue[J]. J Assist Reprod Genet,2014, 31(8):1013-1028.

[30] Lin N,Li X,Song T,et al. The effect of collagen-binding vascular endothelial growth factor on the remodeling of scarred rat uterus following full-thickness injury [J]. Biomaterials, 2012, 33 (6): 1801-1807.

[31] Patterson AL,Zhang L,Arango NA,et al. Mesenchymal-to-epithelial transition contributes to endometrial regeneration following natural and artificial decidualization[J]. Stem Cells Dev,2013,22(6):964-974.

[32] Song T,Zhao X,Sun H,et al. Regeneration of uterine horns in rats using collagen scaffolds loaded with human embryonic stem cell-derived endometrium-like cells[J]. Tissue Eng Part A,2015,21(1-2):353-361.

[33] Xu J,Lawson MS,Yeoman RR,et al. Fibrin promotes development and function of macaque primary follicles during encapsulated three-dimensional culture[J]. Hum Reprod,2013,28(8):2187-2200.

[34] Chiti MC,Dolmans MM,Orellana R,et al. Influence of follicle stage on artificial ovary outcome using fibrin as a matrix[J]. Hum Reprod,2016,31(2):427-435.

[35] Ding L,Li X,Sun H,et al. Transplantation of bone marrow mesenchymal stem cells on collagen scaffolds for the functional regeneration of injured rat uterus[J]. Biomaterials,2014,35(18):4888-4900.

[36] 林晓华,黄宗海,俞金龙.海藻酸纤维的研究发展及生物医学应用[J].中国组织工程研究,2013,12 (17):2218-2224.

缩 略 词

A		
缩写	英文全称	中文全称
	activin	激活素
ADO	allele drop-out	等位基因脱扣
AFP	antifreeze protein	抗冻蛋白
AH	assisted hatching	辅助孵出
AIB	albumin	白蛋白
AOA	assisted oocyte activation	辅助卵母细胞激活
APC	adenomatous polyposis coli	腺瘤性结肠息肉病
AS	angelmanz syndrome	安格尔曼综合征
ATP	adenosine triphosphate	三磷腺苷
ACGH	array comparative genomic hybridization	比较基因组杂交微阵列
B		
bFGF	basic fibroblast growth factor	成纤维细胞生长因子
BMP15	bone morphogenetic proteins	骨形成蛋白
BM-MSCs	bone marrow mesenchymal stem cells	骨髓间充质干细胞
BrdU	bromodeoxyuridine	溴脱氧尿苷
BWS	beckwith-wiedemann syndrome	贝威二世综合征
C		
cAMP	cyclic adenosine monophosphate	环腺苷酸
CGH	array comparative genomic hybridization	比较基因组杂交微阵列
CGH	comparative genomic hybridization	比较基因组杂交
cGMP	cyclic guanosinc monophosphate	环鸟苷酸
cGTP	cyclic guanosine triphosphate	环鸟苷三磷酸
CNP	c-type natriuretic peptide	C 型利钠肽
COCs	cumulus-oocyte complexes	卵丘细胞-卵母细胞复合物

缩写	英文全称	中文全称
COH	controlled ovarian hyperstimulation	控制性超促排卵
CO_2	carbondioxide	CO_2
Cx37	connexin-37	连接蛋白-37
Cx43	connexin-43	连接蛋白-43
D		
DDX4/MVH	dead-box helicase 4/mouse vasa homologue	小鼠 vasa 同源蛋白
DNA	deoxyribonucleic acid	脱氧核糖核酸
DOP-PCR	degenerate oligonucleotide primed PCR	简并寡核苷酸引物 PCR
E		
ECM	extracellular matrix	细胞外基质
EDTA	ethylenediaminetetraaceticacid	乙二胺四乙酸
EG	thylene glycerol	乙二醇
EMG	electron microscope	电子显微镜铜网法
ER	smooth endoplasmic reticulum	滑面内质网
ESC	embryonic stem cell	胚胎干细胞
F		
FBS	fetal bovine serum	胎牛血清
FF	fouicular fluid	卵泡液
FISH	fluorescence in situ hybridization	荧光原位杂交
FSH	follicle-stimulating hormone	尿促卵泡激素
Fz-LRP	frizzled andlow-density lipoprotein receptor-related protein frizzled	家族蛋白-低密度脂蛋白受体相关蛋白
G		
GDF9	growth differentiation factor 9	生长分化因子
gDNA	genomic DNA	基因组 DNA
GH	growth hormone	生长激素
Gly	glycerol	渗透性冷冻保护剂有甘油
GMP	open capillary glass tube method	开放式毛细玻璃管法
Gn	gonadotropin	促性腺激素

缩写	英文全称	中文全称
GSH	glutathione	谷胱甘肽
GSK-3β	glycogen synthase kinase 3β	糖原合成酶激酶 3β
GVBD	germinal vesicle breakdown	生殖泡破裂
H		
HBP	hexosamine biosynthesis pathway	氨基己糖生物合成途径
HEPES	4-(2-hydroxyethyl)-1-piperazineethanesulfonic acid	4-羟乙基哌嗪乙磺酸
HLA	human leukocyte antigen	人类白细胞抗原
HSCs	hematopoietic stem cell	造血干细胞
I		
ICM	inner cell mass	内细胞团
	inhibin	抑制素
IP3	inositol trisphosphate	三磷酸肌醇
iPSCs	induced pluripotent stem cell	诱导多能干细胞
IVA	in vitro activation	原始卵泡体外激活技术
IVM	in vitro maturation	卵母细胞体外成熟
IVO	in vivo maturation	体内成熟
L		
LEF	lymphoid enhancer factor	淋巴增强因子
LH	luteinizing hormone	黄体生成素
LM-PCR	ligation-mediated PCR	连接介导 PCR
LOS	large offspring syndrome	巨大后代综合征
LUFS	luteinized unruptured follicle syndrome	未破裂卵泡黄素化综合征
M		
MALBAC	multiple annealing and looping-based amplification cycles	多次退火环状循环扩增技术
MARSALA	mutated allele revealed by sequencing with aneuploidy and linkage analyses	高通量测序同时检测突变位点、染色体异常及连锁分析
MDA	multiple displacement amplification	多重置换扩增
mDNA	mitochondrial DNA	线粒体 DNA
MESA	microsurgical epididymal sperm aspiration	显微附睾精子抽吸术
MHOS	modified hypoosmotic swelling	低渗膨胀

缩写	英文全称	中文全称
M I	metaphase I	第一次减数分裂中期
M II	metaphase II	第二次减数分裂中期
MOPS	3-(N-morpholino)propanesulfonic acid	3-(N-吗啉)丙磺酸
MPF	maturation promoting factor	成熟促进因子
mRNA	messenger RNA	信使 RNA
MSCs	mesenchymal stem cells	间充质干细胞
mTOR	mammalian target of rapamycin	哺乳动物西罗莫司靶蛋白
N		
NGS	next generation sequencing	二代测序
NOA	non obstructive azoospermia	非梗阻性无精症
NPR2	natriuretic peptide receptor	利钠肽受体 2
O		
OCC	oocyte cumulus complex	卵-冠-丘复合物
Oct4	organic cation/carnitine transporter4	有机阳离子/碱转运体 4
OHSS	ovarian hyperstimulation syndrome	卵巢过度刺激综合征
OPS	open pulled straw method	开放式拉细麦管法
OSFs	oocyte-secreted factors	卵母细胞分泌因子
P		
PB	ploar body	极体
PDE	phosphodiesterase	磷酸二酯酶
PDGF-BB	platelet derived growth factor-BB	血小板衍生因子 BB
PEP	primer extension preamplification	引物延伸预扩增法
PGS	preimplantation genetic screening	胚胎植入前遗传学筛查
PI3K	phosphatidylinositol 3 kinase	磷脂酰肌醇 3 激酶
PIEZO	piezo-electric pulse regulated by a controller	可调节的压电式脉冲电流
PKA	protein kinase A	蛋白激酶 A
PN	pronucleus	原核
POF	premature ovary failure	卵巢早衰
PPP	pentose phosphate pathway	磷酸戊糖途径
PR	progesterone receptor	孕激素受体

续表

缩写	英文全称	中文全称
PROH	propanediol	丙二醇
PRPP	phosphoribosyl pyrophosphate	5-磷酸核糖-1α-焦磷酸
PVA	polyvinyl alcohol	聚乙烯醇
pWGA	primase-based whole genome amplification	基于引物酶的全基因组扩增
PWS	prader-willi syndrome	普拉德-威利综合征
PZD	partial zona dissection	部分透明带机械切割法
R		
RCT	randomized controlled trial	随机对照研究
S		
SCP3	synaptonemal complex protein 3	联会复合体蛋白3
SNP array	single nucleotide polymorphism array	单核苷酸多态微阵列
SNP	single nucleotide polymorphism	单核苷酸多态性
STR	short tandem repeat	短串联重复
T		
TCF	T-cell factor	T细胞因子
TCM199	tissue culture media 199	组织培养液
TE	trophectoderm	滋养外胚层
TEM	transmission electron microscopy	透射电镜
TGF-β	transforming growth factor-β	转化生子因子β
TLI	time-lapse imaging	时差成像
TZP	trans-zonal projections	穿过透明带的突起结构
U		
UPD	uniparental disomy	单亲二倍体
V		
VOCs	volatile organic compounds	挥发性有机物
W		
WGA	wholegemome amplification	全基因组扩增
WHO	world health organization	世界卫生组织
Y		
YAP	yes-associated protein	Yes相关蛋白

缩写	英文全称	中文全称
Z		
ZP	zona pellucida	透明带
ZP1	zone pellucida1	透明带蛋白 1
ZP2	zone pellucida2	透明带蛋白 2
ZP3	zone pellucida3	透明带蛋白 3
ZP4	zone pellucida4	透明带蛋白 4
α-SMA	alpha-smooth muscle actin	平滑肌蛋白 α

彩色插图

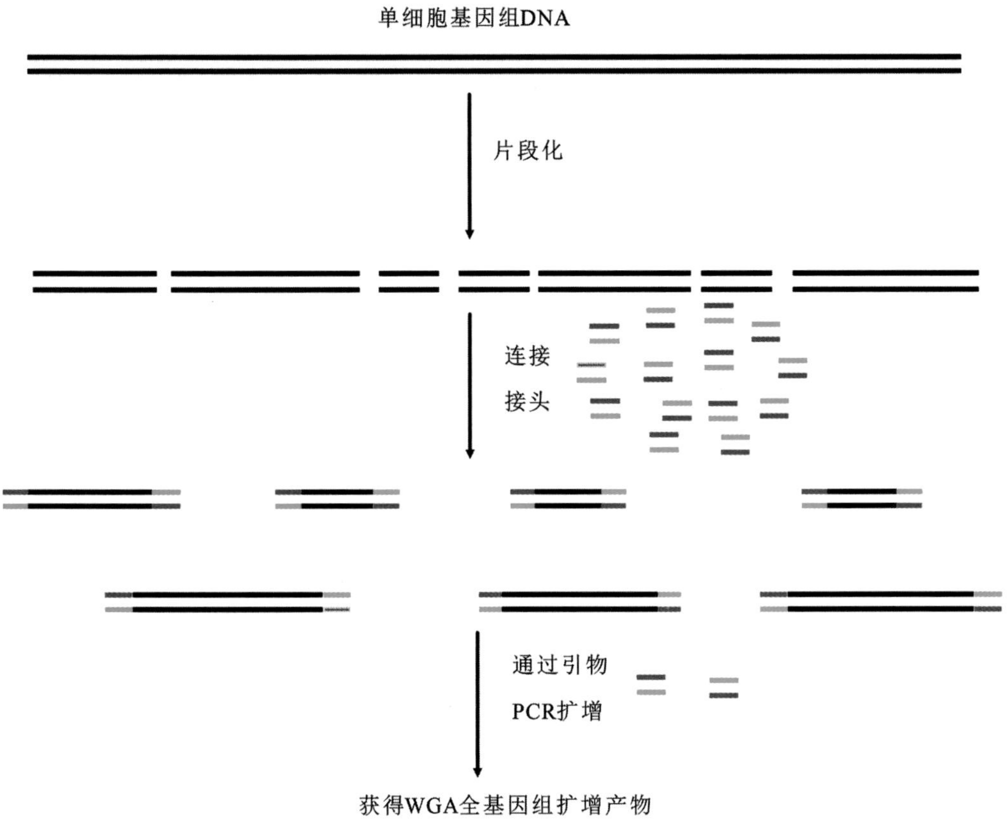

单细胞基因组DNA

片段化

连接
接头

通过引物
PCR扩增

获得WGA全基因组扩增产物

图 5-21 连接介导 PCR 原理示意图

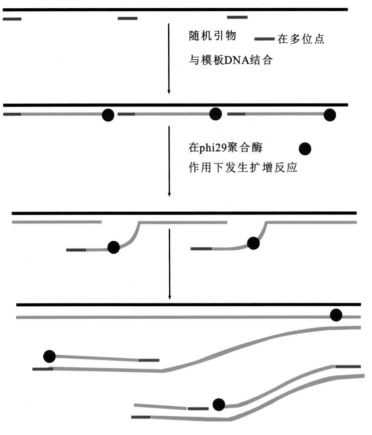

随机引物 ——— 在多位点
与模板DNA结合

在phi29聚合酶
作用下发生扩增反应

在phi29聚合酶
作用下发生链置换
扩增反应

图 5-22　多重置换扩增原理示意图

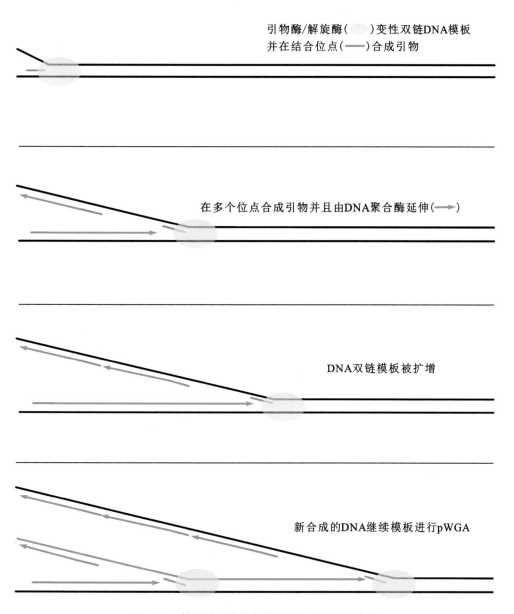

引物酶/解旋酶(⬭)变性双链DNA模板
并在结合位点(——)合成引物

在多个位点合成引物并且由DNA聚合酶延伸(——▶)

DNA双链模板被扩增

新合成的DNA继续模板进行pWGA

图 5-23　基于引物酶的全基因组扩增原理示意图

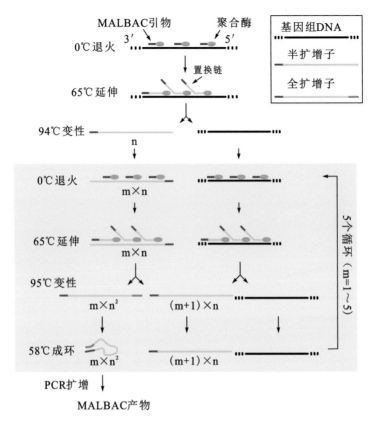

图 5-24　多次退火环状循环扩增技术

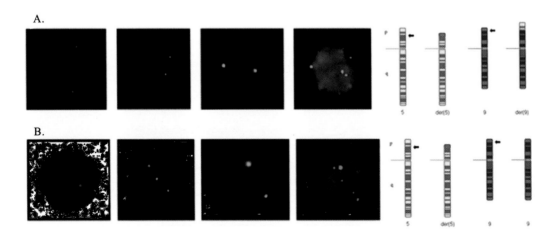

图 5-25　46,XY,t(5;9)(p14.3;p24.1)患者 D3 胚胎卵裂球 FISH 检测信号

红色信号为 5p14.3→5pter 区域内探针;绿色信号为 9p24.1→9pter 区域内探针;蓝色信号为 9p24.1→9pter 区域内着丝粒探针;其中 A 图为正常或平衡易位携带者信号胚胎,B 图为红色信号缺失,即 5p14.3→5pter 区域缺失胚胎。

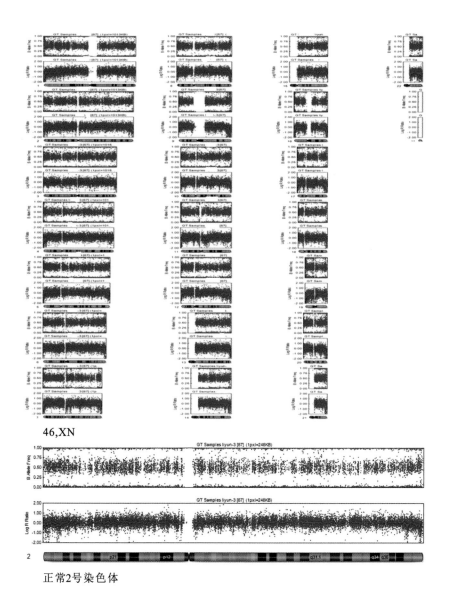

46,XN

正常2号染色体

图 5-26　囊胚滋养外胚层细胞 SNP array-PGD 检测正常结果

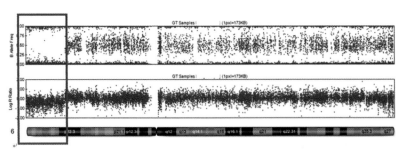

del(6)(pter→p22.3)，6号染色体部分缺失

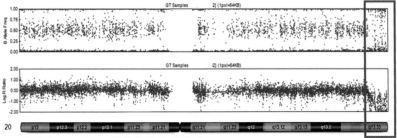

del(20)(q13.33)，20号染色体部分缺失

图5-27　46,XX,t(6;20)(p23;q13.3)平衡易位患者 囊胚滋养外胚层细胞

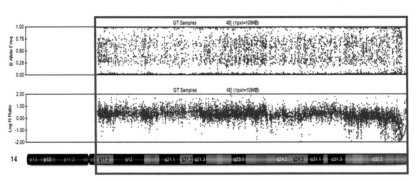

14号整条染色体三体

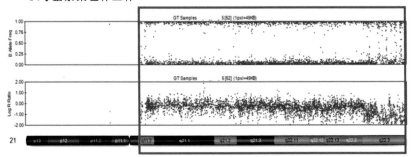

21号整条染色体单体

图5-28　45,XX,rob(14,21)(q10,q10)罗氏易位患者囊胚滋养外胚层细胞

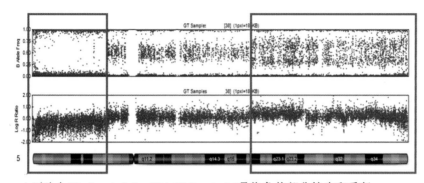

del(5)(p13.5→pter),dup(5)(q21.3→qter),5号染色体部分缺失和重复

图 5-29　46,XY,inv(5)(p13q22)倒位患者囊胚滋养外胚层细胞

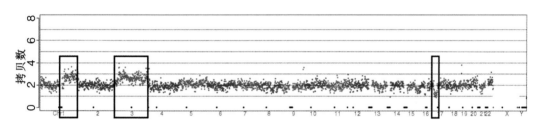

+1q(q22→qter,～93M,×3),−17p(pter→p11.1,～23M,×1),+3(×3),易位染色体相关缺失和重复,3号染色体三体

图 5-30　46,XX,t(1;17)(q24;p12)平衡易位患者囊胚滋养外胚层细胞

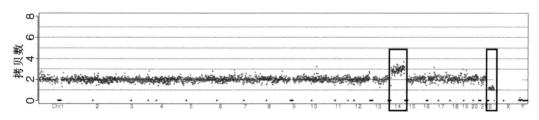

+14(×3),−22(×1),14号染色体三体,22号染色体单体

图 5-31　45,XY,rob(14;15)(q10;q10)罗氏易位患者囊胚滋养外胚层细胞

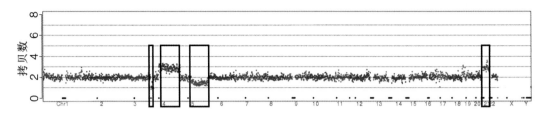

$-4p(pter{\rightarrow}p15.31,{\sim}19M,{\times}1),+4q(q11{\rightarrow}qter,{\sim}137M,{\times}3),-5q(q13.2{\rightarrow}qter,{\sim}110M,{\times}1),$
$+21({\times}3)$,4 号染色体部分缺失和重复,5 号染色体部分缺失,21 号染色体三体

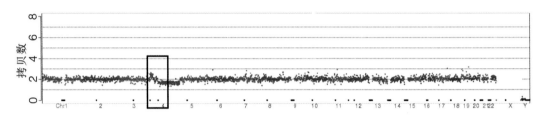

$-4q(q11{\rightarrow}qter,{\sim}138M,{\times}1,mos,{\sim}30\%)$,4 号染色体部分嵌合缺失

图 5-32　女方 46,XX,inv(4)(p16q12)倒位患者囊胚滋养外胚层细胞

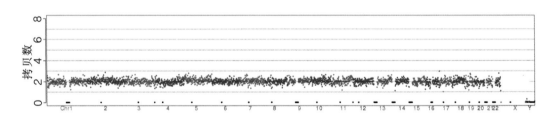

$-4q(q11{\rightarrow}qter,{\sim}138M,{\times}1,mos,{\sim}30\%)$,4 号染色体部分嵌合缺失

图 5-33　囊胚滋养外胚层细胞 NGS-PGD 检测正常结果

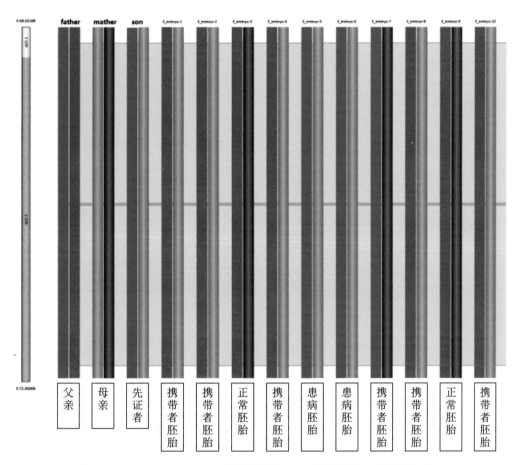

图 5-35　Karyomapping SNP 单体型连锁分析检测胚胎致病基因携带状态

注：SMA 脊肌萎缩症致病基因 SMN1 携带者（常染色体隐性遗传）胚胎 SMN1 基因上下游 SNP 单体型连锁分析。

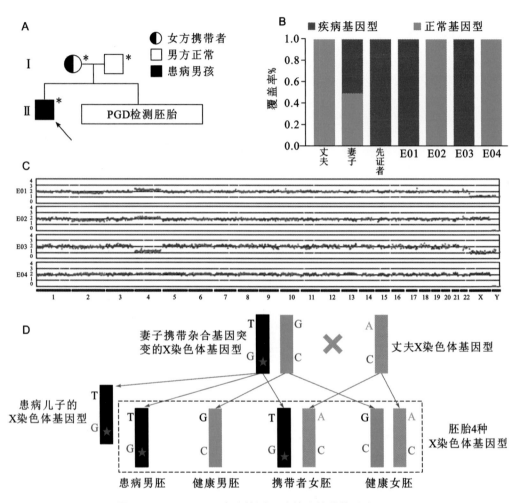

图 5-36　MARSALA 方法检测 X 连锁隐性单基因病 PGD

注：MARSALA 方法利用高通量测序技术在检测胚胎 SNP 单体型的同时，可检测胚胎非整倍体状况。

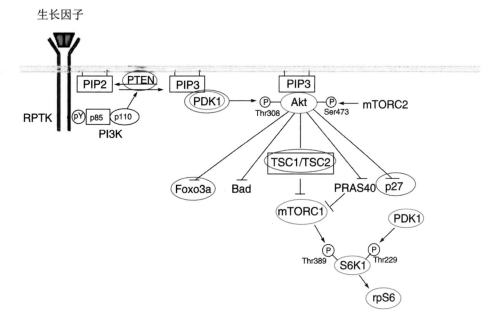

图 9-1　卵母细胞中的经典 IA 型 PI3K 信号通路

全身敲除或卵母细胞特异性敲除 PI3K 信号通路的抑制分子 PTEN、Foxo3、p27、TSC1/TSC2 引起原始卵泡的泛在激活，而卵母细胞特异性敲除 PI3K 信号通路的主要激酶 PDK1，则引起小鼠在性成熟前后，原始卵泡的直接清除。PIP2：磷脂酰肌醇二磷酸；PTEN：同源性磷酸酶-张力蛋白；PIP3：磷脂酰肌醇-3,4,5-三磷酸；PDK1：3-磷酸肌醇依赖性蛋白激酶 1；Akt：蛋白激酶 B；mTORC1：哺乳动物西罗莫司靶蛋白复合物 1；mTORC2：哺乳动物西罗莫司靶蛋白复合物 2；RPTK：受体蛋白酪氨酸激酶；PI3K：磷脂酰肌醇 3 激酶；Foxo3a：叉形头转录因子的 O 亚型；TSC1/TSC2：结节性硬化症复合物 1/2；Bad：Bcl-2 相关死亡启动子；PRAS40：脯氨酸富集的 Akt 底物；p27：细胞周期蛋白依赖性激酶抑制剂 1B；S6K1：核糖体蛋白 S6 激酶 β_1；rpS6：核糖体蛋白 S6 激酶 α_1。

红色圆圈标记的是用于全身敲除或卵母细胞特异性敲除的基因，其中敲除 PI3K 信号通路的抑制分子 PTEN、Foxo3、p27、TSC1/TSC2 引起原始卵泡的泛在激活，而卵母细胞特异性敲除 PI3K 信号通路的主要激酶 PDK1，则引起小鼠在性成熟前后原始卵泡的直接清除。

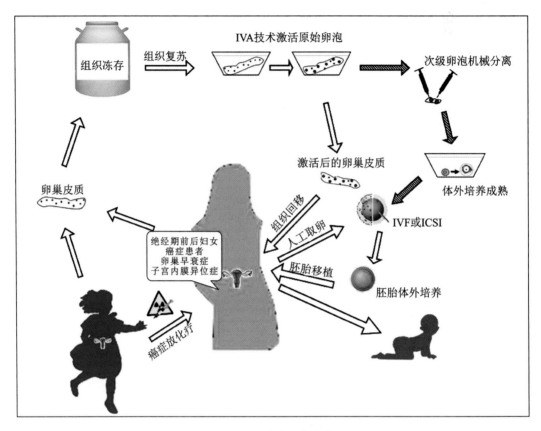

图 9-2　IVA 技术的未来应用